核酸医薬の創製と応用展開

Development and Applications of Nucleic Acid Therapeutics

監修：和田　猛
Supervisor : Takeshi Wada

シーエムシー出版

はじめに

　製薬業界では創薬標的の枯渇が問題にされて久しい。そのなかで，核酸医薬（nucleic acid therapeutics）は，従来の低分子医薬や抗体医薬では標的にすることができない生体内の分子に対して作用させることができるため，次世代の医薬として大いに期待されている。

　1980年代に始まった核酸医薬の開発研究は，これまでに何度も興隆と停滞を繰り返してきたが，現在，再び活発化の時期をむかえている。2013年には初の全身投与型アンチセンス医薬が承認され，これに続く核酸医薬品の上市が待たれている。国内外では，多くの製薬企業による核酸医薬の開発研究が活発に行われており，100を越える核酸誘導体が前臨床・臨床試験に進んでいる。我が国では，2015年4月に日本核酸医薬学会が新たに発足し，産官学が一体となった核酸医薬の創出に向けた新しい潮流が生まれつつある。とはいえ，これまでに上市された核酸医薬品は3品目に過ぎず，このことは核酸医薬の実用化の難しさを反映しているのも事実である。

　本書の前身である「核酸医薬の最前線」が2009年に刊行されてからはや7年が経過した。本書は，前書同様，基礎研究に重点を置きつつも実用化を強く意識して応用展開に焦点をあてて企画された。

　本書は，核酸医薬の設計・開発に関する最新かつ独創的な分子技術の紹介にはじまり，核酸医薬の産業化に不可欠な新しい大量合成・製造技術を詳細に紹介している。さらに，近年進展がめざましい核酸医薬のDDS技術も，斬新な基礎研究から実用的な応用研究にいたるまで幅広くとりあげた。応用の項目では，核酸医薬の臨床研究開発における課題を具体的に解説し，核酸医薬品の開発環境を整備するうえで重要なレギュラトリーサイエンス研究の最新動向を紹介している。

　おわりに，ご多忙のところ貴重な時間をさいて執筆くださった各分野のトップランナーの先生方に心から謝意を申し上げるとともに，本書が核酸医薬の研究に関わる多くの方々の一助となることを願っている。

2016年2月

東京理科大学薬学部

和田　猛

執筆者一覧（執筆順）

和田　　　猛　東京理科大学　薬学部　生命創薬科学科　教授
杉本　直己　甲南大学　先端生命工学研究所（FIBER）　所長／教授；
　　　　　　同大学大学院　フロンティアサイエンス研究科　教授
程　　久美子　東京大学　大学院理学系研究科　生物科学専攻　准教授
髙橋　朋子　東京大学　大学院理学系研究科　生物科学専攻　助教
仁科　一隆　東京医科歯科大学大学院　医歯学総合研究科　脳神経病態学分野
　　　　　　特任助教
横田　隆徳　東京医科歯科大学大学院　医歯学総合研究科　脳神経病態学分野　教授
小比賀　聡　大阪大学　大学院薬学研究科　教授
小泉　　誠　第一三共㈱　バイオ基盤研究所　主幹研究員
佐々木茂貴　九州大学大学院　薬学研究院　創薬科学専攻　教授
額賀　陽平　東京理科大学　薬学部　生命創薬科学科　ポストドクトラル研究員
田良島典子　徳島大学　大学院医歯薬学研究部　生物有機化学分野　特任助教
南川　典昭　徳島大学　大学院医歯薬学研究部　生物有機化学分野　教授
神谷由紀子　名古屋大学　未来材料・システム研究所；
　　　　　　同大学　大学院工学研究科　講師
村山　恵司　名古屋大学　大学院工学研究科　助教
樫田　　啓　名古屋大学　大学院工学研究科　准教授
浅沼　浩之　名古屋大学　大学院工学研究科　教授
平尾　一郎　Institute of Bioengineering and Nanotechnology (IBM), A*STAR, Singapore Principal Investigator；
　　　　　　理化学研究所　ライフサイエンス技術基盤研究センター　チームリーダー
和田　健彦　東北大学　多元物質科学研究所　教授
小松　康雄　産業技術総合研究所　生物プロセス研究部門　生体分子工学研究グループ
　　　　　　研究グループ長
藤原　将寿　㈱リボミック　開発研究部　部長
中村　義一　㈱リボミック　代表取締役社長
佐藤　秀昭　㈱ジーンデザイン　事業開発部　部長
大木　忠明　㈱ボナック　研究開発戦略本部　常務取締役／本部長
髙橋　大輔　味の素㈱　バイオ・ファイン研究所　素材・用途開発研究所
　　　　　　生体機能物質グループ　専任課長

関根　光雄	東京工業大学　ライフエンジニアリング機構　コーディネータ／名誉教授	
西川　元也	京都大学　大学院薬学研究科　准教授	
高倉　喜信	京都大学　大学院薬学研究科　教授	
宮田　完二郎	東京大学　大学院工学系研究科　マテリアル工学専攻； 大学院医学系研究科　疾患生命工学センター　准教授	
片岡　一則	東京大学　大学院工学系研究科　マテリアル工学専攻； 大学院医学系研究科　疾患生命工学センター　教授	
竹下　文隆	国立がん研究センター研究所　機能解析部門　部門長	
落谷　孝広	国立がん研究センター研究所　分子細胞治療研究分野　主任分野長	
有馬　英俊	熊本大学　大学院生命科学研究部（薬学系）　製剤設計学分野　教授	
本山　敬一	熊本大学　大学院生命科学研究部（薬学系）　製剤設計学分野　准教授	
東　大志	熊本大学　大学院生命科学研究部（薬学系）　製剤設計学分野　助教	
伊藤　大貴	北九州市立大学　大学院国際環境工学研究科	
宮本　寛子	北九州市立大学　大学院国際環境工学研究科	
望月　慎一	北九州市立大学　大学院国際環境工学研究科　准教授	
櫻井　和朗	北九州市立大学　大学院国際環境工学研究科　教授	
藤井　政幸	近畿大学　産業理工学部　教授	
原（岩田）倫太朗	東京理科大学　薬学部　生命創薬科学科　助教	
前田　雄介	東京理科大学　薬学部　生命創薬科学科　ポストドクトラル研究員	
井上　貴雄	国立医薬品食品衛生研究所　遺伝子医薬部　第二室（核酸医薬室）　室長	
玄番　岳践	㈱Integrated Development Associates　医薬開発本部　執行役員／ 医薬開発本部長	
齊藤　崇	国立精神・神経医療研究センター　神経研究所　遺伝子疾患治療研究部 研究員	
武田　伸一	国立精神・神経医療研究センター　神経研究所　所長	
森下　竜一	大阪大学大学院　医学系研究科　臨床遺伝子治療学　教授； アンジェスMG㈱　創業者／科学顧問	
和田　郁人	国立循環器病研究センター研究所　病態代謝部　流動研究員； 大阪大学大学院　薬学研究科　生物有機化学分野	
山本　剛史	大阪大学大学院　薬学研究科　生物有機化学分野　助教	
斯波　真理子	国立循環器病研究センター研究所　病態代謝部　部長	

目　　次

【第Ⅰ編　設計・開発】

第1章　核酸医薬の新しいターゲット　杉本直己

1 はじめに …………………… 3
2 核酸の二次構造の実測と予測 …… 3
3 分子クラウディング ………… 6
4 薬剤の新しいターゲットとしての四重鎖核酸 …………………… 7
 4.1 転写における四重鎖DNAの役割 … 7
 4.2 翻訳における四重鎖RNAの役割 … 9
5 おわりに …………………… 12

第2章　ノンコーディングRNAの生体機能と医薬応用の現状　程 久美子，高橋朋子

1 はじめに …………………… 13
2 siRNAの生体機能 ………… 13
3 哺乳類細胞で有効な遺伝子特異性の高いsiRNA配列 ……………… 14
4 siRNAの化学修飾によるオフターゲット効果の回避 ……………… 17
5 miRNAの生体機能 ………… 18
6 核酸医薬としての可能性 …… 19

第3章　DNA/RNAヘテロ二本鎖核酸　仁科一隆，横田隆徳

1 はじめに …………………… 21
2 核酸医薬の最大の関門〜臓器特異的なデリバリーについて ………… 21
3 核酸のデリバリー担体としてのビタミンE ………………………… 22
4 ビタミンE結合アンチセンス核酸 … 22
5 Toc結合DNA/RNAヘテロ二本鎖核酸の有効性 ……………………… 23
6 DNA/RNAヘテロ二本鎖核酸のメカニズム ………………………… 26
7 おわりに …………………… 28

第4章　糖部架橋型核酸の新たな展開　小比賀 聡

1 はじめに …………………… 29
2 糖部架橋型人工核酸の開発コンセプト …………………………… 30
3 核酸医薬創成に向けて必要とされる化学 ………………………… 32
4 最新の糖部架橋型人工核酸 …… 33
 4.1 AmNA ………………… 33
 4.2 GuNA ………………… 35

| 4.3 scpBNA ……………………… 37 | 5 おわりに ……………………………… 38 |

第5章　ENAオリゴヌクレオチドを用いた創薬研究　　小泉　誠

1　はじめに ……………………………… 40
2　ENAの構造の特長とENAオリゴヌクレオチドの合成 ……………………… 41
3　相補的一本鎖RNAに対するENAオリゴヌクレオチドの結合能 ……………… 41
4　二本鎖DNAに対するENAオリゴヌクレオチドの三本鎖形成能 …………… 42
5　ENAオリゴヌクレオチドのヌクレアーゼ耐性 ……………………………… 43
6　ENAオリゴヌクレオチドによるRNase Hの活性化能 ………………………… 44
7　アンチセンス核酸としてのENAオリゴヌクレオチドの応用 ………………… 44
　7.1　血管内皮増殖因子（VEGF）AON ……………………………………… 45
　7.2　有機アニオン輸送ポリペプチド（OATP）AON ……………………… 45
　7.3　タンパク質チロシンホスファターゼ1B（PTP1B）AON ……………… 45
　7.4　DMDエクソンスキッピング …… 45
8　他の機能性核酸へのENAオリゴヌクレオチドの応用 ……………………… 47
9　結論 …………………………………… 47

第6章　インテリジェント人工核酸
―クロスリンク核酸・官能基転移核酸―　　佐々木茂貴

1　はじめに ……………………………… 49
2　クロスリンク核酸 …………………… 49
　2.1　分子設計 ………………………… 49
　2.2　クロスリンク剤（T-ビニル）の合成 ……………………………………… 50
　2.3　RNA標的クロスリンク反応 …… 51
　2.4　3本鎖形成クロスリンク反応 …… 51
　2.5　分子内クロスリンク形成によるシトシン4本鎖（i-motif）の安定化 …… 53
3　官能基転移核酸 ……………………… 54
　3.1　分子設計 ………………………… 54
　3.2　転移基の合成と人工核酸への搭載 … 55
　3.3　RNAシトシンの特異的アルキル化 … 56
　3.4　$NiCl_2$による転移反応活性化機構 … 56
　3.5　ピリジニルケトビニル転移基のアデニン選択的アルキル化への展開 …… 57
4　インテリジェント人工核酸の核酸医薬としての展望 …………………………… 58

第7章　立体化学的に純粋なリン原子修飾核酸医薬の創製　　額賀陽平, 和田　猛

1　はじめに ……………………………… 60
2　オキサザホスホリジン法によるホスホロチオエートDNAの立体選択的合成 … 62
3　オキサザホスホリジン法によるホスホロチオエートRNAの立体選択的合成 … 63
4　オキサザホスホリジン法によるボラノホ

	スフェートDNAの立体選択的合成 … 65		スフェートRNAの立体選択的合成 … 66
5	オキサザホスホリジン法によるボラノホ	6	今後の展望 ……………………………… 69

第8章 生物学的等価性を指向した化学修飾DNAによる核酸創薬研究

田良島典子，南川典昭

1	はじめに ……………………………… 70	4	intelligent shRNA expression device
2	4'-チオDNAを用いるRNAi創薬のコンセ		（iRed）の構築とRNAi効果 ………… 74
	プト …………………………………… 71	5	iRedの自然免疫応答回避能 …………… 74
3	4'-チオDNAの酵素合成 ……………… 72	6	おわりに ……………………………… 77

第9章 非環状骨格型人工核酸：aTNA, SNA

神谷由紀子，村山恵司，樫田 啓，浅沼浩之

1	はじめに ……………………………… 79		よるRNAの超高感度検出 …………… 83
2	C3骨格を持つ非環状型人工核酸の発展：	4	非環状型人工核酸を末端に導入した
	D-aTNA, L-aTNA, SNA ……………… 80		siRNAによる酵素耐性と活性の向上 … 84
3	完全人工核酸型モレキュラービーコンに	5	最後に ………………………………… 86

第10章 遺伝情報の拡張技術（人工塩基対）による機能性核酸の創出

平尾一郎

1	はじめに ……………………………… 87	4	DNAアプタマーへの応用 …………… 91
2	複製で機能する人工塩基対の開発 … 88	5	おわりに ……………………………… 94
3	それぞれの人工塩基対の性能 ……… 90		

第11章 細胞内環境応答性ペプチドリボ核酸（PRNA）　和田健彦

1	はじめに ……………………………… 96	2	ハイポキシア特異的核酸医薬 ……… 100

第12章 オリゴヌクレオチドの合成後の化学修飾　小松康雄

1	オリゴヌクレオチドの合成後修飾 … 104	4	2本鎖核酸のクロスリンクに用いるリン
2	合成後修飾に利用されるリンカー … 105		カー …………………………………… 110
3	カルバメート構造を有するアミノリンカー	5	おわりに ……………………………… 111
	………………………………………… 106		

第13章　アプタマーの創製と医薬開発　藤原将寿, 中村義一

1　はじめに ………… 113
2　SELEX法の基本原理 ………… 113
　2.1　Fully OMe SELEX法 ………… 114
　2.2　Spiegelmers®法 ………… 115
　2.3　Primer-free SELEX法 ………… 116
　2.4　Cell SELEX法 ………… 116
3　医薬品への応用 ………… 117
　3.1　アプタマー医薬品の開発 ………… 117
4　おわりに ………… 121

【第Ⅱ編　合成・製造】

第1章　核酸医薬品の製造と物性評価　佐藤秀昭

1　はじめに ………… 127
2　核酸医薬品の分類と構造 ………… 127
3　DNA核酸合成法 ………… 127
4　RNAの合成 ………… 130
5　精製から凍結乾燥品まで ………… 131
6　大量合成法の開発 ………… 132
7　合成困難な核酸の合成法の開発―長鎖RNA化学合成― ………… 132
8　核酸-非核酸結合体合成手法の開発 ………… 134
9　核酸医薬品の物性評価 ………… 135
10　おわりに ………… 136

第2章　新規RNA医薬品の創製と開発　大木忠明

1　はじめに ………… 138
2　ボナック核酸の固相合成 ………… 139
　2.1　背景 ………… 139
　2.2　ボナックアミダイト（EMMアミダイト）を用いたボナック核酸の高収率固相合成 ………… 140
3　ボナック核酸の構造上の特徴 ………… 141
4　ボナック核酸の動物モデルでの治療効果 ………… 143
5　ボナック核酸による自然免疫反応の回避 ………… 143
6　組織分布の評価手法の開発 ………… 144
7　おわりに ………… 146

第3章　新規液相合成法AJIPHASE®を用いたオリゴ核酸合成　高橋大輔

1　はじめに ………… 148
2　AJIPHASE®について ………… 149
3　AJIPHASE®技術のオリゴ核酸への応用 ………… 150
4　AJIPHASE®技術によるモルフォリノ核酸合成大量製造 ………… 153
5　おわりに ………… 155

第4章　有機化学的アプローチによる新規核酸合成法　関根光雄

1　核酸合成の現状 ………………… 157
2　塩基部無保護法によるDNA/RNAの化学合成法 ……………………… 157
3　RNAの化学合成の新展開 ……… 159
4　2'-O-MCE-RNAの合成法 ……… 161

【第Ⅲ編　DDS】

第1章　核酸のナノ構造化を基盤とする核酸医薬の高機能化とDDS
西川元也, 高倉喜信

1　はじめに ………………………… 167
2　DNAナノテクノロジーを利用したDNAナノ構造体の開発 …………… 167
3　DNAナノ構造体を利用したCpG DNAの免疫細胞へのデリバリー …… 169
4　自己ゲル化核酸技術を利用したデンドリマー型DNA・徐放性DDS開発 …… 171
5　おわりに ………………………… 173

第2章　高分子集合体に基づく核酸デリバリーシステム　宮田完二郎, 片岡一則

1　はじめに ………………………… 175
2　核酸デリバリーシステムに求められる性質・機能 ………………… 175
3　核酸デリバリーのプラットフォームとなる高分子ミセル …………… 177
4　ジレンマの克服に向けたPICミセルの機能化 …………………………… 178
4.1　細胞外での安定化と細胞内での核酸放出に向けて …………………… 179
4.2　標的細胞特異的な細胞内侵入に向けて ………………………………… 180
4.3　エンドソーム膜選択的な膜傷害に向けて ……………………………… 181
5　おわりに ………………………… 183

第3章　エクソソームによる核酸医薬デリバリー　竹下文隆, 落谷孝広

1　はじめに ………………………… 185
2　エクソソームの歴史 …………… 185
3　エクソソームの生合成経路 …… 186
4　エクソソームの機能 …………… 188
5　エクソソームによるsiRNAデリバリー研究 …………………………… 188
6　エクソソームによるデリバリー方法の課題 …………………………… 189
7　おわりに ………………………… 190

第4章　シクロデキストリンを基盤分子とした核酸医薬デリバリー

有馬英俊，本山敬一，東　大志

1　はじめに ………………………… 192
2　ラクトシル化 α-CDE（Lac-α-CDE（G3）） …………………………… 195
3　マンノシル化α-CDE（Man-S-α-CDE（G3）） ………………………… 196
4　フコシル化α-CDE（Fuc-S-α-CDE（G3）） …………………………… 198
5　PEG化葉酸修飾α-CDE （Fol-PαC（G4）） …………………………… 199

第5章　多糖核酸複合体による核酸医薬デリバリー

伊藤大貴，宮本寛子，望月慎一，櫻井和朗

1　はじめに ………………………… 202
2　シゾフィラン（SPG）/核酸複合体 … 202
3　SPGによる核酸医薬デリバリー …… 203
　3.1　AS-ODN/SPG複合体を用いた腫瘍懐死因子（TNF-α）発現抑制への応用 ………………………… 204
　3.2　PEG修飾SPGを用いたAS-ODN/PEG-SPG複合体によるエンドソーム膜脱出 ………………………… 206
4　おわりに ………………………… 208

第6章　新規ペプチドによるsiRNAの無毒性細胞導入　藤井政幸 ……… 210

第7章　カチオン性人工分子を用いる核酸医薬の安定化とデリバリー

原（岩田）倫太朗，前田雄介，和田　猛

1　はじめに ………………………… 218
2　カチオン性人工オリゴ糖 ………… 219
　2.1　A型二重鎖核酸を認識するための分子デザイン ……………………… 219
　2.2　オリゴジアミノ糖と，12量体核酸二重鎖との相互作用 …………… 219
　2.3　融解温度解析 ………………… 220
　2.4　解離定数の評価 ……………… 221
　2.5　siRNAとオリゴジアミノ糖の相互作用 ………………………… 221
　2.6　RNA結合分子とリガンド分子を組み合わせたsiRNAキャリアの開発 …… 222
3　カチオン性人工ペプチド ………… 223
　3.1　A型二重鎖を認識するカチオン性ペプチドの分子デザイン ……… 223
　3.2　カチオン性ペプチドと，12量体核酸二重鎖との相互作用 ………… 224
　3.3　カチオン性ペプチドと二本鎖RNAのヌクレアーゼ耐性 …………… 225
　3.4　カチオン性ペプチドとsiRNAの相互作用 …………………………… 225
　3.5　カチオン性ペプチドとヘテロ二本鎖核

酸の相互作用 …………………… 226 | 4 まとめと今後の展望 …………………… 227

【第Ⅳ編　応用】

第1章　核酸医薬のレギュラトリーサイエンス　井上貴雄

1 はじめに …………………… 231
2 レギュラトリーサイエンスとは …… 232
3 核酸医薬品の特徴 …………………… 232
4 核酸医薬のレギュラトリーサイエンスに関連する動き …………………… 237
5 おわりに …………………… 239

第2章　核酸医薬の非臨床・臨床研究開発上の課題点　玄番岳践

1 はじめに …………………… 240
2 核酸医薬概論 …………………… 240
3 非臨床開発において留意すべき核酸医薬のCMC特性 …………………… 241
4 核酸医薬の非臨床安全性試験 ……… 242
　4.1 配列依存的毒性 …………………… 242
　4.2 配列非依存的毒性 ………………… 243
　4.3 一般毒性試験 …………………… 243
　4.4 安全性薬理試験 …………………… 244
　4.5 遺伝毒性試験 …………………… 244
　4.6 がん原性試験 …………………… 245
　4.7 生殖発生毒性試験 ………………… 245
　4.8 免疫毒性試験 …………………… 245
5 核酸医薬の臨床試験における留意点 … 246
6 おわりに …………………… 246

第3章　デュシェンヌ型筋ジストロフィーに対するアンチセンス核酸医薬の臨床試験　齊藤　崇，武田伸一

1 アンチセンス医薬品について ……… 247
2 DMDについて …………………… 248
3 エクソン51スキップ薬Drisapersen（2'-OMe製剤） …………………… 249
4 エクソン51スキップ薬Eteplirsen（PMO製剤） …………………… 251
5 エクソン51に続く薬剤の開発 ……… 253
6 おわりに …………………… 254

第4章　NF-κBデコイオリゴを用いたアトピー性皮膚炎治療薬の臨床試験　森下竜一

1 はじめに …………………… 258
2 NF-κBデコイオリゴ …………………… 259
　2.1 NF-κBとは …………………… 259
　2.2 NF-κBデコイオリゴの作用機序 … 260
　2.3 NF-κBデコイオリゴのアトピー性皮膚炎治療薬としての開発 ……… 260
　2.4 NF-κBデコイオリゴの有効性 … 261
3 デコイオリゴの開発薬理 …………… 262

3.1　核酸医薬の開発薬理の考え方 …… 262
3.2　毒性試験／安全性薬理試験 …… 263
3.3　NF-κBデコイオリゴの安全性 … 263
3.4　薬物動態試験 …………………… 263
4　デコイ流出バルーンカテーテルの開発：デバイスとの結合 …………………… 264
5　今後のデコイ核酸 …………………… 265
5.1　デコイ含有PLGA粒子製剤による静脈投与および経口製剤の開発 ……… 265
5.2　DDSによるNF-κBデコイオリゴの抗炎症療法の進展 ………………… 266
5.3　キメラデコイの開発 …………… 266
5.4　デコイの構造修飾 ……………… 267
6　結語 …………………………………… 268

第5章　高コレステロール血症に対する核酸医薬の開発
和田郁人, 山本剛史, 斯波真理子

1　はじめに ……………………………… 270
2　高コレステロール血症に対する核酸治験薬 …………………………………… 271
3　高コレステロール血症に対する初めての成功例, mipomersenの現状 ……… 272
3.1　FHとapolipoprotein B ………… 272
3.2　Mipomersenの現状 …………… 272
4　PCSK9を標的とする核酸医薬 ……… 273
4.1　FHとPCSK9 …………………… 273
4.2　高コレステロール血症治療におけるスタチンの限界とPCSK9 …… 273
4.3　PCSK9阻害薬 …………………… 274
4.3.1　PCSK9標的型siRNA ……… 274
4.3.2　PCSK9標的型アンチセンス医薬 ………………………… 275
5　おわりに ……………………………… 277

第Ⅰ編　設計・開発

第1章　核酸医薬の新しいターゲット

杉本直己[*]

1　はじめに

　核酸（DNA や RNA）が二重らせん構造を形成することが発見されて，半世紀以上が経った。核酸の標準的二次構造（canonical structure）は，ワトソン-クリック塩基対からなる二重らせん構造である（図1a）。この DNA（RNA においても）の二重らせん構造を支える主要な相互作用は，塩基の水素結合とスタッキング相互作用である。水素結合などは非共有結合であるため，共有結合よりも結合力が弱い。それゆえ，二重らせん構造は，比較的簡単に壊すことができ，遺伝情報の発現や複製・修復において重要な役割を担っている。

　一方，遺伝情報を保持する場面では，二重らせん構造は安定に存在しなければならない。もちろん，強い相互作用であるほど二重らせん構造は安定化する。水素結合の数だけで考えると，G-C 塩基対は A-T 塩基対よりも強い結合だと考えられるが，スタッキング相互作用を考慮することで二重らせん構造の安定性はより正確に説明することができる（後述する最近接塩基対モデル）。現在では，このモデルを使った高精度な DNA と RNA の二次構造予測が可能になっている[1]。

2　核酸の二次構造の実測と予測

　核酸の二次構造の安定性は，核酸構造の融解曲線から算出することができる。S 字形の融解曲線では，低温と高温領域の吸光度がほぼ直線的に変化する（図2）。これは，それぞれ二重鎖と一本鎖の吸光係数が温度に比例して変化することに由来している。これらに挟まれた領域の吸光度変化が核酸の構造遷移を反映している。この融解曲線から各温度における一本鎖と二重鎖の平衡定数（K）が得られる。さらに，$\ln K$ の温度依存性から二次構造形成のエンタルピー変化 $\Delta H°$ とエントロピー変化 $\Delta S°$ を算出することができる[2]。

　2分子で二重鎖を形成する反応では，融解温度 T_m（融解曲線の中点）は核酸濃度によって変化する。(1)式を用いると T_m の核酸の全濃度（C_t）依存性から $\Delta H°$ と $\Delta S°$ を得ることができる。

$$\frac{1}{T_m} = \frac{2.303R}{\Delta H°} \log\left(\frac{C_t}{n}\right) + \frac{\Delta S°}{\Delta H°} \tag{1}$$

---

[*] Naoki Sugimoto　甲南大学　先端生命工学研究所（FIBER）　所長／教授；
　　同大学大学院　フロンティアサイエンス研究科　教授

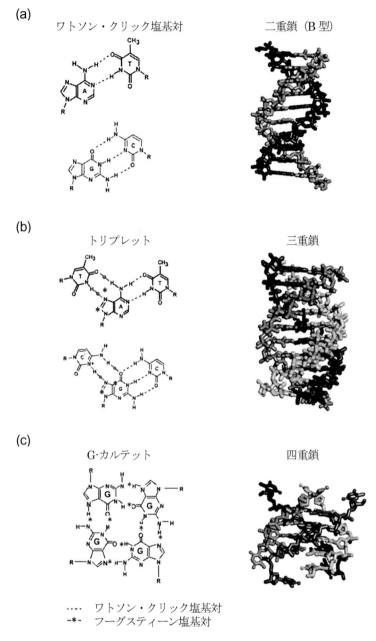

.... ワトソン・クリック塩基対
-*- フーグスティーン塩基対

図1 核酸の塩基対と構造

(1)式において，自己相補的配列の場合 $n = 1$ であり，非自己相補的配列の場合 $n = 4$ になる。様々な核酸濃度で得られた T_m の値を(1)式に基づいて，T_m^{-1} を縦軸に $\log(C_t/n)$ を横軸にプロットしたグラフは，直線プロットを示し，その直線の傾きは $2.303\,R/\Delta H°$，切片は $\Delta S°/\Delta H°$ を表すため，このプロットから $\Delta H°$ と $\Delta S°$ が算出される。$\Delta H°$ と $\Delta S°$ が得られると，(1)式から任意の温度での二次構造形成の自由エネルギー変化 $\Delta G°\,(= \Delta H° - T\Delta S°)$ の値が計算できる（核酸

第1章 核酸医薬の新しいターゲット

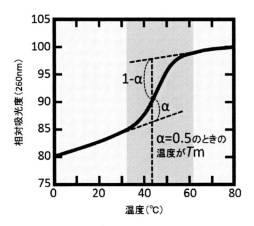

図2 二重らせん構造の典型的な UV 融解曲線

の二次構造の安定化エネルギーは"$-\Delta G°$"の値に対応している)。

一本鎖ヌクレオチドからヘアピンループ構造が形成されるような1分子反応(分子内反応)では,核酸濃度によって T_m は変化しない。この場合,T_m の核酸濃度依存性から熱力学的パラメータを得ることはできない。そこで,融解曲線の変化量($\partial\alpha/\partial T$)が最も大きくなる温度が T_m と一致することを利用すると,その変化量と T_m の値から(2)式を用いて $\Delta H°$ を算出することができる。さらに $\Delta G° = 0$ となる温度が T_m なので,(3)の関係式から $\Delta S°$ を得ることができる。こうして $\Delta H°$ と $\Delta S°$ が得られると,任意の温度での $\Delta G°$ を計算することができる。

$$\Delta H° = 4RT_\mathrm{m}^2 \left(\frac{\partial \alpha}{\partial T}\right)_{T_\mathrm{m}} \tag{2}$$

$$T_\mathrm{m} = \frac{\Delta H°}{\Delta S°} \tag{3}$$

一般的に,ヌクレオチド鎖が構造を形成する際には,新たな水素結合やスタッキング相互作用が生じるため,構造遷移に伴う $\Delta H°$ は負になる。また,構造形成によってヌクレオチドの自由度が制限されるため $\Delta S°$ も負になる($-T\Delta S°$ は正になる)。これらのパラメータから計算される $\Delta G°$($= \Delta H° - T\Delta S°$)の値が負の値になれば,その核酸構造は安定に形成される。

一方,計算によっても核酸の二次構造の安定性を予測することができる。I. Tinoco Jr. は,二重鎖核酸の安定性に関して,最近接塩基対モデルを提案した。このモデルは,"核酸の塩基対形成に最も影響を与えるのはすでに生成している隣りの塩基対である"という考え方を基本にしている。なぜならば,上述のように,塩基対の水素結合強度は塩基の組み合わせにより決定される因子であり,スタッキング相互作用は距離の6乗に反比例するため,ある塩基と隣接塩基のさらに隣りの塩基対との間に働く力を無視できると考えられるからである。すなわち,二重らせんの

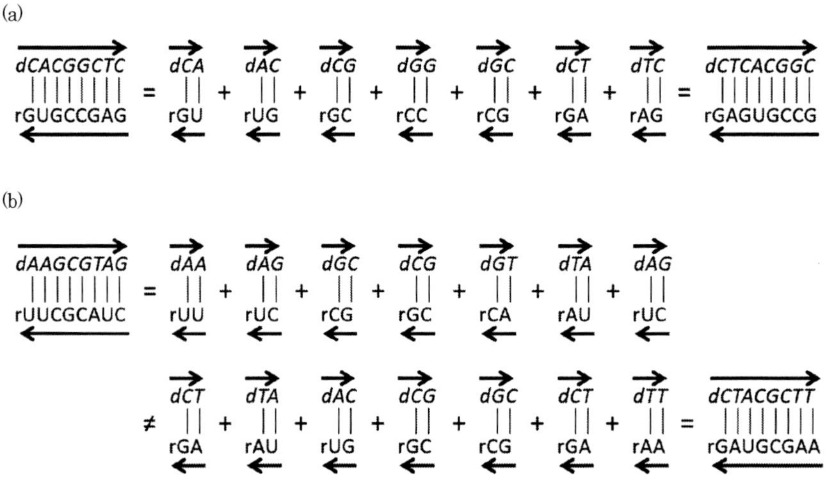

図3 最近接塩基対によって形成される DNA/RNA ハイブリッド二重らせん

(a) 塩基配列は異なるが同じ最近接塩基対をもつ二重らせん。
(b) DNA 鎖と RNA 鎖を入れ換えただけであるが，最近接塩基対の組は異なる二重らせん。

安定性は，隣接する塩基対の足し合わせによって求めることができる[1]。

二重らせんにおいて可能な最近接塩基対の組は，DNA/DNA および RNA/RNA で 10 種類，DNA/RNA で 16 種類ある。もし二重らせんの安定性がこのモデルに従えば，異なった塩基配列をもつ二重らせんであっても，同じ最近接塩基対の組成からなる二重らせんどうしの安定性は同じになる。逆に，類似の塩基配列であっても最近接塩基対の組成が異なれば，二重らせんの安定性も異なる。実際に，図3 a に示すように，配列は異なるが最近接塩基対の組成が同じである 2 つの配列はほぼ同じ安定性となる。一方，図3 b に示すように，配列はほぼ同じであっても最近接塩基対の組成が異なる 2 つの配列の安定性は大きく異なる。これらの最近接塩基対のパラメータ（構造形成の自由エネルギー変化）の値を用いて，二重らせん構造の安定性を予測することが可能となる。より詳しい解説および算出方法については，著者による成書を参考にされたい[1~3]。

3 分子クラウディング

生命分子の in vitro 実験では均一で希薄な水溶液が用いられる。この場合，用いられる生命分子は通常 1 mL あたり 10^{-1} mg 以下である（分子量 1 万の生命分子を考えた場合，その濃度はせいぜい 1 ないし 0.1 mM 程度）。一方，細胞内を眺めてみると，核では DNA とタンパク質がコンパクトな構造体を形成しており，その動きは著しく制限されている。また，細胞質にはフィラメント構造体やリボソームのような巨大分子や，細胞小器官や細胞を包む膜構造が至る所で見られ，細胞内はいろいろな分子で非常に混み合った状態にある（図4）。このような分子は細胞の体積の 20 ～ 40％を占め，その濃度は 1 mL あたり 300 ～ 400 mg に達するといわれる。このよ

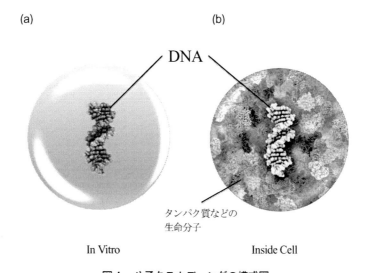

図4 分子クラウディングの模式図
（a）希薄溶液中でのDNA　（b）細胞内（核内）などの夾雑系でのDNA

うな分子が密に存在する状態は分子クラウディング（molecular crowding）とよばれている。生命分子はこのような分子クラウディング環境の中で機能しており，この環境下では，希薄水溶液中では観測されない様々な分子物性を示すと推察できる。

　核酸は，二重らせん以外にも非標準構造（noncanonical structures，例えば，フーグスティーン塩基対からなる三重鎖構造や四重鎖構造など）を形成することが見出されている（図1bおよび1c）。我々は，in vitro で細胞内環境に近い系を構築するため，溶質の分子濃度が非常に高い環境（分子クラウディング）での生命分子の挙動について検討してきた[4]。その結果，分子クラウディング環境下では，一般的にワトソン-クリック塩基対は不安定化し，逆にフーグスティーン塩基対は安定化することが明らかになりつつある。つまり，細胞内環境または細胞内類似環境では，ワトソン-クリック塩基対だけではなく，フーグスティーン塩基対からなる非標準構造（例えば，四重鎖構造）も十分に安定であることが示唆された。

4　薬剤の新しいターゲットとしての四重鎖核酸

4.1　転写における四重鎖DNAの役割

　核酸の非標準構造は，細胞内でどのような役割を担っているのであろうか。例えば，転写におけるRNA伸長の過程では，RNAポリメラーゼが鋳型となるDNAの二重らせんをほどき，DNAの塩基配列を読み取ってRNAを合成する（図5a）。しかし，このRNAポリメラーゼの動きは一定ではない。例えば，ある特定の塩基配列をもつDNAでは，RNAポリメラーゼがDNA上で移動する速度が急激に低下する"pause"（図5b），RNAポリメラーゼがDNA上をすべる"slippage"（図5c），ポリメラーゼの動きが完全に滞る"arrest"（図5d）が起こる。

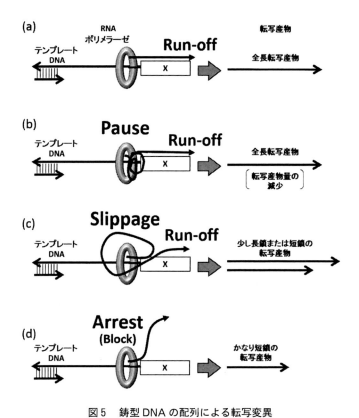

図5 鋳型DNAの配列による転写変異

一般的に, pauseが起こるとRNAの生産量が低下し, slippageでは転写されるRNAの鎖長が長く（または短く）なり, arrestではRNAポリメラーゼの動きが停止した部位までのRNAが合成される。このようなRNA産生に関わる変化（転写変異）は, 例えばヒトの中枢神経系におけるアミロイド-β前駆体タンパク質の遺伝子や低リポタンパク血症や血友病に関わる遺伝子における転写などで見られ, これらのRNAの産生と疾患発症の関連が指摘されている。

DNAの構造が転写変異に及ぼす影響を解析するために, T7プロモーター配列の下流に, 四重鎖構造を形成する配列を挿入した鋳型DNAを設計し, 転写を行った。その結果, 安定な四重鎖構造が形成されるほどRNA産生量が低下し, pauseやslippageが誘起されていることがわかった。また, 鋳型鎖にあまりにも安定な四重鎖構造が形成されると, 転写反応が途中で終結したarrestと思われるRNA産物が確認された。つまり, RNAポリメラーゼが四重鎖構造を解離させることができずにarrestが誘起されることが示された[5]。

DNA四重鎖構造により転写変異が誘起されることが示されたため, この構造の安定性を人為的に変化させることにより, arrestやslippageを制御できるかどうかを検討した。四重鎖構造の熱安定性は溶液中のカチオン濃度に依存する。そこで, 四重鎖を不安定化させるLiClと安定化させるKClの濃度を変化させた溶液中で, Q5の鋳型DNA鎖を用いて転写反応を行い, 転写されたRNA産物を変性ゲル電気泳動で確認した（図6）。その結果, 四重鎖構造を不安定化さ

第1章 核酸医薬の新しいターゲット

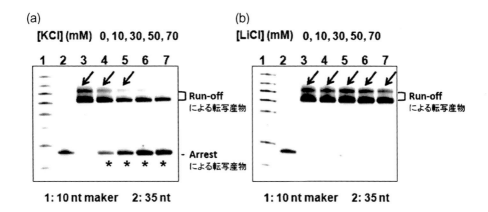

図6 四重鎖構造の安定性に依存したarrestおよびslippageの変化
(a) KCl水溶液中，(b) LiCl水溶液中。完全長および滑り現象による転写産物（Run-off），転写反応途中での終結（arrest）を起こした産物の位置を各々矢印および星印で示した。

せるLiCl溶液中ではLiClの濃度を増加させてもarrestは誘起されず，slippageの方が強く認められた（図6b）。一方，KCl濃度が高くなると，slippageを起こした転写産物量が減り（図6a，矢印），arrestを起こした転写産物量が増大した（図6a，星印）。また，KCl濃度が高くなるに従い，完全長の産物量が少なる傾向も得られた。さらに，arrestを誘起しないKClの溶液条件で（0 mM KCl），四重鎖構造と結合し，構造を安定化させるようなリガンド（N-methylmesoporphyrin[NMM]や5, 10, 15, 20-tetrakis（N-methyl-4-pridyl）porphyrine[TMPyP4]など）を添加すると，arrestが誘起された。これらの結果より，四重鎖構造に結合する錯体を薬剤として活用し，四重鎖の安定性を制御して，転写後のRNA産物の長さを調節できる可能性が示唆された[5]。

4.2 翻訳における四重鎖RNAの役割

一本鎖のRNAは分子内で複雑な高次構造を取りやすく，そのような高次構造がRNAの機能発現に重要である場合も少なくない。リボソームは一本鎖であるmRNA上を滑るように進みながらタンパク質を翻訳していくため，mRNAのレール上を進むリボソームの行く先には，様々なRNAの高次構造が存在していると推察される。そして，mRNA上の安定なRNAの高次構造はリボソームの進行を妨げ，タンパク質の翻訳速度を低下させる。そのため，tRNAの使用頻度の違いだけではなく，転写されたmRNAの高次構造によってもタンパク質の構造が影響を受けることが考えられる。

我々は，セントラルドグマのセカンドステップである「RNA→タンパク質」の段階には，RNAの高次構造という形で，タンパク質のフォールディングをコードする『Protein Folding Code』が存在しているのではないかと考えている。この『Protein Folding Code』は，これまで考えられてきた一次的なアミノ酸配列のコードとは異なり，タンパク質の翻訳過程に関わる新

たな構造的コードである。

　この Protein Folding Code の観点に基づくと，RNA 高次構造という mRNA 内部にコードされた構造的なコードに加え，分子クラウディング環境という外部因子が Protein Folding Code が機能する上で大きな役割を果たしていると考えることができる。つまり，Protein Folding Code として想定できる RNA 高次構造に対しても，

① 四重鎖構造やループ-ループ相互作用部位などの RNA 高次構造を安定化することにより翻訳速度を低下させる。

② ステム部位などの二重鎖領域を不安定化することにより翻訳速度の低下を抑える。

などの影響を，分子クラウディングは与えると予測できる。

　我々は，翻訳領域に四重鎖構造を形成する mRNA が翻訳伸長反応を停滞させることを明らかにし，翻訳されるタンパク質の構造形成に影響することなどを見出している[6]。また，四重鎖構造が存在することで，mRNA 上のどの位置で翻訳伸長反応が停滞するのかということも，我々が開発した Synchronized Translation を用いて詳細に解析している[7]。対象とした mRNA は，大腸菌の遺伝子（*eutE*）由来の G-rich 配列を有するもので，その G-rich 配列を一塩基ずつずらし，異なる読み枠で G-rich 配列が存在する ＋0（wild-type），＋1，＋2，＋3，＋4，＋5，＋6 の合計 7 種類の mRNA を設計した。これらの mRNA は，翻訳領域中で四重鎖構造を形成することが確認された[6]。

　さらに，mRNA が形成している四重鎖構造による翻訳伸長反応への影響を調べた。まず，終結因子とチロシル tRNA 合成酵素（TyrRS）を取り除いた翻訳反応溶液で一段階目の翻訳反応を行い，Tyr コドンの手前で翻訳伸長反応を開始したリボソームを強制的に停止させた。このとき，非天然蛍光アミノ酸でアミノアシル化されたアンバーサプレッサー tRNA を用いて，翻訳産物に非天然蛍光アミノ酸（CR-110X-AF）を導入した。次に，二段階目の反応で翻訳に必要な全ての因子を含む溶液を加え，Tyr コドンの手前で同調しているリボソームから翻訳伸長反応を再開させた。翻訳伸長反応の再開後，一定時間ごとに 2M UREA と RNase を加えて翻訳反応を停止させ，各伸長反応時間でのサンプルを SDS-PAGE に展開した。翻訳産物には CR-110X-AF が導入されているため，泳動後のゲルを蛍光イメージアナライザーで検出することで，時間経過に伴う翻訳伸長反応の進行過程を解析した（図 7 a）。その結果，どの mRNA を用いた場合でも，最終産物（図 7 a，F）まで行き着く前に，翻訳伸長反応が停滞したと考えられる特徴的な翻訳産物（図 7 a，S1，S2，S3）が確認された。また，＋0 や ＋2 などの mRNA では，5 分間の翻訳伸長反応後も最終産物がほとんど確認されず，ほとんどのリボソームが途中で停滞していることが見出された。

　mRNA の設計上，翻訳反応産物の N 末端側には T7-tag 配列が付加されている。そこで，翻訳伸長反応再開 20 秒後の産物を anti-T7 tag 抗体を用いて精製し，MALDI-TOFMS による分子量解析を行った（図 7 b）。その結果，＋0，＋1 の mRNA では 42 番目のグリシン，＋2～＋4 までの mRNA では 43 番目のリシン，＋5，＋6 の mRNA では 44 番目のリシンで翻訳伸

第1章 核酸医薬の新しいターゲット

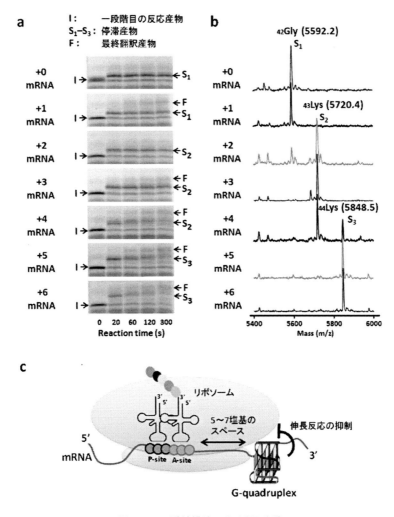

図7 G四重鎖構造による翻訳制御
(a) 各 mRNA の翻訳伸長反応の経時変化。Synchronized translation における一段階目の反応産物（I），翻訳伸長反応途中での停滞産物（$S_1 - S_3$），最終翻訳産物（F）のシグナルを示す。(b) 翻訳伸長再開 20 秒後における停滞産物（$S_1 - S_3$）の分子量。分子量から明らかとなった伸長反応の停滞位置を示す。(c) 四重鎖構造による翻訳伸長抑制の概念図。

長反応が停滞していることが見出された。この結果は，四重鎖構造を形成する RNA 配列の位置と，翻訳伸長反応が停滞する位置との関係性を明確に示している。つまり，四重鎖構造を形成する G-rich 配列の最初のグアニン塩基と翻訳伸長反応が停滞しているコドンの 3 番目の塩基との間には，常に 5〜7 塩基分のスペーサーとなる配列が存在することが明らかになった（図7c）。この結果は，四重鎖構造がリボソーム上にある mRNA の通り道（約 6 塩基分のスペース）を通過することができずに翻訳が停滞してしまうことを示している。このように，四重鎖構造の RNA は翻訳反応を抑制していることが示された[6]。

5　おわりに

　核酸の非標準構造は，特定の塩基配列の領域で形成される。ポリプリン鎖とポリピリミジンの連続配列では三重らせん構造が，グアニンの連続配列では四重鎖構造が形成されることがある。ヒトゲノム計画によって公表されたゲノム配列によると，遺伝子領域はヒト染色体の約25％を占めており，このうちタンパク質をコードしている領域は約1％であり，残りの24％はタンパク質をコードしていない領域である。このようなタンパク質の非コード領域にはグアニンの連続配列や単調な反復配列が多く存在し，非標準構造を形成しやすい。例えば，四重鎖構造を形成可能な配列はヒトのゲノム配列上に30万ヵ所も存在する。コード領域ではもちろんのこと，非コード領域においても非標準構造が形成されると，コード領域から生成されるタンパク質発現が抑制される[8]。興味深いことに，細胞内の分子クラウディング環境下では，二重らせん構造は不安定化されるが，四重鎖をはじめとする非標準構造は安定化される。溶液環境は細胞周期によって著しく変化するため，細胞内環境変化に応答して核酸構造が変化し，生命現象をコントロールしている機構があることを連想させる。上述したように，転写および翻訳過程において，非標準構造はRNAおよびペプチド合成の伸長速度を低下させ，さらに転写産物および翻訳産物の生産量や産物の鎖長を細胞内外で調整していることを証明する結果が見出されつつある。今後は核酸の二重らせん構造だけではなく，四重鎖構造などの"非標準構造"の形成による核酸の"隠された"機能をより詳細に理解することで，薬剤の新しいターゲットとしての核酸領域が見出され，医療・薬学分野で応用できる新規技術が開拓されると期待されている。

文　　献

1） 杉本直己, 遺伝子化学, 第3章, 化学同人（2002）
2） 杉本直己, 生命化学, 第5章, 丸善（2007）
3） 杉本直己, 核酸化学のニュートレンド（CSJカレントビュー第6巻）, 第2章, 日本化学会編（2011）
4） S. Nakano *et al.*, *Chem. Rev.*, **114**, 2733（2014）
5） H. Tateishi-Karimata *et al.*, *PloS One*, **9**, e90580（2014）
6） (a) T. Endoh *et al.*, *Angew. Chem. Int. Ed.*, **52**, 5522（2013）; (b) T. Endoh *et al.*, *Nucleic Acids Res.*, **41**, 6222（2013）
7） (a) T. Endoh *et al.*, *Anal. Chem.*, **84**, 857（2012）; (b) T. Endoh *et al.*, *Methods*, **64**, 73（2013）
8） (a) A. Siddiqui-Jain *et al.*, *Proc. Natl. Acad. Sci. USA*, **99**, 11593（2002）; (b) T. Saha *et al.*, *FEBS Lett.*, **491**, 184（2001）

第2章 ノンコーディングRNAの生体機能と医薬応用の現状

程 久美子[*1], 高橋朋子[*2]

1 はじめに

　生体における遺伝子の機能はゲノムDNAからmRNAが転写され，タンパク質が翻訳されることによって初めて発現すると考えられてきた。しかしながら，近年のトランスクリプトーム研究の成果から，ゲノムDNAからはタンパク質をコードするmRNAだけではなく，タンパク質をコードせずにRNAのまま機能する多くのノンコーディングRNAが転写されていることが明らかになってきた[1]。しかも，その数は下等生物よりも高等生物のほうが多いことから，ノンコーディングRNAは高等生物の複雑な高次生命機能に関わっていると推定されている。ノンコーディングRNAは長鎖ノンコーディングRNAと短鎖ノンコーディングRNAに分類される[2,3]。短鎖ノンコーディングRNAの代表的なものとしては，small interfering RNA（siRNA），microRNA（miRNA），PIWI-interacting RNA（piRNA）などが存在する。これらは，自身と相補的な塩基配列をもつRNAに対して作用して，切断やその翻訳を抑制することで遺伝子機能を制御する。本稿では，siRNAおよびmiRNAの生体機能について概説し，その医薬応用の現状について述べる。

2 siRNAの生体機能

　siRNAは2塩基突出した3'末端をもつ片側21塩基の二本鎖RNAである。二本鎖のうち片方のRNA鎖が塩基配列の相補性を利用して標的とする遺伝子と塩基対合を形成し，その機能を抑制する[4]。このとき，標的遺伝子と対合するRNA鎖をガイド鎖，ガイド鎖と二本鎖を形成している反対側のRNA鎖をパッセンジャー鎖と呼ぶ（図1）。siRNAは細胞内でArgonaute（AGO）タンパク質を中核とするRNA-induced silencing complex（RISC）という複合体に取り込まれる。パッセンジャー鎖はAGOによって切断され，ガイド鎖がRISCに残る[5]。ガイド鎖の5'末端から2-8塩基の7塩基の領域はシード領域と呼ばれており，ガイド鎖はまずシード領域との塩基配列の相補性によって標的配列を識別する[6]。RNA interference（RNAi，RNA干渉）では，siRNAは，シードに続いて全長にわたって完全に相補的なmRNAに対合し，AGOタンパク質がmRNAを切断する。このような現象をRNA interference（RNAi，RNA

[*1] Kumiko Ui-Tei　東京大学　大学院理学系研究科　生物科学専攻　准教授
[*2] Tomoko Takahashi　東京大学　大学院理学系研究科　生物科学専攻　助教

核酸医薬の創製と応用展開

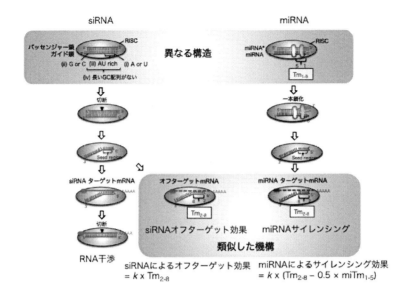

図1　siRNAとmiRNAによる遺伝子抑制機構

siRNAは片側21塩基の3'末端が2塩基突出した小分子二本鎖ノンコーディングRNAで，19塩基は完全に相補的な塩基対合を形成している。siRNAはRISCの中で一本鎖化し，ガイド鎖と相補的配列をもつターゲット遺伝子と塩基対合を形成することで抑制作用を示す。哺乳類細胞で効率よくターゲット遺伝子を抑制できるsiRNAは4つの配列上の規則性（ⅰ）〜（ⅳ）を同時に満たすものである。一方で，シード領域のみと相補的配列をもつ遺伝子群も"オフターゲット効果"によって抑制する場合がある。miRNAはバルジやミスマッチをもつ不完全な二本鎖RNAである。やはり，RISCの中で一本鎖化して，主にシード領域によってターゲット遺伝子と塩基対合を形成しサイレンシング活性を示す。siRNAとmiRNAは最初の二次構造は異なるが，シード領域と相補的な配列をもつ遺伝子群を抑制する機構は非常に良く似ている。

干渉）/RNA silencingと呼ぶが，標的とする遺伝子と相補性をもつ21塩基の塩基配列さえわかれば，目的とする遺伝子機能が抑制できることから，簡便な遺伝子機能抑制法として，すでに広く遺伝子機能の解析に利用されているだけではなく，臨床的な医薬核酸としての利用も期待されている。

3　哺乳類細胞で有効な遺伝子特異性の高いsiRNA配列

しかしながら，ショウジョウバエや線虫ではどのような配列のsiRNAでも十分なRNA干渉作用が誘導できるのに対して，ヒトを初めとする哺乳類ではRNA干渉効果はsiRNAの配列によって大きく異なる。筆者らは，哺乳類細胞で効率よくRNA干渉を誘導できるsiRNAは，以下の4つの配列上の規則を同時にみたすものであることを明らかにした（図1）[7]。

（ⅰ）ガイド鎖の5'末端の塩基はAまたはUである。
（ⅱ）パッセンジャー鎖の5'末端の塩基はGまたはCである。
（ⅲ）ガイド鎖5'末端側の7塩基はAまたはUが多い。

第2章 ノンコーディングRNAの生体機能と医薬応用の現状

（iv）9塩基以上の連続したGC配列を含まない。

ヒトの場合，これら4つの条件をすべて同時に満たすsiRNAは，98.5％のヒト遺伝子に対して選択することができる。さらに，これまでに約500種のこれらの条件を満たすsiRNAの有効性を実験的に確認した結果では，約95％が有効であることがわかっている。その後の研究から，このような配列上の規則性が，その分子メカニズムと密接に結びついていることがわかってきている。有効なsiRNAは，両末端の安定性が非対称で，不安定なほうから一本鎖化する。ガイド鎖の5'末端がAまたはUであり，5'末端側の7塩基もAまたはUであると，ガイド鎖の5'末側はパッセンジャー鎖の5'末側に比べて明らかに不安定であり，こちらから一本鎖化しやすいことになる。AGOタンパク質には5'末端の1塩基を固定するポケット構造があることがわかっているが，AGOの結晶構造解析により，このポケット構造にはAやUは安定に固定されるが，GやCは不安定であることが明らかにされた[8]。すなわち，哺乳類細胞で有効なガイド鎖は，ガイド鎖の5'末端から1本鎖化するが，その塩基がAまたはUであるためAGOに安定に固定されることで，AGOタンパク質の表面に留まることができると考えられた。

シード領域は最初に標的遺伝子を識別する領域であるが，7塩基と短いため相補性をもつmRNAは多数存在する。それらのmRNAも意図せず抑制されてしまう場合があり，これをオフターゲット効果と呼ぶ。シード以外の領域は14塩基とシード領域より長いにも関わらず，この領域と相補性をもつmRNAに対してオフターゲット効果を示すことはない。この理由もAGOタンパク質の構造解析により明らかにされた。AGOタンパク質は1本鎖化したガイド鎖の5'末端の1塩基をポケット構造に取り込んでガイド鎖を安定化するが，それに続く2-8塩基のシード領域は，電荷と二重らせんを背後から支えるAGOタンパク質の立体構造によりAGOの表面に安定に固定されることが明らかにされた[9]。このような機構により，シード領域はAGOタンパク質上で標的mRNAと安定な二重らせんを形成することで，最初に標的遺伝子を識別する領域として機能できると考えられた。

しかしながら，ガイド鎖のシード領域と相補性をもつmRNAは必ずしもオフターゲット効果により抑制されるわけではない。siRNAがmRNAと相補的に対合するときの塩基対合力は，基本的に配列に依存して決まる[10]。塩基対合力を融解温度（Melting temperature：Tm）で表し，最近接法によって計算すると，わずか7塩基の配列ではあるが，配列によって融解温度は60℃以上も大きく異なる（図2）。オフターゲット効果と融解温度は非常に強く相関しており，融解温度が高く，安定な対合を形成している場合には，標的遺伝子はオフターゲット効果により抑制されるが，弱い場合にはほとんど抑制されない。すなわち，オフターゲット効果への影響は以下の式で表すことができる。

　　siRNAのオフターゲット効果 $= k \times \mathrm{Tm}_{2\text{-}8}$

　$\mathrm{Tm}_{2\text{-}8}$：ガイド鎖の5'末端から2-8塩基と標的mRNAとの塩基対合の融解温度

　k：係数

臨床応用に適したsiRNAは標的とする遺伝子に対する抑制効果が強く，一方で標的としない遺

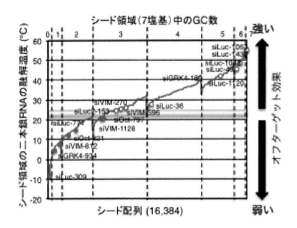

図2 siRNAのオフターゲット効果とシード配列の融解温度との関係

すべての7塩基の配列（横軸＝16,384）を7塩基中のGC数で分割し，さらに融解温度（縦軸）の低い順に左から並べている。対応する7塩基をシード配列としてもつsiRNAの位置を，それぞれのsiRNAの名称で示している。siRNAのオフターゲット効果はルシフェラーゼレポーターアッセイで解析し，オフターゲット効果が弱いsiRNAを黒丸で示し，オフターゲット効果の強いsiRNAを白抜きの黒丸で示している。

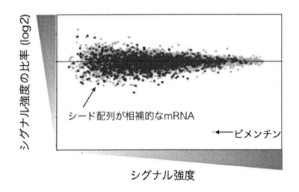

図3 siRNAのオフターゲット効果のマイクロアレイによる解析

有効なsiRNAの4つの配列規則性をすべて満たし，かつシード領域の融解温度が低いsiRNAをヒトビメンチン遺伝子に対して作製し，HeLa細胞へトランスフェクションして，遺伝子発現量の変化をマイクロアレイで解析した。横軸はそれぞれのmRNAのシグナル強度を示している。縦軸はsiRNAをトランスフェクションしていない細胞に対する，トランスフェクションした細胞でのmRNAの発現量の変化を比率（log2）で表している。標的であるビメンチン遺伝子の発現量は大きく減少している。一方で，シード配列と相補的配列をもつオフターゲット遺伝子群の発現はほとんど変わらないことから，用いたsiRNAによるオフターゲット効果はほとんどないと考えられた。

伝子に対するオフターゲット効果はほとんどないことが好ましい。したがって，効率的かつ特異的に標的遺伝子を抑制できるsiRNAは，有効なsiRNA配列の4つの規則性を同時に満たし，シード領域の融解温度が低いものである。このようなsiRNAは，標的とする1つの遺伝子のみを特異的に抑制することが可能で，その他の多くの遺伝子発現にはほとんど影響を与えないことが期待できる（図3）。

4　siRNAの化学修飾によるオフターゲット効果の回避

　選択できるsiRNAは標的とする遺伝子によって制限される。塩基配列に依存せずに塩基対合力を変える方法としては，化学修飾を導入する手法が有効である。シード領域の対合を不安定化する化学修飾を導入することで，シード領域の融解温度を下げ，オフターゲット効果を減弱することが可能と考えられる。融解温度を下げることが可能な典型的な化学修飾の1つとしてDNAがある。RNAは糖の2'位の炭素がOHであるが，DNAはHという相違がある。筆者らは，siRNAのそれぞれの領域をDNAに置換したsiRNAを用いてRNA干渉活性に対する影響を検討した。その結果，非常に都合の良いことに，シード領域を含むガイド鎖の5'末端から8～10塩基程度のRNAはDNAに置換してもRNA干渉活性に大きな影響がないことが明らかになった（図4）[11]。ガイド鎖のシード領域はAGOタンパク質の表面でmRNAとRNA-RNAの二重らせんを形成して安定に固定されるが，この二重らせんはDNA-RNAでも安定であることが報告されている。そのため，シード領域は必ずしもRNAでなくDNAでも十分に機能することができると考えられた。さらに，シード領域をDNAに置換して標的mRNAとの対合力を弱めたsiRNAのオフターゲット効果を検討したところ，予想通りにオフターゲット効果が大きく減弱することが明らかとなった（図5）[12]。したがって，DNAに限らず，AGOとの相互作用が可能で，RNAとの塩基対合の熱力学的安定性をコントロールすることが可能な化学修飾を用いることができれば，オフターゲット効果を回避する手法として利用できると考えられる。

　我々は，哺乳類細胞で有効で，かつオフターゲット効果が少ない目的遺伝子特異的なsiRNAを選択できるsiDirect 2.0（http://sidirect2.rnai.jp/）というウェブサイトを一般公開している[13]。

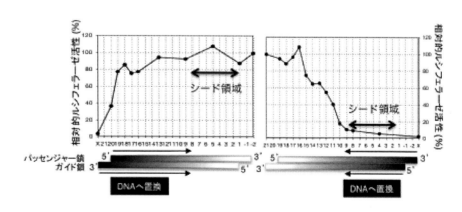

図4　siRNAのDNA置換によるRNA干渉作用への影響
　左の図はsiRNAの両RNA鎖をパッセンジャー鎖の5'末端から順次DNAに置換したときのルシフェラーゼレポーターアッセイの結果を示し，右の図はガイド鎖の5'末端からDNAに置換したときの結果を示している。右の図の結果から，ガイド鎖の5'末端から8-10塩基はDNAに置換しても，ルシフェラーゼ遺伝子に対するRNA干渉作用はほとんど変化しないことから，この領域はRNA干渉作用に影響をあたえずにDNA置換できる領域であることが明らかとなった。他の領域はDNAに置換することでRNA干渉作用は激減している。

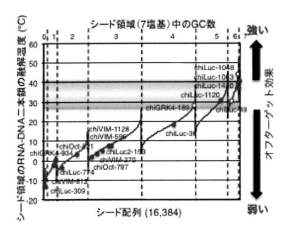

図5 シード配列をDNAに置換したsiRNAのオフターゲット効果とシード領域の融解温度との関係
すべての7塩基の配列(横軸＝16,384)を7塩基中のGC数で分割し,さらに融解温度(縦軸)の低い順に左から並べている。対応する7塩基をシード配列としてもつchiRNAの位置を,それぞれのchiRNAの名称で示している。chiRNAのオフターゲット効果はルシフェラーゼレポーターアッセイで解析し,オフターゲット効果が弱いchiRNAを黒丸で示し,オフターゲット効果の強いchiRNAを白抜きの黒丸で示している。図2と比較して,同じ配列のsiRNAとchiRNAでは,シード領域をDNAに置換したことにより,オフターゲット効果が減弱しているものが多いことがわかる。

siDirectでは,目的とする遺伝子のアクセッション番号あるいは塩基配列によって目的遺伝子のみと完全に相補的で,その他の転写産物とシード領域との対合力が最小となるsiRNAを簡単に選択できる。

5 miRNAの生体機能

miRNAはsiRNAのオフターゲット作用と非常に良く似た機構で標的mRNAを抑制する(図1)。すなわち,主としてシード領域によってmRNAを認識し,翻訳抑制効果を示す[14]。しかしながら,miRNAによる抑制効果はsiRNAのようにシード領域の融解温度だけに依存しているわけではなかった。siRNAとmiRNAは最初の二本鎖構造が異なる。siRNAは完全に相補的な二本鎖RNAであるが,miRNAは二本鎖RNAではあるがミスマッチやバルジといった塩基対合していない部分が含まれている場合が多い。1塩基でもミスマッチがあると,塩基対合力は不安定化して,融解温度が劇的に下がる。筆者らの実験データの解析から,miRNAによるサイレンシング効果はシード領域の融解温度だけでなく,miRNAの最初の構造の5'末端の5塩基の領域の融解温度の影響を強く受けており,次の式で表せることがわかった[15]。

miRNAのサイレンシング効率＝$k \times (Tm_{2-8} - 0.5 \times miTm_{1-5})$

Tm_{2-8}：ガイド鎖の5'末端から2-8塩基と標的mRNAとの塩基対合の融解温度

$miTm_{1-5}$：miRNAの5'末端から1-5塩基の二本鎖構造の融解温度

k：係数

第 2 章 ノンコーディング RNA の生体機能と医薬応用の現状

上記の式が示すように，Tm_{2-8} は siRNA のオフターゲット効果と同様に miRNA のサイレンシング活性に最も強く影響をおよぼす因子であることがわかった。siRNA のオフターゲット効果と同様に，Tm_{2-8} は高いほうが miRNA サイレンシング効率は高い。一方で，$miTm_{1-5}$ は逆の影響があり，低いほうが miRNA サイレンシング効率は高い。しかし，miRNA の 5' 末端から 2-8 塩基と 1-5 塩基の領域は，2-5 塩基の 4 塩基部分が重なっており，塩基配列だけで融解温度が決まるのであれば，同一の領域が相反する作用に関与することになる。そのため，miRNA は自身の立体構造をミスマッチやバルジによって変換させることで，サイレンシング効率をうまく調整するという興味深いメカニズムを持っていると推定される。

6　核酸医薬としての可能性

核酸医薬は低分子医薬のように化学合成が可能であり，抗体医薬のように特異性が高いという優れた特性をもっているため，その臨床応用への期待も高い。siRNA や miRNA による遺伝子抑制機構は，従来の遺伝子治療とは異なり，遺伝子に変異を導入することなく，直接標的分子（mRNA）に作用し，疾患の症状を緩和する。これまでの医薬品が標的にできなかった mRNA などの分子をターゲットできるという点も際立った特性と言える。また，抗体医薬や低分子医薬は，複雑な製造過程を経て合成されるため，安価での大量生産は難しいが，核酸医薬は既存の製造過程での人工合成が可能であり，安価かつ大量に製造できる。さらに，抗体医薬や低分子医薬は，標的が変わる度に一からの基礎的データが必要だが，siRNA 医薬などの核酸医薬は標的分子の塩基配列がわかれば，配列設計を行い，比較的容易に臨床応用に向けた研究を開始することが可能であるといったさまざまな利点がある。

RNA 干渉は基礎研究においてはすでに広く利用されており，臨床応用への利用も検討されている。しかしながら，臨床治験におけるフェーズ III に到達した新薬候補はあるものの，日本ではいまだ医薬品として承認された例はない。一方，miRNA は本来内在性の機能分子であり，疾患のマーカー分子として検討されていると共に，その機能不全による癌などの重篤な疾患の分子機構の解明についても研究されている。今のところ，医薬品として承認された例はないが，特定の miRNA を補充する miRNA 医薬や，miRNA を標的としたアンチセンス医薬の開発が行われている。

siRNA や miRNA を核酸医薬として利用するためには，さらにいくつかの解決すべき重要な問題点も残されている。例えば，血中での安定性を高めることである。核酸は血中では核酸分解酵素により分解されやすい。そのため，血中での安定性を高めるためにさまざまな化学修飾を導入したり，脂質やコラーゲンなどを用いた輸送システムなどの開発が進んでいる。さらに，核酸医薬では人工合成した核酸を細胞内へ導入することになるが，外来性核酸の細胞内投与は過剰な免疫応答を惹起する場合がある。このような免疫応答システムは哺乳類では特に発達しており，ウイルスや細菌などの免疫応答システムとしては，TLR（Toll-like receptor）や RLR（RIG-I like receptor）などの活性化や，PKR（Protein kinase R）の活性化，それらに伴うインターフェロン応答反応などが惹起され，炎症性サイトカインの産生を伴う全身性の炎症などが生じる場合もある。このような好ましくない応答反応をできるだけ改善することも重要である。

このような問題点の早急な改善により，siRNA や miRNA のような小分子ノンコーディング RNA が抗体医薬や低分子医薬に続く新しい核酸医薬として実用化されることが強く期待される。

文　　献

1) P. Carninci *et al.*, *Science*, **309**, 1559（2005）
2) J. S. Mattick & I. V. Makunin, *Hum. Mol. Genet.*, **14**, R121（2008）
3) P. Bertone *et al.*, *Science*, **306**, 2242（2004）
4) S. M. Elbashir *et al.*, *Genes Dev.*, **15**, 188（2000）
5) C. Matranga *et al.*, *Cell*, **123**, 607（2005）
6) A. L. Jackson *et al.*, *Nat. Biotechnol.*, **21**, 635（2003）
7) K. Ui-Tei *et al.*, *Nucleic Acids Res.*, **32**, 936（2004）
8) F. Frank *et al.*, *Nature*, **465**, 818（2010）
9) N. T. Schirle & I. J. MacRae, *Science*, **336**, 1037（2012）
10) K. Ui-Tei *et al.*, *Nucleic Acids Res.*, **36**, 7100（2008）
11) K. Ui-Tei *et al.*, *Nucleic Acids Res.*, **36**, 2136（2008）
12) K. Ui-Tei, *Front. Genet.*, **4**, 107（2013）
13) Y. Naito *et al.*, *BMC Bioinformatics*, **10**, 392（2009）
14) B. P. Lewis *et al.*, *Cell*, **120**, 15（2005）
15) N. Hibio *et al.*, *Sci. Rep.*, **2**, 996（2012）

第3章 DNA/RNA ヘテロ二本鎖核酸

仁科一隆[*1], 横田隆徳[*2]

1 はじめに

アンチセンスオリゴヌクレオチド（ASO）や short interfering RNA（siRNA）をはじめとした核酸医薬は，癌や遺伝性疾患など根治療法が確立されていない難治性疾患に対する革新的医薬品としての発展とその臨床応用が強く期待されており[1]，治験も多数行われている[2]。しかし，安定性や有効性を大きく左右する核酸の各種化学修飾に加えて，生体内でのデリバリーが最も問題となり，医薬品として上市されたものは未だに数少ない。本稿では，最近我々が開発した新規核酸医薬である DNA/RNA ヘテロ二本鎖核酸[3] について，有効性および現時点で判明しているメカニズムを概説する。

2 核酸医薬の最大の関門～臓器特異的なデリバリーについて

冒頭に述べた通り，核酸医薬全般の最大の問題点が標的臓器/細胞へのデリバリーである。具体的には，ASO はその化学修飾，特に核酸間リン酸結合のホスホロチオエート化によりアルブミンをはじめとした生体内分子と結合して様々な臓器にデリバリーされることが示されている[4,5]が，アルブミンの性質上，臓器/細胞特異的なデリバリーとはならない。一方 siRNA のみでは生体内で標的臓器および細胞にデリバリーされないため，何らかの形で DDS を付加する必要がある。

現在最も研究されている核酸医薬のベクターとして，肝臓を標的としたカチオニックリポソームや，それに様々な修飾を加えたものがある。これらのベクターの中には効率よく siRNA をデリバリーさせるものも報告されているが，肝機能障害を代表とする副作用が指摘されている。また，リポソームはその性質上肝臓に集結するため，肝臓以外へのデリバリーが困難となる問題が存在する。

---

* 1 　Kazutaka Nishina 　東京医科歯科大学大学院　医歯学総合研究科　脳神経病態学分野　特任助教
* 2 　Takanori Yokota 　東京医科歯科大学大学院　医歯学総合研究科　脳神経病態学分野　教授

3 核酸のデリバリー担体としてのビタミンE

　核酸デリバリーの一つの方法として，デリバリー担体となる分子を核酸医薬に直接結合する方法が知られている。デリバリー担体の一つとして脂質が挙げられ，脂質の一種であるコレステロールをsiRNAに直接結合させることで，siRNAの肝臓へのデリバリー効率を格段に向上させたという報告がある[6]。我々はベクターとして最適な条件として，対象臓器または細胞において必要不可欠であり，なおかつその組織では合成ができないものを考えた。ビタミンはそれに最も適合する物質であり，中でもビタミンE（α-Tocopherol：Toc）は体内における生理的動態が分かっている点と安全性の点から最もベクターに相応しいものと考えた。そこで我々はTocをアミダイト化し，siRNAの5′末端に直接結合させたビタミンE結合siRNA（Toc-siRNA）を合成して，肝臓をターゲットとした生体内でのTocの生理学的輸送動態を用いたsiRNAのデリバリーを試みた[7]。その結果，生体内におけるToc-siRNAの効果として，マウスに対して静脈内投与した場合に肝臓での標的遺伝子mRNAの発現を有意に抑制し，従来のコレステロール結合siRNAと比較して[8]，同一配列のsiRNAを用いて投与量を1/10程度にまで減らすことに成功した。標的遺伝子以外の内在性遺伝子の発現抑制は認められなかった。また，このToc-siRNAにリノレン酸などを加えてミセル化したものをマウスに対して腸管内投与することで，肝臓における標的遺伝子の発現を有意に抑制することに初めて成功し[9]，今後の経口核酸医薬への道を開いた。さらに，Toc-siRNAと生体内のTocのキャリアである高比重リポ蛋白（HDL）を混ぜて脳室内投与することで，神経細胞における標的遺伝子の発現を有意に抑制できることも示し[10]，肝臓以外の臓器における核酸医薬の有用性を示すことができた。

4 ビタミンE結合アンチセンス核酸

　以上のように，siRNAに対してTocが有効なデリバリー担体であることを示せたため，これを一本鎖DNAの両端をLNAで置換したギャップマー型ASOに対して応用することを検討した。しかし，脂質を初めとした各種分子をASOに対して直接結合するとASOの有効性が減弱することが分かった。現在様々なリンカーを介して各種デリバリー担体とASOを結合させることが行われており，糖鎖との結合例も報告されているが[11]，これらのリンカーの合成は煩雑であり，臨床応用を見据えて合成の手間を考慮するともっと簡便なリンカーを用いた結合が望まれる。我々はリンカーとして核酸自体を用いて，TocとASOを結合させたToc-ASOを考案した[12]。リンカーとして用いる核酸の化学修飾を工夫し，血液中では分解されずに臓器内で分解されるようにすることで，Tocを結合させないASOと比較して有意な有効性向上を示した。今までに報告されたリンカーと異なり，リンカー部分の生分解性を利用していること，リンカー部分に核酸自体を用いることで合成が容易なこと，などの利点が挙げられる。

第 3 章　DNA/RNA ヘテロ二本鎖核酸

5　Toc 結合 DNA/RNA ヘテロ二本鎖核酸の有効性

　Toc-ASO は従来型の ASO と比較して有効性の向上を認めたが，リンカー部分に用いる核酸の切断が不十分だと有効性に影響が出ることが懸念され，Toc を ASO に直接結合するのではなく，間接的に結合させる方法が望まれた。そこで我々は，ASO に対して相補となる RNA 鎖（complementary RNA：cRNA）を合成し，ASO とアニーリングすることで，日本発の新規核酸医薬となるヘテロ二本鎖核酸（DNA/RNA heteroduplex oligonucleotide：HDO）を開発した（図 1）[3]。これは ASO ではなく cRNA の 5′ 末端に Toc を結合させることが可能であるため，ASO に対して Toc を間接的に結合しており，Toc による ASO の有効性に対する干渉は考慮する必要がない。これにより，今後抗体やペプチドといった Toc 以外のデリバリー担体を直接結合することが可能となり，ドラッグデリバリーシステム（DDS）を内包することができる新規の核酸医薬となる。

　Toc-HDO の有効性を確認した。まずマウスアポリポ蛋白 B（*ApoB*）遺伝子に対する Toc-HDO を合成し，マウスに対して静脈内投与した。3 日後の肝臓における標的遺伝子の発現を定量的 RT-PCR 法で確認したところ，同配列の従来型 ASO と比較してはるかに強い標的遺伝子発現抑制効果を認め（図 2），この有効性は投与 28 日後でも標的遺伝子を半減させていた（図 3）。また，この Toc-HDO を用いて標的遺伝子を半減させるのに必要な投与量（Effective Dose 50：ED_{50}）は，投与 3 日目の時点で 0.038 mg/kg であり，同配列の従来型 ASO では 0.841 mg/kg であったことを考慮すると，20 倍以上の有効性の向上を示した。また，同じ *ApoB* 遺伝子に対する別の Toc-HDO でも，ASO に対する有効性の向上が認められた。

　ApoB 遺伝子は高脂血症の原因遺伝子としても知られているが，実際に高脂肪食を用いて作製した高脂血症のモデルマウスに対して Toc-HDO を週 1 回投与すると，悪玉コレステロールとし

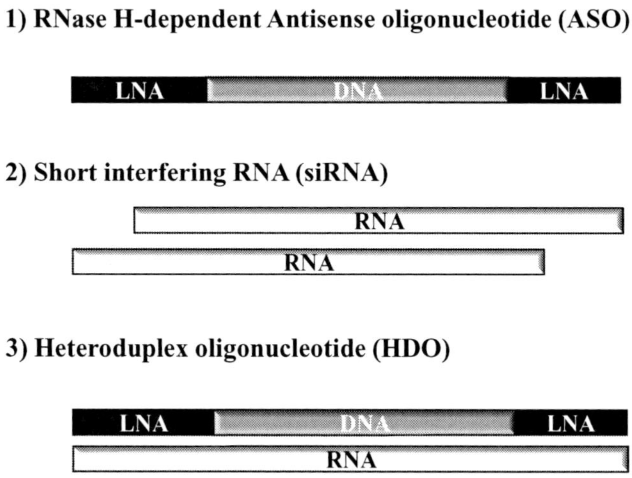

1) RNase H-dependent Antisense oligonucleotide (ASO)

| LNA | DNA | LNA |

2) Short interfering RNA (siRNA)

| RNA |
| RNA |

3) Heteroduplex oligonucleotide (HDO)

| LNA | DNA | LNA |
| RNA |

図 1　各種核酸医薬の構造

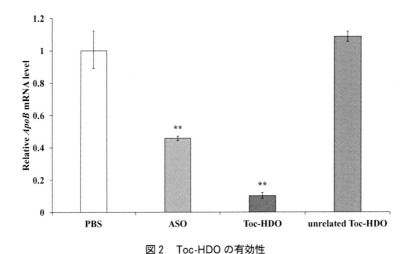

図2　Toc-HDO の有効性
マウスに対し ApoB 遺伝子に対する ASO または Toc-HDO，または無関係の遺伝子に対する Toc-HDO を 0.75 mg/kg で静脈内投与した。3 日後の肝臓における標的遺伝子の発現を定量的 RT-PCR 法を用いて測定した（$n=3$，$**P<0.01$）。

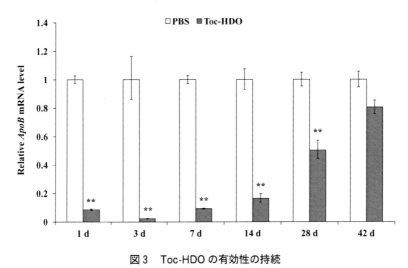

図3　Toc-HDO の有効性の持続
マウスに対し ApoB 遺伝子に対する Toc-HDO を 0.75 mg/kg で静脈内投与した。肝臓における標的遺伝子の発現を定量的 RT-PCR 法を用いて経時的に測定した（$n=3$，$**P<0.01$）。

て知られる血中低比重リポ蛋白（LDL）をほぼ半減させることを示した（図4）。また他の遺伝子に対する Toc-HDO の有効性も確認されており，ヒトの家族性アミロイドポリニューロパチーの原因遺伝子であるヒトトランスサイレチン（TTR）遺伝子に対する Toc-HDO を同遺伝子のトランスジェニックマウスに対して週1回投与すると，血中に分泌される TTR の量を有意に減少させられること，また投与を中止することでほぼ元の状態に戻ることを示した（図5）。これらの結果は，Toc-HDO が ASO と比較してより低用量で肝臓における標的遺伝子の発現を抑制でき，それに伴って疾患モデルマウスにおける表現系も改善させることが可能であることを示し

第3章　DNA/RNAヘテロ二本鎖核酸

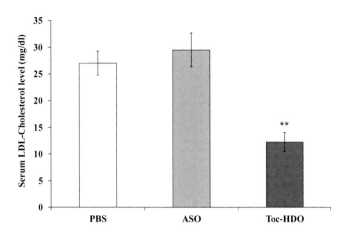

図4　高脂血症モデルマウスに対するToc-HDOの有効性
高脂肪食投与で作製した高脂血症モデルマウスに対し，*ApoB*遺伝子に対するASOまたはToc-HDOを0.09 mg/kgで週1回静脈内投与した（計4回）。最終投与1週間後の血清におけるLDLコレステロール値を測定した（$n = 4$, $**P < 0.01$）。

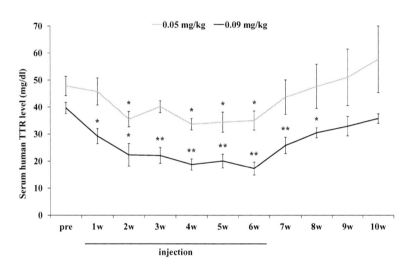

図5　ヒトトランスサイレチントランスジェニックマウスに対するToc-HDOの有効性
ヒトトランスサイレチン（hTTR）トランスジェニックマウスに対し，*hTTR*遺伝子に対するToc-HDOを0.05 mg/kgまたは0.09 mg/kgで週1回静脈内投与した（計6回）。投与後の血清におけるhTTR値を測定した（$n = 4$, $*P < 0.05$, $**P < 0.01$）。

ている。さらにToc-HDOはサルに対して投与してもASOと比較して有効であることを示しており[3]，げっ歯類のみでなく霊長類でも有効である可能性が高い。

このように高い標的遺伝子発現抑制効果を示すToc-HDOであるが，副作用も軽減させることが分かった。ASOの臨床応用に際して最も重要な点となるのが肝機能障害である。そこでED_{50}とED_{95}投与時における肝機能障害を，血中肝酵素を測定して確認したところ，いずれの投与量においてもToc-HDOはASOと比較して肝機能障害を軽減させることが判明した（図6）。

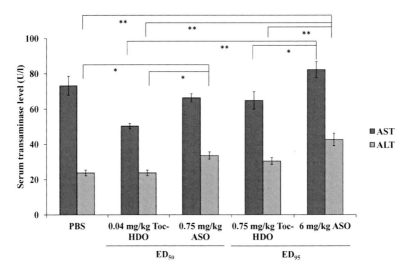

図6　Toc-HDO の安全性
マウスに対し ApoB 遺伝子に対する ASO または Toc-HDO を ED_{50} または ED_{95} となる量で静脈内投与した。3 日後の血清における肝逸脱酵素（aspartate aminotransferase：AST, alanine aminotransferase：ALT）を測定した（$n = 10$，$*P < 0.05$，$**P < 0.01$）。

LNA を用いた ASO では肝機能障害を生じることが報告されており[13]，Toc-HDO が ASO よりも少ない投与量で同等の効果を生じさせることから，投与量削減に伴う肝機能障害の改善が示唆された。同様に問題となる免疫刺激反応についても，Toc-HDO 投与後の血中インターフェロン値上昇は認められなかった[3]。また核酸医薬で最も問題となる副作用の一つがオフターゲット効果である。我々は過去の報告例[14]を基に，投与する核酸配列に対してミスマッチ数2までとなる遺伝子をデータベースでリストアップし，このうち核酸を投与することで50％以上発現が抑制された遺伝子をオフターゲット遺伝子と規定した。その上で ED_{95} の Toc-HDO または ASO を投与した後，肝臓における既知の遺伝子の発現をマイクロアレイ法にて検索したところ，Toc-HDO 投与で発現が50％以上抑制された遺伝子は377遺伝子，このうちオフターゲット遺伝子数は11であったのに対して，ASO ではそれぞれ509遺伝子，17であった[3]。この結果は，Toc-HDO によって生じるオフターゲット効果は，少なくとも ASO によって生じるものよりも多くないことを示している。

6　DNA/RNA ヘテロ二本鎖核酸のメカニズム

以上から，Toc-HDO の従来型 ASO に対して有効性と安全性の両面で優位であると考えられるが，HDO は既存の核酸医薬である ASO や siRNA とは分子構造が異なっており，その強い有効性の原因が完全に解明されたわけではない。そこで我々は，この有効性向上が Toc を結合させたことによる体内動態の変化によってのみ生じているのかを調べた。蛍光標識させた ASO と

第3章 DNA/RNAヘテロ二本鎖核酸

Toc-HDOをマウスに静脈内投与して，各臓器における到達量を比較したところ，Toc-HDOではASOと比較して腎臓への集積が低下し，肝臓への集積が増加していることが明らかであった（図7）。そこで，肝臓における核酸濃度と有効性との関連を調べたところ，肝臓において標的遺伝子を半減させるのに必要な肝臓内核酸濃度（Effective Concentration 50：EC_{50}）は，ASOでは30.9 pmol/gであったのに対し，Toc-HDOでは6.4 pmol/gであった[3]。厳密に肝細胞のみでの濃度を測定できたわけではないものの，この結果はASOとToc-HDOの有効性の差が肝臓へのデリバリー量のみに依存するわけではなく，肝臓内でのASOとToc-HDOの挙動自体に差があり，この違いも有効性の差に寄与していることを示唆している。

HDOはDNA鎖と，相補となるRNA鎖（cRNA）によって構成されているが，RNA鎖がどこでどのようにDNA鎖と離れるのかは，HDOの高い有効性を考慮する上で重要である。我々は，設計時HDOはDNA/RNAヘテロ二本鎖核酸であるためにcRNAが核内でRNase Hによって切断され，DNA鎖がASOとなってメッセンジャーRNA（mRNA）と結合し，同様にRNase HによってmRNAが切断されることを想定した。上記仮説の検証のため，Toc-HDOを投与したマウスの肝臓からRNAを抽出し，cRNAを検出するノザンブロットを行った。その結果，投与24時間後にはcRNAは分解されていること，また核と細胞質を分離してからそれぞれRNA抽出してノザンブロットを行うと，核分画ではcRNAが検出されないのに対して，細胞質分画では切断されたcRNAが検出された[3]。また，cRNAに化学修飾してRNaseに対して耐性を持たせることにより，Toc-HDOの有効性は著明に減弱することが分かった[3]。このことから，cRNAは当初の予定と異なり核ではなく細胞質でDNA鎖と分離されていること，何らかのRNaseにより最終的に切断されていること，が判明した。切断に至る細かなメカニズムや関連するRNaseは不明だが，今後これらのメカニズムが解明されることで，HDO自体が持つ高い有効性の解明が進むことが期待される。

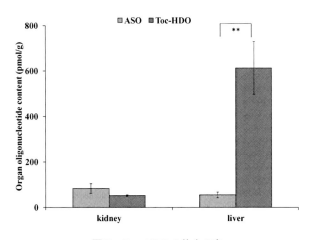

図7 Toc-HDOの体内分布

マウスに対し蛍光標識したASOまたはToc-HDOを0.75 mg/kgで静脈内投与した。投与6時間後の各臓器におけるASO濃度を測定した（$n = 3$，** $P < 0.01$）。

7　おわりに

　核酸医薬は実際に高脂血症治療薬として臨床応用にこぎつけたものもあるが[15]，現状では未だ3製品のみの実用化にとどまっており，抗体医薬と並ぶ分子標的医療の中心として，現在治療法のない難治性疾患における臨床応用が強く望まれる．我々の開発したHDOが今後の核酸医薬の発展に寄与することを祈念しつつ，今後HDOを用いて特に肝臓以外の臓器での核酸医薬の臨床応用に向けて貢献していきたいと考えている．

文　　献

1) R. Kole et al., *Nat. Rev. Drug Discov.*, **11**, 125 (2012)
2) 吉岡耕太郎ほか, 日本臨床, **73**, 1057 (2015)
3) K. Nishina et al., *Nat. Commun.*, **6**, 7969 (2015)
4) T. A. Watanabe et al., *Oligonucleotides*, **16**, 169 (2006)
5) W. Piao et al., *J. Med. Dent. Sci.*, **60**, 9 (2013)
6) J. Soutschek et al., *Nature*, **432**, 173 (2004)
7) K. Nishina et al., *Mol. Ther.*, **16**, 734 (2008)
8) T. S. Zimmermann et al., *Nature*, **441**, 111 (2006)
9) M. Murakami et al., *Sci. Rep.*, **5**, 17035 (2015)
10) Y. Uno et al., *Hum. Gene Ther.*, **22**, 711 (2011)
11) T. P. Prakash et al., *Nucleic Acids Res.*, **42**, 8796 (2014)
12) T. Nishina et al., *Mol. Ther. Nucleic Acids*, **4**, e220 (2015)
13) E. E. Swayze et al., *Nucleic Acids Res.*, **35**, 687 (2007)
14) A. Birmingham et al., *Nat. Methods*, **3**, 199 (2006)
15) K. Jiang, *Nat. Med.*, **19**, 252 (2013)

第4章　糖部架橋型核酸の新たな展開

小比賀　聡[*]

1　はじめに

　従来の低分子創薬による新薬開発ペースが著しく低下している現在，新たな創薬手法としての核酸医薬が大いに注目されている。核酸医薬とは，比較的短い核酸分子（あるいは核酸誘導体）を用いた医薬品の総称で，配列特異的に mRNA や pre-mRNA あるいは miRNA に結合し当該遺伝子の発現制御を行うもの（アンチセンス），標的とする生体成分（タンパク質など）を抗体のように認識しその機能を抑制するもの（核酸アプタマー），比較的短い二本鎖 RNA（siRNA）を用いて遺伝子発現制御を行うもの（RNA 干渉）など多岐にわたる。近年の分子生物学，細胞生物学の急速な発展に伴い，lncRNA など新たな生物学の扉が開かれつつあり，低分子創薬において創薬標的が枯渇しつつある状況とは対照的に，核酸医薬の可能性はますます広がろうとしている。

　一方で，2013年に米国FDAにより承認された世界初の全身投与型アンチセンス医薬 Kynamro（Mipomersen sodium）をはじめ現在開発が進められている多くの核酸医薬品には種々の化学修飾が施されており，天然型の核酸（DNA や RNA）がそのまま用いられることは少ない。これは主に，核酸分子が生体内（血清中あるいは細胞内）において核酸分解酵素によって分解され，十分な活性を維持できないことに起因するもので，核酸医薬に資する人工核酸開発の初期から，核酸分解酵素に対する耐性の獲得を目指した研究が活発に進められてきた。現在も，人工核酸の開発研究は世界的に進められているが，核酸分解酵素に対する耐性という観点に加え，標的核酸への結合親和性の向上や高い配列選択性の獲得などを狙い，主として核酸分子の塩基部・リン酸ジエステル部・糖部への化学修飾が試みられている（図1）。我々もまた，核酸の糖部に架橋構造を導入するという独自のコンセプトに基づき，様々な高機能性人工核酸の創成研究を行っている。本稿では糖部架橋型人工核酸のコンセプトならびに最近の研究例を中心に概説する。

---

[*]　Satoshi Obika　大阪大学　大学院薬学研究科　教授

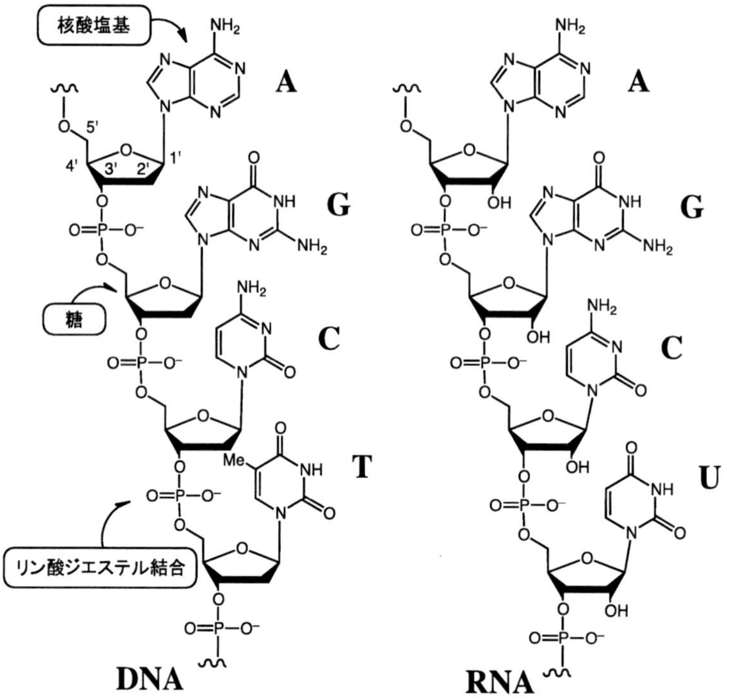

図1　DNAおよびRNAの化学構造

2　糖部架橋型人工核酸の開発コンセプト

　有機化合物はその構造に含まれる単結合周りの回転によって様々な構造（コンホメーション）をとることができる。つまり，単結合を多く含む分子は，分子自身の構造上の自由度が高いといえる。自由度の高い分子同士が，水素結合や疎水的な相互作用によって結合すると，とたんにそれぞれの分子の自由度は大きく低下する。分子の自由度の低下は，いわゆるエントロピーの損失につながり，分子間の相互作用を不安定化する要因となる。DNAやRNAといった核酸分子は，その構造中に多くの単結合を含んでおり，比較的自由度の高い分子である。核酸分子が相補的な配列を持つ核酸と二重鎖を形成する場合にも，やはり大きなエントロピーの損失が生じることとなる[1,2]。従来の人工核酸の設計においては，相補鎖との結合能向上を目指して，二重鎖形成に直接関わる核酸塩基部の水素結合能を高めたり，スタッキング相互作用を向上させるといった取り組みがなされてきたが，一方で，我々は分子間相互作用における根本的な問題であるエントロピーの損失をいかに少なくするかという新たな切り口で分子設計を行ってきた。

　核酸糖部のフラノース環は平面ではなく，1つあるいは2つの原子が平面の上下に位置するエンベロープあるいはツイスト型と呼ばれるコンホメーションをとっており，特にヌクレオシドモノマーや一本鎖の核酸の中では，この糖部フラノース環の自由度は高く，複数のコンホメーションの平衡状態で存在している（図2）[3]。一般にRNAでは2'位の水酸基の影響でN型と呼ばれ

第4章 糖部架橋型核酸の新たな展開

る糖部コンホメーションを，DNA ではS型と呼ばれるコンホメーションをとりやすい。その結果，RNA‑RNA 二重鎖は A 型らせんを，DNA‑DNA 二重鎖では B 型らせんを形成することが多いとされている（図2）[3]。アンチセンス法のようにRNAを標的分子とする場合は，あらかじめ A 型らせん形成に適した糖部 N 型固定の人工核酸を用いれば，二重鎖形成時のエントロピー損失は抑制でき，安定な二重鎖形成が期待できることになる。糖部コンホメーションをN型に固定するための方策として，我々は核酸糖部の 2' 位と 4' 位の間に架橋構造を導入しビシクロ型骨格とすることを考案し，1997 年に世界に先駆け 2',4'‑BNA/LNA の合成に成功した[4～6]。さらに，その後もこのコンセプトに基づいたいくつかの架橋型人工核酸（Bridged Nucleic Acid）の開発を行っている（図3）[7～35]。これら架橋型人工核酸の多くは，糖部コンホメーションの固定化の効果から，標的となる相補鎖核酸（特に相補鎖 RNA）への優れた結合親和性を獲得している他，それぞれの構造特性に応じた新たな機能性を併せ持つ。

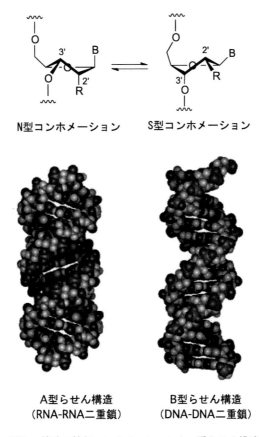

図2　核酸の糖部コンホメーションと二重らせん構造

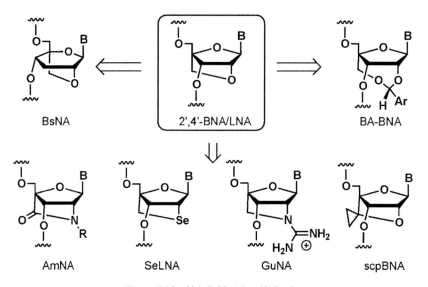

図3　最近の糖部架橋型人工核酸の例

3　核酸医薬創成に向けて必要とされる化学

　冒頭でも述べた通り，核酸医薬の創成には優れた人工核酸が必要不可欠である。従来から着目されてきた核酸分解酵素に対する耐性の獲得という観点は，変わらず今も重要なポイントの一つである。2013年に世界初の全身投与型ASOとして上市されたKynamroにおいては生体内での安定性（核酸分解酵素に対する耐性）を向上させるためにホスホロチオアート結合が，さらに標的RNAとの結合親和性を高めるために2'-O-メトキシエチル修飾型人工核酸（MOE）が用いられている[36]。さらに，標的RNAとの高い結合親和性を有する2',4'-BNA/LNAを搭載したMiravirsenはmiR-122と結合しその機能を阻害することでHCV治療薬として期待されている核酸医薬候補品である[37]。これらに代表されるように，核酸医薬に関する研究開発が急速に進展し，試験管の中から細胞へ，そして動物からヒトへの投与へと実用化の局面を迎えつつある現在においては，新たな人工核酸の設計においてさらに考慮せねばならない点がいくつか顕在化してきた。すなわち，生体内での安定性を高め，標的となるRNAとの結合性を向上させることで，核酸医薬の活性を最大化させるということに加えて，医薬品としての開発においては，他の医薬品開発と同様にADMET（Absorption（吸収），Distribution（分布），Metabolism（代謝），Excretion（排泄），Toxicity（毒性））にも注意を払った分子設計が必要とされている。例えば，吸収や分布という観点からは，GalNAcと呼ばれる糖リガンドを核酸医薬に化学結合させることで肝臓特異的なデリバリーが実現されている他[38,39]，人工核酸の化学構造の変化に応じて臓器指向性を変え得ることも見出されている[33]。また，毒性の観点からも様々なアプローチがなされている。例えば，ホスホロチオアート結合を有するオリゴヌクレオチドは古くから各種の生体内タンパク質との非特異的相互作用を生じ，毒性発現につながることが危惧されてきたが[40]，実際に

第 4 章　糖部架橋型核酸の新たな展開

高い毒性を示すホスホロチオアート修飾型オリゴヌクレオチドでは多くのタンパク質との相互作用が認められる一方で，ホスホロチオアート化していない配列においては相互作用するタンパク質の数は顕著に少なくなるとの報告が最近なされている[41]。さらに，人工核酸として2',4'-BNA/LNA を搭載したホスホロチオアート型アンチセンスオリゴヌクレオチドでは，配列によって高い毒性を示すことが知られているが，人工核酸の化学構造をわずかに改変することで大幅な毒性低減が可能であるとの知見も得られている[42]。これとは別に，アンチセンス核酸の毒性発現にはオフターゲット効果が大きく寄与しているとの報告もなされており[43]，標的核酸に対する配列特異性を高めるための化学修飾もますます重要になってきた。このように，生体内での安定性向上，標的核酸との結合親和性はもとより，ADMET を念頭においた化学的なアプローチは今後の核酸医薬開発において大きな鍵となるであろう。

4　最新の糖部架橋型人工核酸

　我々は，2',4'-BNA/LNA において高い効果を発揮した糖部架橋化というコンセプトを基盤とし，さらに新たな分子特性を付与するための化学修飾を施した新規架橋型人工核酸の開発を手がけている。ここでは，代表的ないくつかの人工核酸について，その分子設計の考え方ならびに主な特性を紹介したい。

4.1　AmNA

　AmNA は 2',4'-BNA/LNA の架橋部分をエーテル結合からアミド結合へと改変した人工核酸である[25, 28, 33]。我々は，この AmNA 開発以前の研究から糖部架橋型核酸の架橋部構造と物性の関係について，以下の知見を得ていた（図 4）。

① 糖部架橋のサイズが小さいほど（もしくは架橋構造を形成する原子数が少ないほど）標的 RNA との結合親和性は高まる。
② もし架橋サイズが同じであれば，架橋構造に含まれるヘテロ原子の数が多いほど標的 RNA との結合親和性は高まる。
③ 一方で，架橋サイズが大きいほど（あるいは架橋による立体障害が大きいほど）核酸分解酵素に対する耐性は高まる。

　そこで，架橋サイズは大きくなく，ヘテロ原子数を 2',4'-BNA/LNA より増やし，さらに立体的な嵩高さを増した糖部架橋型人工核酸の新たな骨格として，AmNA（図 5）を設計した。2',4'-BNA/LNA では，架橋部をエーテル結合により形成していたが，AmNA では 2' 位の窒素原子と 4' 位に導入したカルボキシル基との間でのアミド結合により架橋構造を構築しており，架橋サイズ（架橋を構成する原子数）を 2',4'-BNA/LNA と同じにしつつ，ヘテロ原子をより多く含む構造となっている。そのため，2',4'-BNA/LNA と同等あるいはそれを上回る標的 RNA への結合親和性が期待できる。また，環外のカルボニル基ならびにアミド窒素原子上に導

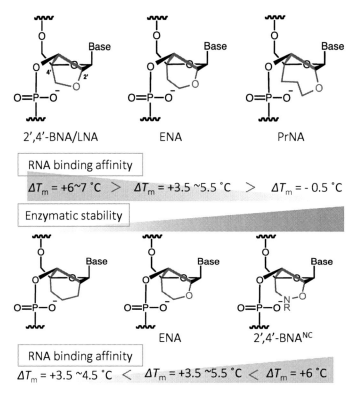

図4 糖部架橋型核酸に含まれる架橋構造と物性の関係

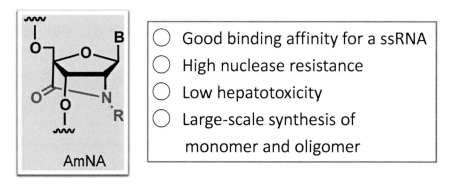

図5 AmNAの化学構造とその特徴

入する置換基Rにより，立体的な嵩高さを持たせ，核酸分解酵素に対する耐性向上を狙っている。このAmNAを搭載したオリゴヌクレオチドの物性を評価したところ，当初の予想どおり標的RNAとの優れた結合親和性が見出された。また，3'-エキソヌクレアーゼや血清への耐性についても，AmNA搭載オリゴヌクレオチドは2',4'-BNA/LNAをはるかに上回る良好な結果を与えた。さらに，AmNA搭載オリゴヌクレオチドの培養細胞系での遺伝子発現抑制効果を検証したところ，2',4'-BNA/LNAオリゴヌクレオチドを上回る活性が認められた[25]。続いて，

第4章　糖部架橋型核酸の新たな展開

AmNA 搭載オリゴヌクレオチドを in vivo 投与しその機能性評価を行った。その結果，AmNA 搭載オリゴヌクレオチドは，アミド窒素原子上の置換基 R の特性に応じて体内動態が変化すること[33]，2',4'-BNA/LNA 搭載オリゴヌクレオチドに比べて肝毒性が有意に低減すること，などの極めて重要な知見が得られた。特に毒性低減効果は，今後のアンチセンス医薬品開発において極めて重要な点であり，今後結果を詳細に解析することで核酸医薬の毒性低減へ向けた化学修飾の意義やその道筋が明らかになるものと期待される。

4.2　GuNA

2',4'-BNA/LNA や AmNA 等の糖部架橋型人工核酸は，先述の通り二重鎖形成時のエントロピー損失を抑制することで，標的 RNA との結合力を向上させてきた。糖部架橋型人工核酸以外にも同様のコンセプトにより標的 RNA との結合親和性を向上させた例が知られている。その一つが，3'N→5'P ホスホロアミダート型核酸である（図6）[44]。一般に，ヌクレオシドのコンホメーションは塩基部に由来するアノマー効果と 2' 位酸素原子（RNA の場合）または 3' 位酸素原子とフラノース環内の酸素原子とのゴーシュ効果とのバランスによって規定されているが，この 3'N→5'P ホスホロアミダート型核酸においては，核酸糖部の 3' 位酸素原子を窒素原子に置換することで，3' 位とフラノース環内の酸素原子とのゴーシュ効果が弱められるため，結果として糖部コンホメーションは N 型が優位となる。我々は，2',4'-BNA/LNA の 3' 位酸素原子を窒素原子に置換した 3'-amino-2',4'-BNA を合成しその物性を評価したが（図6），その両者ともが糖部コンホメーションを N 型に偏らせる（固定化する）ことで標的 RNA との二重鎖形成能向上を狙うというコンセプトであったために，相加的・相乗的な安定化効果は認められなかった[8,17]。この結果より，二重鎖形成能のさらなる向上のためには，糖部コンホメーションの固定化に加えて，安定化のための新たなコンセプトを導入する必要があることがわかった。そこで我々は負電荷を有する核酸分子が二重鎖を形成する際の静電反発の低減に着目した。GuNA は架橋構造によるエントロピー損失の抑制効果に加え，新たに架橋部に導入した正電荷（グアニジニウム基）によって標的核酸との二重鎖形成時の静電反発抑制を狙ったものである（図7）[30]。グアニジニウム基を導入した核酸分子はこれまでにもいくつか知られているが，Bruice らが開

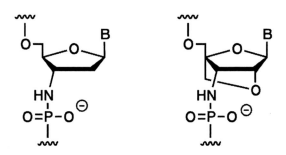

図6　3'N→5'P ホスホロアミダート型核酸（左）および 3'-amino-2',4'-BNA（右）の化学構造

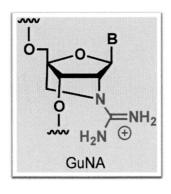

図7　GuNA の化学構造とその特徴

発した DNG[45] や RNG[46], Manoharan らが報告している 2' 位へのグアニジン導入体（2'-O-GE）[47] においては，その静電反発抑制効果が顕著に認められている（図8）。これらのことから，糖部架橋型人工核酸に正電荷を導入した GuNA の特性には興味が持たれた。実際に，GuNA 搭載オリゴヌクレオチドを合成し，その二重鎖の安定性を評価したところ，GuNA 導入数が増加するにつれ標的 RNA に対する安定性向上が顕著に認められた。一方，標的 DNA に対する安定性はさらに向上するという非常に興味深い知見が得られた。GuNA は正電荷を有するばかりでなく，グアニジニウム基の嵩高さから核酸分解酵素への耐性向上も期待されたが，予想どおり 2',4'-BNA/LNA に比べて遥かに優れた分解耐性が確認された[30]。また，正電荷の導入により細胞膜透過性も顕著に向上することが見出されており，GuNA 搭載オリゴヌクレオチドは核酸医薬の強力な切り札となることが期待される。

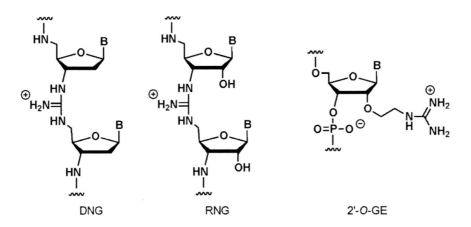

図8　グアニジン基を含む人工核酸の例

第4章　糖部架橋型核酸の新たな展開

4.3　scpBNA

先述の通り我々は AmNA の機能性を評価していく中で，架橋構造の改変が，2',4'-BNA/LNA 搭載オリゴヌクレオチドにおいて時おり認められる肝毒性を低減するために極めて有効であることを見出してきた。またこれとは別に 2',4'-BNA/LNA 搭載オリゴヌクレオチドの毒性を低減させる試みとしては，Seth らの先駆的な研究が知られている[42]。彼らは 2',4'-BNA/LNA の構造を，最も単純な置換基であるメチル基の導入により改変し，その有効性や毒性を詳細に解析した。その結果，架橋を構成するメチレン部にメチル基を導入することにより，その有効性を維持しつつ 2',4'-BNA/LNA 搭載オリゴヌクレオチドにおいて見られた毒性を低減させることが可能であることを見出した。彼らは，この誘導体を cEt と呼び，現在も精力的に研究を続けている（図9）。アンチセンス核酸の投与により如何に毒性が発現するのかという点については，未だ明確な答えはなく今後の研究の進展を待たねばならないが，AmNA や cEt において見られた肝毒性の低減は，おそらくは標的 RNA とのハイブリ非依存的にみられる毒性を抑制する結果であろう。

これらの知見を踏まえ，我々はアンチセンス核酸の毒性低減を念頭に scpBNA と命名した新たな人工核酸の設計・合成を行った（図10）[34]。scpBNA は，2',4'-BNA/LNA の架橋構造に含まれるメチレン部にスピロシクロプロパン構造を導入したもので，同部位にメチル基を導入した

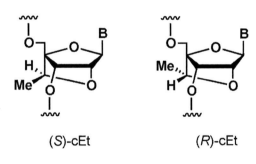

図9　cEt の化学構造

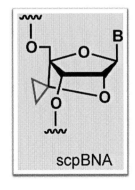

図10　scpBNA の化学構造とその特徴

cEtにおいて見られていた合成上の課題，すなわち立体選択的な置換基の導入が困難であるという点を解決した新たな人工核酸である。スピロシクロプロパン構造という特異な化学構造を有することから，scpBNAの合成は有機合成化学的にも興味深いものであったが，各反応は首尾よく進行し目的のscpBNAモノマーならびにオリゴヌクレオチド誘導体を安定な形で得ることに成功した。さらに，このscpBNAを搭載したアンチセンスオリゴヌクレオチドは，2',4'-BNA/LNAにて散見された毒性を大きく低減させるという結果を示している。

5　おわりに

核酸分子に架橋構造を導入し，その糖部コンホメーションをあらかじめ適切な形に固定化することで，相補的な核酸分子との結合力を向上させるという架橋型人工核酸の当初のコンセプトは，現在2',4'-BNA/LNAが研究用ツールとしてのみならず核酸医薬素材としても広く用いられていることから，ある程度実証されてきたものと考えている。一方で，そのコンセプトを崩すことなく新たな化学修飾を導入することで，架橋型人工核酸の機能性を改変させることが可能であるということもわかってきた。今後も糖部架橋型人工核酸のさらなる構造展開を進め，その可能性を探るとともに，核酸医薬の実用化に貢献していければと考えている。

文　献

1) P. Herdewijn, *Liebiegs Ann.*, 1337 (1996)
2) E. T. Kool, *Chem. Rev.*, **97**, 1473 (1997)
3) W. Saenger, "Principles of Nucleic Acids Structure", Sringer-Verlag (1984)
4) S. Obika *et al.*, *Tetrahedron Lett.*, **38**, 8735 (1997)
5) S. Obika *et al.*, *Tetrahedron Lett.*, **39**, 5401 (1998)
6) S. Obika *et al.*, *Bioorg. Med. Chem.*, **9**, 1001 (2001)
7) S. Obika *et al.*, *Angew. Chem., Int. Ed.*, **40**, 2079 (2001)
8) S. Obika *et al.*, *Chem. Commun.*, 1992 (2001)
9) S. Obika *et al.*, *Chem. Eur. J.*, **8**, 4796 (2002)
10) M. Koizumi *et al.*, *Nucleic Acids Res.*, **31**, 3267 (2003)
11) S. Obika *et al.*, *Chem. Commun.*, 2202 (2003)
12) S. Obika *et al.*, *Angew. Chem. Int. Ed.*, **44**, 1944 (2005)
13) Y. Hari *et al.*, *Bioorg. Med. Chem.*, **14**, 1029 (2006)
14) S. M. A. Rahman *et al.*, *Angew. Chem. Int. Ed.*, **46**, 4306 (2007)
15) K. Miyashita *et al.*, *Chem. Commun.*, 3765 (2007)
16) S. M. A. Rahman *et al.*, *J. Am. Chem. Soc.*, **130**, 4886 (2008)
17) S. Obika *et al.*, *Bioorg. Med. Chem.*, **16**, 9230 (2008)

18) Y. Mitsuoka *et al.*, *Nucleic Acids Res.*, **37**, 1225 (2009)
19) K. R. Ito *et al.*, *Nucleic Acids Res.*, **38**, 7332 (2010)
20) T. Baba *et al.*, *Chem. Commun.*, **46**, 8058 (2010)
21) K. Mori *et al.*, *Org. Biomol. Chem.*, **9**, 5272 (2011)
22) K. Morihiro *et al.*, *Chem. Eur. J.*, **17**, 7918 (2011)
23) A. R. Shrestha *et al.*, *J. Org. Chem.*, **76**, 9891 (2011)
24) K. Mori *et al.*, *Org. Lett.*, **13**, 6050 (2011)
25) A. Yahara *et al.*, *ChemBioChem*, **13**, 2513 (2012)
26) M. Wheeler *et al.*, *Chem. Commun.*, **48**, 11020 (2012)
27) K. Morihiro *et al.*, *Angew. Chem. Int. Ed.*, **52**, 5074 (2013)
28) Y. Hari *et al.*, *Bioorg. Med. Chem.*, **21**, 4405 (2013)
29) Y. Hari *et al.*, *Org. Lett.*, **15**, 3702 (2013)
30) A. R. Shrestha *et al.*, *Chem. Commun.*, **50**, 575 (2014)
31) Y. Mitsuoka *et al.*, *Org. Lett.*, **16**, 5640 (2014)
32) K. Mori *et al.*, *Bioorg. Med. Chem.*, **23**, 33 (2015)
33) T. Yamamoto *et al.*, *Org. Biomol. Chem.*, **13**, 3757 (2015)
34) T. Yamaguchi *et al.*, *Chem. Commun.*, **51**, 9737 (2015)
35) T. Osawa *et al.*, *J. Org. Chem.*, **80**, 10474 (2015)
36) R. Crooke *et al.*, "Antisense drug technology: principles, strategies and applications (2nd edition)", S. T. Crooke (Ed.), pp.601-639, CRC Press, Boca Raton (2007)
37) J. Elmen *et al.*, *Nature*, **452**, 896 (2008)
38) J. K. Nair *et al.*, *J. Am. Chem. Soc.*, **136**, 16958 (2014)
39) T. P. Prakash *et al.*, *Nucleic Acids Res.*, **42**, 8796 (2014)
40) S. P. Henry *et al.*, *J. Pharmacol. Exp. Ther.*, **281**, 810 (1997)
41) S. Kakiuchi-Kiyota *et al.*, *Nucleic Acid Ther.*, in press, DOI: 10.1089/nat.2015.0576
42) P. P. Seth *et al.*, *J. Org. Chem.*, **75**, 1569 (2010)
43) S. A. Burel *et al.*, *Nucleic Acids Res.*, in press, DOI: 10.1093/nar/gkv1210
44) S. M. Gryaznov, *Biochim. Biophys. Acta*, **1489**, 131 (1999)
45) R. O. Dempcy *et al.*, *Proc. Natl. Acad. Sci. USA*, **91**, 7864 (1994)
46) R. O. Dempcy *et al.*, *Proc. Natl. Acad. Sci. USA*, **93**, 4326 (1996)
47) T. P. Prakash *et al.*, *Org. Lett.*, **6**, 1971 (2004)

第5章 ENAオリゴヌクレオチドを用いた創薬研究

小泉　誠*

1 はじめに

アンチセンスオリゴヌクレオチド（AON）や small interfering RNA（siRNA）は，創薬研究における遺伝子機能の検証のツールとして応用されており，さらに，癌，炎症，ウイルス等の疾患の治療を目的とした核酸医薬と呼ばれる新しいモダリティーからなる医薬品としての可能性も有している[1,2]。AON として 1990 年代に広く研究された第一世代の，DNA オリゴヌクレオチド（図1a）のリン酸ジエステル結合の非架橋酸素原子を硫黄原子に置き換えたホスホロチオエート型オリゴデオキシヌクレオチド（PS ODN, 図1b）は，ヌクレアーゼに耐性であり，また PS ODN と mRNA との2本鎖は RNase H によって mRNA 鎖が加水分解され，mRNA 発現を抑制する優れた特性を持っている[3]。しかしながら，PS ODN は，RNA との親和性が低く（1 修飾残基あたり融解温度の変化（ΔTm）は，約1℃低下），血液凝固カスケードの阻害，補体系の活性等の欠点がある。これらの欠点を改善するために，多くの修飾オリゴヌクレオチドが研究されてきた[4]。それらの中で有望なオリゴヌクレオチドとして，2'-O,4'-C-エチレンヌクレ

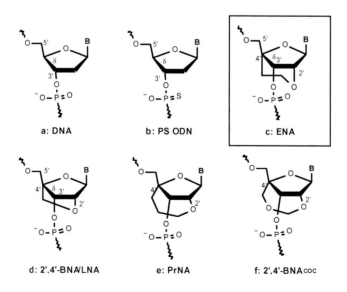

図1　DNA および修飾オリゴヌクレオチドの構造
（B は核酸塩基を表す）

---

*　Makoto Koizumi　第一三共㈱　バイオ基盤研究所　主幹研究員

第5章 ENAオリゴヌクレオチドを用いた創薬研究

オシド（ENA，図1c）を有するオリゴヌクレオチドがある[5〜8]。本稿では，ENAを有するオリゴヌクレオチドの特性と用途について，またENAを有するオリゴヌクレオチドを用いた応用について説明する。

2 ENAの構造の特長とENAオリゴヌクレオチドの合成

大阪大学の今西らのグループ[9]とデンマークのWengelらのグループ[10]は，糖部2'-酸素原子と4'-炭素原子をメチレンで架橋して5員環構造を形成した，糖部の立体配座がN型に固定化された2'-O,4'-C-メチレンヌクレオシドおよびそのヌクレオシドを有するオリゴヌクレオチドについて報告している（図1d）。この修飾ヌクレオシドは，2',4'-BNAまたはLNAと呼ばれている。2',4'-BNA/LNAを有するオリゴヌクレオチドは相補鎖核酸に対して優れた2本鎖形成能を示す。一方，我々は，糖部2'-酸素原子と4'-炭素原子をエチレンで架橋して5員環より歪の小さい6員環構造を形成する，2'-O,4'-C-エチレンヌクレオシドを合成した。このヌクレオシドをENAと呼んでいる。ENAの糖部立体配座は，2',4'-BNA/LNAと同様にN型に固定されていることが^{1}H NMRにより示された[5,6]。様々な核酸塩基を持つENA，および，2',4'-BNA/LNAのX線結晶構造解析より，C5'-C4'-C3'-O3'から算出される角度であるねじれ角δ値[11]を求めたところ，それぞれの平均値は，77°と66°であった[6]。天然RNAの持つδ値は84°であり，ENAのδ値である77°に比較的近いものであった。このことは，ENAを有するオリゴヌクレオチドの特徴である，相補性RNAと安定な二本鎖を形成すること，さらに二本鎖DNAに対して安定した三本鎖を形成することができる理由の一つであると考えられる。

次にENAを有するオリゴヌクレオチドについて述べる。2'-O,4'-C-エチレンヌクレオシドのホスホロアミダイト体は常法に従って合成することができる[5,6]。ENAを有するオリゴヌクレオチドは，一般的なDNA/RNA自動合成機を用いてホスホロアミダイト法によって合成することができる。ENAホスホロアミダイトのカップリング収率は95%以上である[5,6]。ENAオリゴヌクレオチドは，化学的および生物学的試験のための数百ミリグラムのスケールで合成することができる[8]。ENAオリゴヌクレオチドは，現在シグマアルドリッチジャパン，および，神戸天然物化学より購入することもできる。

3 相補的一本鎖RNAに対するENAオリゴヌクレオチドの結合能

2',4'-BNA/LNAまたはENAを有するオリゴヌクレオチドは，糖部を固定した立体配座に起因して相補的なRNAに高い親和性を示した。ENAを有するオリゴヌクレオチドと相補的RNAからなる二本鎖は，天然のDNA/RNA二本鎖よりも高い融解温度（Tm）の値を示した（ΔTm：1修飾残基あたり＋3.5〜5℃上昇）。その値は，2',4'-BNA/LNAを有するオリゴヌクレオチドと相補的RNAからなる2本鎖の場合とほぼ同じであった。一方，ENAより1炭素長い架橋

構造を有し 7 員環を形成する 2'-O,4'-C-プロピレンヌクレオシド（PrNA, 図 1e），または 2'-O,4'-C-メチレンオキシメチレンヌクレオシド（2',4'-BNA^{COC}, 図 1f）を有するオリゴヌクレオチドと，その相補的 RNA との二本鎖の Tm 値は，いずれの二本鎖も 2',4'-BNA/LNA および ENA の場合と比較して Tm 値の増加は観察されなかった[6, 12]。これらの結果は，2',4'-BNA/LNA または ENA を有するオリゴヌクレオチドが相補性 RNA と高い親和性を示す 2'-O,4'-C-アルキレンヌクレオシドとして最適化されていることを示唆している。

　ENA を有するオリゴヌクレオチドの RNA との親和性についてさらに調べるために，他の修飾ヌクレオシドを有するオリゴヌクレオチドと比較した。N3'→P5' thiophosphoramidates で修飾されたオリゴヌクレオチドである，テロメラーゼのテンプレート RNA に相補的な 13 ヌクレオチドを有する GRN163 は，高いテロメラーゼ阻害活性，および，動物モデルにおいて抗癌活性を示している[13]。標的 RNA との GRN163 の親和性と，GRN163 と同配列を持つ ENA オリゴヌクレオチドの親和性を Tm 値で比較すると，それぞれ 51℃ と 85℃ であった[8]。これらの結果は，ENA を有するオリゴヌクレオチドが N3'→P5' thiophosphoramidates を有するオリゴヌクレオチドよりも安定な二本鎖を形成することを示している。

　PTP1B をダウンレギュレーションする 2'-O-(2-メトキシ)エチル（2'-MOE）で修飾されたアンチセンスオリゴヌクレオチドである ISIS113715 は，糖尿病モデルマウスにおいて血糖値を低下させる作用を示している。ISIS113715 と同配列を持ち，2'-MOE を ENA で置き換えた ENA-1 について，標的 RNA との ISIS113715 の親和性と ENA-1 の親和性を Tm 値で比較すると，それぞれ 62.5℃ と 77℃ であった[7]。これらの結果は，ENA オリゴヌクレオチドが 2'-MOE を有するオリゴヌクレオチドよりも安定な二本鎖を形成することを示している。

　次に ENA を有するオリゴヌクレオチドが形成する二本鎖構造について述べる。DNA/DNA からなる二本鎖は B 型構造を示し，RNA/RNA からなる二本鎖は A 型構造を形成することが知られている。DNA/DNA 二本鎖の一方の鎖に 6 つの連続した ENA 残基を導入すると，B 型構造から A 型構造様の二本鎖へ構造変化を誘導した[6]。また，部分的に ENA を有する DNA オリゴヌクレオチドと相補的 RNA オリゴヌクレオチドの二本鎖の場合，後に述べる RNase H の基質認識に重要な DNA/RNA 二本鎖と同様の A 型様の二本鎖構造を示すことが明らかとなっている[6]。

4　二本鎖 DNA に対する ENA オリゴヌクレオチドの三本鎖形成能

　配列特異的に二本鎖 DNA に結合する三本鎖形成オリゴヌクレオチド（TFO）は，遺伝子の転写を阻害することができ，種々の疾患の治療に利用できると考えられている[1]。UV 融解温度測定，CD スペクトル分析，制限酵素阻害アッセイ，および，生理学的 pH での電気泳動によるゲルシフトアッセイにより，ENA で修飾したピリミジン配列からなる TFO は，二本鎖 DNA と三本鎖を形成することが確認されている[14]。2',4'-BNA/LNA で部分的に修飾した TFO の場

第5章 ENA オリゴヌクレオチドを用いた創薬研究

合でも同様の結果が得られている[14, 15]。解離速度の低下に起因する結合定数の増加が、高い親和性を示す理由になっている[16]。しかし、すべてを2',4'-BNA/LNAで修飾したTFOは、三本鎖を形成できないが[15]、すべてをENAで修飾したTFOでは、高い三本鎖形成能を有している[14]。この違いは、上述のようにねじれ角δ値の差によって説明することができる。ENAと2',4'-BNA/LNAの間の単位あたりのδ値は11°の差があり[6, 14]、三本鎖を形成することができるRNAからなるTFOでみられるδ値は、2',4'-BNA/LNAよりもENAのδ値に近くなっている。また、部分的にENAまたは2',4'-BNA/LNAで修飾したTFOの場合、TFO中のDNA部分がN-またはS-型立体配座の平衡を持っており、三本鎖形成をするTFO中の塩基間の距離のずれを調節することができることから、すべてをENAまたは2',4'-BNA/LNAで修飾されたTFOより部分的に修飾したTFOの方が柔軟性があり、3本鎖を形成しやすいと考えられる。

5 ENA オリゴヌクレオチドのヌクレアーゼ耐性

天然型DNAおよびRNAオリゴヌクレオチドはヌクレアーゼによって容易に分解されるので、それらを用いたオリゴヌクレオチドは、*in vitro*または*in vivo*用途のAONとして適していない。3'末端から2番目にENAを有するオリゴヌクレオチドは、ENA残基の3'側のリン酸ジエステル結合部分が3'-エキソヌクレアーゼに対して高い抵抗性を示した[5]。また、ENA残基の3'側および5'側のリン酸ジエステル結合部分は、エンドヌクレアーゼに対して抵抗性を示した。このようなENAオリゴヌクレオチドのヌクレアーゼ耐性は、2',4'-BNA/LNAオリゴヌクレオチドよりも高いものであった[5, 6]。さらに、ENAオリゴヌクレオチドのヌクレアーゼ耐性は、ヌクレアーゼ耐性であることが知られているRpジアステレオマーを有するPS ODNと同程度であることが明らかとなった[6]。3'末端から1番目と2番目の2ヵ所にENAを導入したオリゴヌクレオチドは、ヌクレアーゼに極めて耐性である異性体であることが知られているSpジアステレオマーを有するPS ODNと比較して安定であった[6]。一方、PrNAで修飾したオリゴヌクレオチドは、すべての試験されたオリゴヌクレオチドの中で最も高いヌクレアーゼ耐性を示した[6]。このような修飾オリゴヌクレオチドがヌクレアーゼ耐性を示す理由としては、リン酸基の周辺の立体障害が影響していることが考えられている。

中央部分にウインドウ（またはギャップ）と呼ばれるDNA部分と、両端にウイングと呼ばれる修飾ヌクレオシドからなる部分を持つAONは、ギャップマーと呼ばれている。これは、後で述べるアンチセンス法でよく利用される設計方法である。ここでは、両端がENAで修飾されている場合、ENA-DNA-ENAギャップマーと記載する。ラット血漿中でENA-DNA-ENAギャップマーを24時間加温したところ、ENA-DNA-ENAギャップマーはほとんど分解されなかった[17]。PS ODNおよび2',4'-BNA/LNAからなるギャップマーは、ラット血漿中で加温した場合、4時間で約50％が分解され、ENA-DNA-ENAギャップマーは明らかにPS ODNおよび2',4'-BNA/LNAギャップマーよりも安定であった。このようにENAを有するオリゴヌ

クレオチドが高いヌクレアーゼ耐性を有していることは，治療を目的としたAONを開発する上で重要な課題の一つを解決していることになる。

6 ENAオリゴヌクレオチドによるRNase Hの活性化能

DNA/RNAヘテロ二本鎖中のRNA鎖は，RNase Hによって切断される。一方，RNAを化学修飾した2'-O-メチルRNAを用いた場合，2'-O-メチルRNAと相補的RNAからなる二本鎖は，RNase Hの基質にはならない[18]。ENAおよび2'-O-メチルRNAからなるオリゴヌクレオチドと相補的RNAを有する二本鎖も，RNase Hによって切断されなかった[17, 19]。しかし，中央部に4つ以上の連続したDNA残基を有するENA-DNA-ENAギャップマーと相補的RNAとの二本鎖は，RNase Hの基質になった[17, 19]。また，ENA-DNA-ENAギャップマーとしたことにより相補鎖RNAとの結合力が増し，天然型DNA/RNA二本鎖よりもはるかに高い反応速度で相補鎖RNAが切断されることが明らかとなった。このように，RNAへのENAの高い結合力という特性は，アンチセンス分子としてのENAオリゴヌクレオチドの機能を向上させている。

ペプチジルアルギニンデイミナーゼ4（PADI4）に対するアンチセンス配列を利用して，ENA-DNA-ENAギャップマーのデザイン法について調べている[20]。ウインドウと呼ばれる中央部分のDNA部分の長さを長くすると，標的とする相補的な配列の部位だけでなく，標的としていない配列の部位もRNase Hで切断されることが明らかとなった。ENA-DNA-ENAギャップマーがミスマッチ配列部分に結合した場合でもRNase Hで切断されていると考えられる。そこで，ウインドウのDNA部分の長さを5または6とすると，標的としていない配列の部位のRNase Hによる切断が抑制された。このようなウインドウのDNA部分の短縮化によるoff-targetを抑制する作用は，NIH3T3細胞を用いた系で，センス鎖配列を持つENA-DNA-ENAギャップマーを用いた場合でも認められた。このことは，ENA-DNA-ENAギャップマーのDNA，ENA部分の長さを最適化することで，off-targetを減少させることができ，創薬研究に有用であることを示している。

7 アンチセンス核酸としてのENAオリゴヌクレオチドの応用

上記のように，ENAオリゴヌクレオチドは，相補的RNAへの高い親和性，および，高いヌクレアーゼ耐性という特性を有している。これらの特性に基づいて，*in vitro*，および，*in vivo*でAONとしてENAオリゴヌクレオチドの有用性が報告されている[7, 17, 19, 23, 24]。

第 5 章　ENA オリゴヌクレオチドを用いた創薬研究

7.1　血管内皮増殖因子（VEGF）AON

　VEGF mRNA に対する ENA-DNA-ENA ギャップマーを設計し，カチオン性ポリマーを用いてヒト肺癌由来 A549 細胞に導入したところ，90％以上の VEGF mRNA 発現阻害が RT-PCR 解析によって観察された[17]。ENA-DNA-ENA ギャップマーの阻害活性は，同じアンチセンス配列を持つ PS ODN よりも高かった。また，ミスマッチ配列を有する ENA-DNA-ENA ギャップマーは阻害活性を示さなかった。さらに，アンチセンス配列を有する ENA-DNA-ENA ギャップマーは，A549 細胞において VEGF タンパク質の発現を阻害した。

7.2　有機アニオン輸送ポリペプチド（OATP）AON

　OATP は，胆汁酸およびステロイド結合体等の両親媒性物質を輸送する役割を担っている。ラット OATP-1，-2，-3 のサブタイプの生物学的機能を調べるために，サブタイプに特異的な阻害剤として AON を設計した[19]。AON は，3' および 5' 末端の両側に 2～4 つの ENA 残基を含むウイング領域を有する ENA-DNA-ENA ギャップマーとした。ラット OATP サブタイプ特異的 AON は，アラインメントプログラムを使用して配列を選定し，アフリカツメガエル卵母細胞に OATP mRNA と AON をマイクロインジェクションし，OATP の機能を測定することによって AON による阻害活性を評価した。AON による OATP 阻害活性は，ENA を有することで増強され，これらの AON は，OATP-サブタイプ選択性を有していることを見出した。

7.3　タンパク質チロシンホスファターゼ 1B（PTP1B）AON

　2'-MOE で修飾したギャップマーである ISIS113715 と同じ配列を有した ENA ギャップマーを糖尿病モデルマウスである *db/db* マウスに腹腔内および皮下投与し，PTP1B のダウンレギュレーションを検討した[7]。ENA で修飾したオリゴヌクレオチド ENA-1 は，ISIS113715 よりも *db/db* マウスの肝臓および脂肪中で PTP1B mRNA および PTP1B タンパク質の発現を強く抑制した。さらに ENA-1 は，ISIS113715 より効果的に血漿グルコース濃度を低下させた。

7.4　DMD エクソンスキッピング

　U1 および U2 snRNP などのスプライシング関連タンパク質は，pre-mRNA 内のエクソンのスプライシングエンハンサー配列（ESE）を認識し，pre-mRNA のスプライシング反応を促進することが知られている[21]。pre-mRNA の ESE に結合する AON を細胞内に導入すると，pre-mRNA がスプライシングされる過程において AON が結合したエクソンをスキッピングさせることができる。この方法は，エクソンスキッピング法と呼ばれている。

　デュシェンヌ型筋ジストロフィー（DMD）は，遺伝子変異によりジストロフィンを欠損することを特徴とする進行性筋萎縮症である。一方，変異したジストロフィンを有することを特徴とするベッカー型筋ジストロフィー（BMD）は，臨床的に DMD よりも重症度の低い疾患である。DMD と BMD ともに同じジストロフィン遺伝子の変異疾患であるが，DMD ではジストロフィ

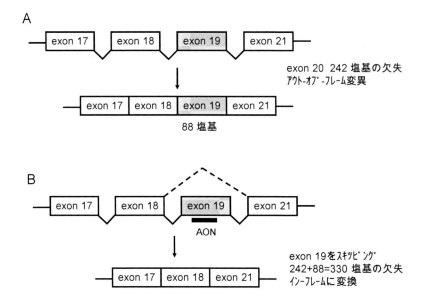

図2 AONによる,エクソン20が欠失しているジストロフィン pre-mRNA のエクソン19のエクソンスキッピング誘導

(A) エクソン20が欠失しているジストロフィン pre-mRNA のスプライシング反応。エクソン20が242塩基であることからアウト-オブ-フレームのジストロフィン mRNA が生成する。(B) エキソン19の ESE 領域に対して AON が結合することにより pre-mRNA のエクソン19のエクソンスキッピングを誘導する。エクソン19と20を同時に欠損することにより (88 + 242 = 330 塩基),イン-フレームのジストロフィン mRNA が生成する。

ン遺伝子の変異によって読み取り枠がアウト-オブ-フレームになっているが,BMDではジストロフィン遺伝子の読み取り枠がイン-フレームであり,タンパク質として一部欠損しているものの,機能するジストロフィンタンパク質が発現される。図2に示すように,エクソン20が欠失しているアウト-オブ-フレームのジストロフィン pre-mRNA を有する患者由来の細胞に対して,ジストロフィン pre-mRNA のエクソン19の ESE 領域に対する PS ODN を導入すると,エクソン19のスキッピングが誘導されることが報告されている[22]。この PS ODN は,ジストロフィン pre-mRNA からエクソン20だけなく,エクソン19も同時に欠損させることにより読み取り枠を修正し,部分的に欠損しているジストロフィンタンパク質の発現を促進させた。さらに活性の向上を目的として,PS ODN の代わりに 2'-O-メチル RNA および ENA で修飾したオリゴヌクレオチドを用いたところ,2'-O-メチル RNA/ENA オリゴヌクレオチドは,用量依存的および経時的に目的とするエクソン19スキッピングを誘導した[23]。2'-O-メチル RNA/ENA オリゴヌクレオチドのエクソン19スキッピング能は,従来の PS ODN のそれより40倍以上高かった。

また,ジストロフィン遺伝子のエクソン41における1ヌクレオチド変異によるナンセンス変異が同定されている。このエクソン41の変異部位に結合する 2'-O-メチル RNA/ENA オリゴ

ヌクレオチドを設計し，このオリゴヌクレオチドをこのナンセンス変異を持つ DMD 筋細胞内に導入したところ，ジストロフィン mRNA のエクソン 41 スキッピングを誘導した[24]。この方法で約 90％のジストロフィン陽性筋細胞が認められ，ジストロフィンタンパク質の発現が 1 週間観察された[24]。これらの結果は，2′-O-メチル RNA/ENA オリゴヌクレオチドが DMD 治療に有用である可能性を示している。

8 他の機能性核酸への ENA オリゴヌクレオチドの応用

AON 以外の機能性核酸として，siRNA，アプタマー，キメラ RNA/DNA，および，遺伝子修正活性を有する一本鎖 DNA オリゴヌクレオチド等が利用されている[1,2,25〜27]。特に siRNA を用いて，遺伝子の機能評価，あるいは，疾患の治療を目的とした多くの例が報告されている。我々は，siRNA の一部の RNA 残基を ENA 残基と置き換えることができることを報告している[25]。また，2 または 6 ENA 残基を RNA/RNA 二本鎖に導入した場合，ΔTm 値が＋6℃向上する[26]。これは，ENA を導入することが RNA/RNA 二本鎖の熱力学的安定性を向上させることを示している。このことを利用し，標的タンパク質に特異的に結合する RNA アプタマーに対して ENA 残基を導入できれば，RNA アプタマーの高次構造を安定化し，さらにヌクレアーゼに対して耐性を示し，持続した生物学的活性が得られることが期待できる。

遺伝子疾患を治療するための究極的な方法は，変異した配列を正常の配列に置換する治療方法である。DNA/RNA キメラオリゴヌクレオチドは，*in vitro* および *in vivo* で変異遺伝子を修復することが報告されており，低い効率であるが，天然型の DNA オリゴヌクレオチドでも遺伝子修復する。このような遺伝子修復を誘発する DNA オリゴヌクレオチドに ENA 残基を導入するとその効率が向上することが可能になっている[27]。

9 結論

癌，炎症および糖尿病などの疾患に関連する遺伝子機能の解明や治療目的の研究に AON や siRNA が広く用いられている。ENA を有するオリゴヌクレオチドは，一本鎖 RNA への高い結合力を持ち，さらにヌクレアーゼに耐性であるので，AON や siRNA として利用されている。さらに ENA を有するオリゴヌクレオチドは，アプタマーおよび遺伝子修復オリゴヌクレオチドのような機能性核酸としての応用も可能である。また，ENA オリゴヌクレオチドは，エクソンスキッピングによる DMD 治療薬としての可能性も有している。ENA オリゴヌクレオチドは，遺伝子配列を認識して分子設計をすることができるので，遺伝子配列の変異が原因になっている遺伝性の希少疾患等，現在の治療法のない疾患に対して貢献できる可能性があると考えられ，難治性疾患の患者の福音になることが期待される。

文　　献

1) J. Kurreck, *Eur. J. Biochem.*, **270**, 1628 (2003)
2) M. Koizumi, *Biol. Pharm. Bull.*, **27**, 453 (2004)
3) R. S. Geary *et al.*, *Clin. Pharmacokinet.*, **41**, 255 (2002)
4) S. M. Freier *et al.*, *Nucleic Acids Res.*, **25**, 4429 (1997)
5) K. Morita *et al.*, *Bioorg. Med. Chem. Lett.*, **12**, 73 (2002)
6) K. Morita *et al.*, *Bioorg. Med. Chem.*, **11**, 2211 (2003)
7) M. Koizumi *et al.*, *Oligonucleotides*, **16**, 253 (2006)
8) M. Horie *et al.*, *Nucleosides Nucleotides Nucleic Acids*, **25**, 231 (2006)
9) S. Obika *et al.*, *Tetrahedron Lett.*, **38**, 8735 (1997)
10) A. A. Koshkin *et al.*, *Tetrahedron*, **54**, 3607 (1998)
11) W. Saenger (Ed.), Principles of Nucleic Acid Structure, Springer-Verlag, New York, NY, USA (1984)
12) Y. Hari *et al.*, *Bioorg. Med. Chem.*, **14**, 1029 (2005)
13) A. Asai *et al.*, *Cancer Res.*, **63**, 3931 (2003)
14) M. Koizumi *et al.*, *Nucleic Acids Res.*, **31**, 3267 (2003)
15) S. Obika *et al.*, *Bioorg. Med. Chem.*, **9**, 1001 (2001)
16) H. Torigoe *et al.*, *J. Biol. Chem.*, **276**, 2354 (2001)
17) K. Morita *et al.*, *Nucleosides Nucleotides Nucleic acids*, **25**, 503 (2006)
18) H. Inoue *et al.*, *FEBS Lett.*, **215**, 327 (1987)
19) M. Takagi *et al.*, *Biochemistry*, **43**, 4501 (2004)
20) M. Takagi-Sato *et al.*, *Oligonucleotides*, **17**, 291 (2007)
21) L. Cartegni *et al.*, *Nat. Rev. Genet.*, **3**, 285 (2002)
22) Y. Takeshima *et al.*, *Brain Dev.*, **23**, 788 (2001)
23) M. Yagi *et al.*, *Oligonucleotides*, **14**, 33 (2004)
24) A. Surono *et al.*, *Hum. Gene Ther.*, **15**, 749 (2004)
25) M. Hamada *et al.*, *Antisense Nucleic Acid Drug Dev.*, **12**, 301 (2002)
26) M. Koizumi, *Corr. Opi. Mol. Ther.*, **8**, 144 (2006)
27) H. Tsuchiya *et al.*, *J. Gene Med.*, **7**, 486 (2005)

第6章 インテリジェント人工核酸
―クロスリンク核酸・官能基転移核酸―

佐々木茂貴[*]

1 はじめに

　DNAからmRNAそしてタンパク質につながる遺伝子情報の流れを制御する様々な機構の発見が続いている。ノンコーディングRNAの発見は核酸医薬の分野に大きな革新をもたらした。DNAやRNAの塩基修飾の分析も進み，DNAやRNAに対するメチル化のような小さな化学修飾が遺伝子発現をコントロールしている機構が解明されてきている。このように新たに見出される機構は核酸医薬の創薬標的となっている。塩基配列はわずかに1塩基の違いでも機能に大きな影響を与え，疾患の原因になる場合がある。我々の研究室では，1塩基を正確に区別するための機能性人工核酸を開発している。

　相補的な塩基対形成は塩基配列認識の基本であるが，1塩基の違いを区別する十分な選択性を実現することは容易ではない。そこで我々は塩基対形成に加えて，選択的な化学反応によって標的塩基を厳密に識別することにした。本章では，人工核酸と標的核酸を共有結合で連結するクロスリンク核酸と標的塩基を選択的に化学修飾する官能基転移核酸について，最近の新しい進展を紹介する。

2 クロスリンク核酸

2.1 分子設計

　ナイトロゲンマスタードやマイトマイシンなどのDNAアルキル化抗がん剤は2本鎖DNAに作用し，クロスリンクを形成することで細胞毒性を発揮する[1]。光クロスリンク剤であるソラーレンをアンチセンス核酸に導入し，mRNAとクロスリンクを形成させることでアンチセンス阻害を促進したという報告[2,3]がある。カルバゾール誘導体を用いた光クロスリンクによってRNA機能の光制御[4]や，RNA中のシトシンアミノ基の脱アミノ化を誘起するという興味深い研究例[5]も報告されている。我々のグループでは以前，塩基特異性の高いクロスリンク剤として，グアノシン誘導体である2-アミノ-6-ビニルプリン（**1**）を開発した。この分子のビニル基はマイケル反応の受容体して求核剤に対する高い反応性を示し，2本鎖形成によって標的シトシンアミノ基とビニル基が接近し，シトシンに対して選択的で効果的なクロスリンク能を示した[6]（図1）。ビニル基をスルフィドで保護した誘導体は錯体内でビニル基を再生し活性体となり，ク

---

[*] Shigeki Sasaki　九州大学大学院　薬学研究院　創薬科学専攻　教授

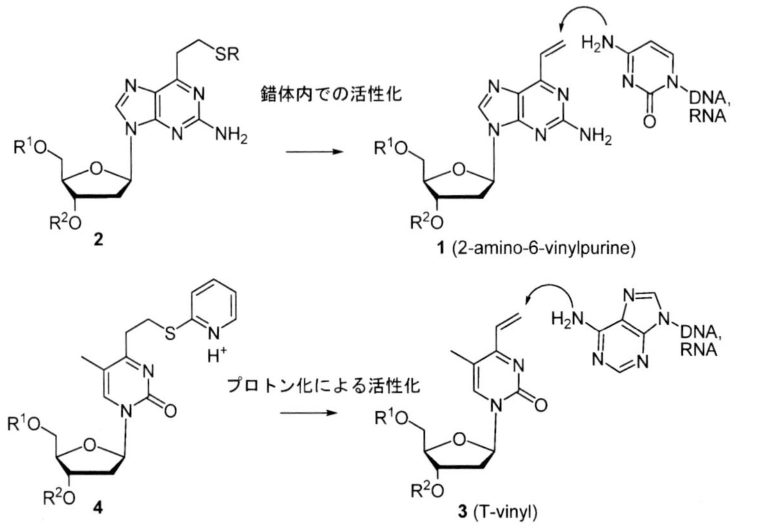

図1 シトシンアミノ基へのクロスリンク剤（2-アミノ-6-ビニルプリン，1）およびアデニンアミノ基へのクロスリンク剤（T-ビニル，3）の構造とクロスリンク反応

ロスリンク反応を誘起した。スルフィド保護ビニル体（2）を組み込んだオリゴヌクレオチドを用いて細胞内でのアンチセンス阻害効果も確認されている[7]。また，非細胞実験ではあるがクロスリンク箇所で翻訳を停止させると短いタンパク質が生産されることも示されている[8]。この分子設計において，ワトソン-クリック塩基対と同様の水素結合錯体あるいは構造の立体的相補性によって反応点が接近することがクロスリンク反応の効率と塩基選択性に重要であることが示された。これらの研究例は総説にまとめたので[9,10]，本項では標的塩基を拡大し，さらに反応効率を高めた，最近の進展について記述する。新たに，チミンにビニル基を導入した新しいクロスリンク剤（T-ビニル，3）[11]を設計した（図1）。T-ビニルはスルフィド保護体で人工核酸に導入し，脱離反応でビニル基を再生しクロスリンク剤として使用する。特に2-チオピリジンによる保護体は弱酸性条件でのプロトン化による活性化を期待した（図1）。

2.2 クロスリンク剤（T-ビニル）の合成

T-ビニルの合成と組み込んだオリゴマー配列はスキーム1にまとめた。チミジンを出発原料に，4位カルボニルをスルフォニル誘導体（6）に変換し，2,4,6-トリビニルシクロボロキサンピリジン錯体とPd(PPh$_3$)$_4$によるカップリングを行いビニル化し（7），反応液中でオクタンチオールによってビニル基を保護した（8）。引き続きDNA合成前駆体（9）に誘導し，自動合成装置でオリゴヌクレオチドに組み込んだ。固相担体からのオリゴヌクレオチドの切り出しは，MeOH-K$_2$CO$_3$の条件で行い，HPLCで精製した。ビニル体再生は，まず炭酸緩衝液中アルカリ性条件下で過フタル酸マグネシウム塩（MMPP）でスルフォキシドに酸化し，さらにNaOHを加え強アルカリ性とし，スルフォキシドを脱離させることによって行った。

第6章　インテリジェント人工核酸

スキーム1　T-Vビニル体の合成経路

2.3 RNA標的クロスリンク反応

ODN 2（$M^3 = M^5 = T$）と相補的配列のRNA 1とのクロスリンク反応を37℃，pH7.0で行ったところ，反応は標的部位がウラシルの配列に対して選択的にかつ極めて速やかに進行した（図2A）。T-ビニルと対する部位がGあるいはAの時はわずかにクロスリンク反応が進行し，Cの場合にはほとんど反応は進行しなかった。すべての前後配列の組み合わせを含む16種類のODN 2とRNA 2を用いてクロスリンク反応を詳細に検討した結果，クロスリンクは相補的な位置にあるウラシルと5'側にあるアデニンに生成していることが分かった（図2B）。クロスリンク体の構造決定によりウラシルとの付加体は3位窒素原子と形成し，アデニンとは6位アミノ基と反応していることが確認され，水分子を介した錯体が反応に含まれていることが示唆された（図2C）。

2.4 3本鎖形成クロスリンク反応

T-ビニルクロスリンク剤のアデニンへの反応性が確認されたため，3本鎖DNA内でのクロスリンク反応を検討した。図3には，中性付近で3本鎖を形成させるため，2'-デオキシシチジンの代わりに2'-デオキシ-5-メチルシトシンをオリゴヌクレオチドに組み込んだODN 3を用いた結果をまとめた。標的となるDNAは反応鎖を区別するためにFAMラベル化したプリン鎖（DNA 1）およびピリミジン鎖（DNA 2）を用いた結果，プリン鎖中のアデニン塩基と選択的に反応していることが確認された（図3A）。クロスリンク反応はより酸性の条件（pH5.0）ではより速く進行したため，T-ビニル基の3位がプロトン化した構造で標的アデニンとの水素結合が反応形成に重要な役割を果たしていると考えられる（図3C）。

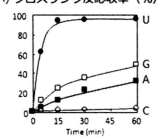
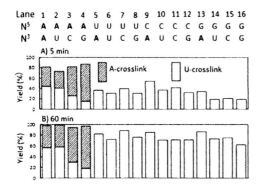
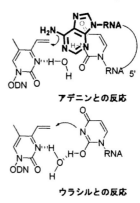

図2 クロスリンク反応に用いた配列と反応収率の経時変化，およびクロスリンク付加体の分析結果

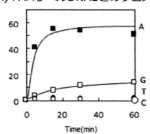
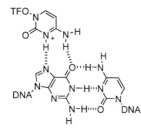

図3 3本鎖形成クロスリンク反応

第6章 インテリジェント人工核酸

2.5 分子内クロスリンク形成によるシトシン4本鎖（i-motif）の安定化

ゲノム中にはテロメア領域やプロモーター領域などにはグアノシンを多く含む配列があり，G-4本鎖を形成することが知られている。創薬標的として注目され特異的なリガンド開発など多くの研究が報告されている。一方，G-豊富配列の相補鎖はシトシン豊富配列であり，この領域は酸性条件下で，プロトン化したシトシンを含むシトシンどうしの塩基対形成によってシトシン4本鎖（i-motif）を形成する。シトシン4本鎖は，安定化には酸性条件が必要であるため，G-4本鎖に比べて研究が遅れている。我々は，酸性条件で活性化されるT-ビニル誘導体の利点を活用し，シトシン4本鎖（i-motif）の分子内クロスリンク反応を検討した[12]。

i-motif 生成配列（ODN 4）の5'末端にT-ビニル体のピリジニルスルフィド保護体を導入したODN 5を合成した。アルカリ性溶液中，ODN 5からビニル基を再生し，さらに2-チオピリジンと反応させOND 6を調整した。OND 6をpH 5.5, 15℃条件下クロスリンク反応を行ったところ，T-ビニル体（ODN 7）が再生し，ループ位置にあるアデニンと分子内クロスリンク付加体（ODN 8）を生成した。天然型i-motifはpH6付近ではランダムコイルに変性するが，クロスリンクi-motifはpH6.8付近でも4本鎖構造を維持しており，クロスリンクの安定化効果が示された（図4）。このように安定なi-motif構造は選択的な結合性リガンドの開発に有用と期待される。

ODN4: 5'　　CCCTAACCCTAACCCTAACCCT 3'
ODN5: 5' T^V-CCCTAACCCTAACCCTAACCCT 3'

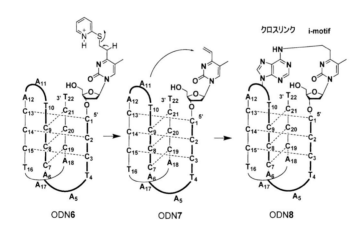

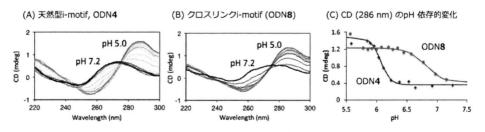

図4　クロスリンクによるシトシン4本鎖（i-motif）の安定化

3 官能基転移核酸

3.1 分子設計

　上記のクロスリンク核酸では反応によって標的と人工核酸は共有結合で連結される。化学反応によってクロスリンクを形成することなく，塩基修飾する場合はアルキル化反応となる。生体内では，塩基のアルキル化は遺伝子制御の鍵反応となっており，DNAシトシンの5'-メチル化は代表的なエピジェネティック修飾である。最近では，RNAアデニンの6-アミノ-メチル化[13]あるいはRNAリボースの2'-O-メチル化[14]など，RNAに対するエピジェネティック修飾が注目されている。アルキル化抗がん剤はDNAをアルキル化するが，RNAに対する反応も含まれていると考えられている[15]。このようにDNAやRNA塩基の選択的な化学修飾を配列特異的にコントロールできれば，遺伝子発現を1塩基レベルで制御できる技術に展開可能と考えられた。この目的のために我々は標的RNAとの錯体内で官能基を転移させる機能性人工核酸の開発に取り組んだ（図5）。核酸の人工的化学修飾に関する以前の研究はすでにまとめているので[16]，本項では我々の研究の最新の進歩について記述する。

　最初の実施例は，S-ニトロシル-6-チオグアノシン（**10**）を含む人工核酸による標的シトシンへのニトロシル基転移反応である。5-メチルシトシンアミノ基への転移反応は選択的に進行し，生成したN-ニトロシル体（**11**）は脱アミノ化して最終的にチミンを生成することが確認された（図6）[17]。この反応は配列選択的に5-メチルシトシンをチミンに変換したことから，人工的な編集反応と呼ぶことができる。S-ニトロシル-6-チオグアノシンを含む人工核酸の細胞内利用を検討したが，これまでのところ細胞内での編集機能は確認できていない。人工核酸の安定性に問題があるものと考え，さらに安定な分子の転移反応を検討した。ジケトビニル転移基が導入されたチオグアノシン（**12**）はシトシンアミノ基とマイケル反応を起こし，引き続きβ-脱離によりチオグアノシンからシトシンに転移する（**13**）[18]。この反応は，グアニン-2-アミノ基のアルキル化[19]，遷移金属イオンによる活性化[20]，RNA分子への種々の官能基の導入[21]，O^6メチルグアニンの検出法[22]などに展開された。このようにジケトビニル転移基は様々な用途に利用可能であるが，転移基の安定性に問題が残されていた。そこで，転移基の安定性を高め，転移反応性が

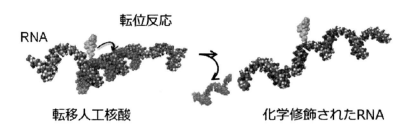

図5　官能基転移人工核酸によるRNAの特異的化学修飾反応の概念図

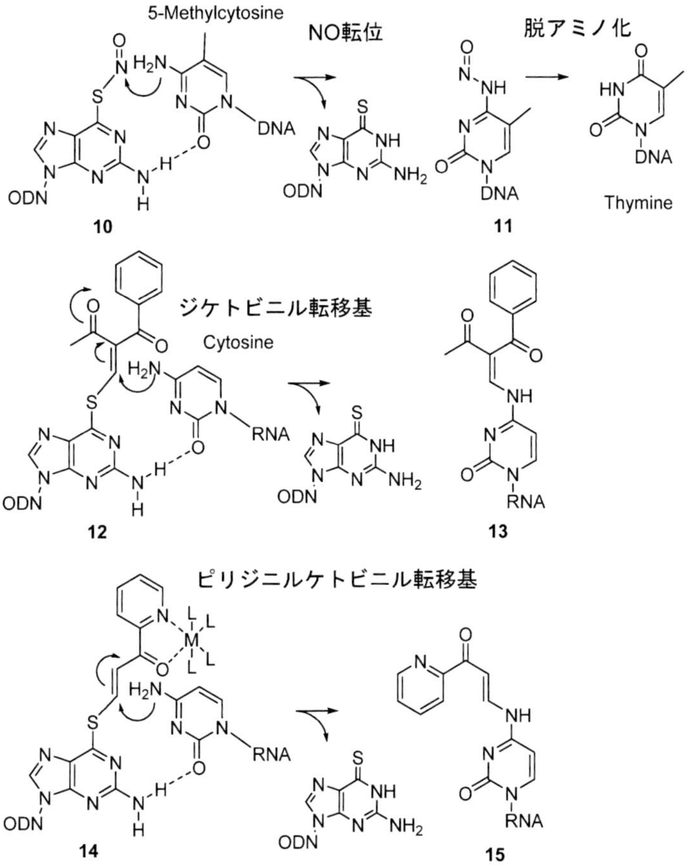

第6章 インテリジェント人工核酸

図6 シトシンアミノ基への選択的官能基転移反応の設計

金属イオンとの錯体形成によって活性化する新しいピリジンケトビニル転移基を設計した（**14**）[23]。ピリジニルケト基は2価リガンドとして遷移金属イオンと錯体形成することによってマイケル反応性が高まることを期待した。ピリジンケトビニル転移基は安定性と高効率な反応性の両方を実現できたが，その活性化機構は最初に設計したものとは異なることが分かっている。活性化機構の詳細については後述する。

3.2 転移基の合成と人工核酸への搭載

ピリジニルケトビニル転移基の合成は2-シアノピリジンを原料にして行い，エチニルマグネシウムブロミドの付加後，加水分解によりアセチレンケトン体（**15**）とし，引き続きヨウ化水素酸と処理することによってヨウ化ビニル体を得た（スキーム2）。後の詳細な検討で，(E)-ヨウ化ビニル体を人工核酸に搭載した場合だけ，効果的な転移反応が起こることが分かったため，転移基の合成後，(E)-ヨウ化ビニル体を単離して人工核酸への導入に用いた。6-チオグアノシンを含む人工核酸 ODN **9** を炭酸緩衝液（pH10, 0℃）に溶解し，(E)-ヨウ化ビニル体を加えると

スキーム 2　ピリジニルケトビニル転移基の合成と人工核酸への導入

30 分以内に硫黄原子にピリジンケトビニル基が導入され，転移人工核酸 ODN **10** が得られた。HPLC ではビニル基の立体化学は決定できなかったが，有機溶媒中でのモノマーでの検討から約 92：8 の比率で（E）-体が生成していると考えられる。

3.3　RNA シトシンの特異的アルキル化

ピリジニルケトビニル転移基を導入した人工核酸 ODN **10** と相補的配列の RNA **3** を用いて官能基転移反応を行った（pH7.0，37℃）。反応は進行したが，反応効率は満足できるものではなかった。しかし，金属イオンを添加すると反応は著しく活性化され，特に $NiCl_2$ 添加により 15 分以内に 90％以上の修飾収率を与えた（図 7）。（Z）-ヨウ化ビニル体から調整した転移人工核酸は 40％程度の転移収率であり，含まれる（E）-転移基のみが反応し（Z）-転移基は未反応であることが示された。また，系内に EDTA を加えて 2 価金属イオンをトラップすると反応は完全に停止したことからも金属イオンの効果は明確に示されている。塩基選択性はシトシンに対して極めて高い選択性を示した。

3.4　$NiCl_2$ による転移反応活性化機構

RNA **3** の反応点であるシトシンの前後配列を変えたすべての 16 種類の組み合わせについて反応を行ったところ，隣接塩基にグアニンとアデニンを含む場合に効果的な転移が起こることが分かった。特にシトシンの 5' 側のグアニンを 7-デアザグアニンに変更したところ反応は全く進行しなかった。これらのことから，反応の進行は金属イオンがグアニンおよびアデニンの 7 位窒素原子と錯体形成することが必須であることが示された。速度論的な分析を踏まえて，$NiCl_2$ による転移反応の活性化はピリジニルケト部とプリン塩基の 7 位窒素を橋かけするように錯体形成し，人工核酸と標的 RNA を強制的に接近させることによって，シトシン 4-アミノ基のマイケル付加反応を促進したものと考えている（図 8）。この反応機構によってピリジニルケトビニル

第6章 インテリジェント人工核酸

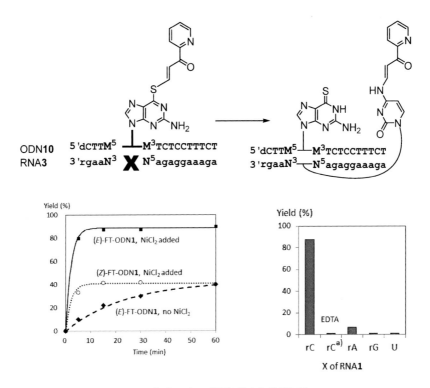

図7 転移反応の時間経過と塩基選択性

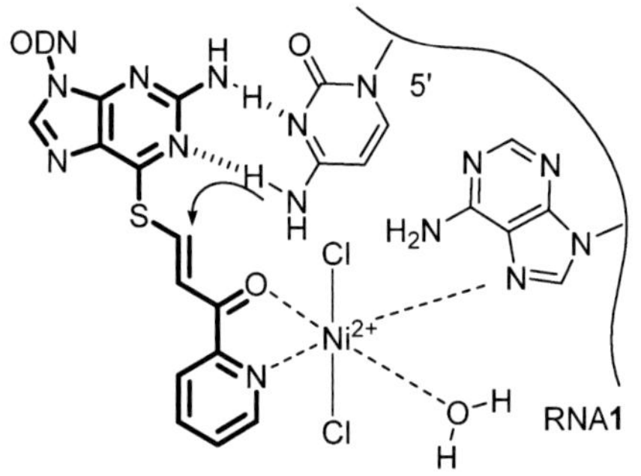

図8 NiCl₂ による転移反応活性化機構

転移基は緩衝液中では NiCl₂ による活性化を受けず，安定性は変化しないものの，標的 RNA との錯体内でのみ活性化を受ける現象もよく説明できる．安定な反応基が錯体内で特異的に活性化される興味深い新しい活性化機構が明らかになった．

3.5 ピリジニルケトビニル転移基のアデニン選択的アルキル化への展開

標的との錯体内で特異的に活性化される新しい活性化機構によりアルキル化標的塩基を拡大するため，ピリジニルケトビニル転移基を 4-チオチミンに導入した分子（ODN 11）を設計した．

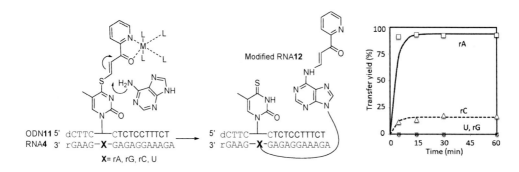

図9 ピリジニケトビニル導入チオチミン体によるアデニン特異的な修飾反応

4-チオチミンのピリジニルケトビニル誘導体はアデニンとの錯体形成によるアデニン6アミノ基特異的なアルキル化が期待された（図9）。この反応では $CuCl_2$ が最も加速効果が大きく，転移反応はアデニン選択的に進行し，10分後，90％以上の高い転移効率が得られた[21]。この場合も反応の進行は標的アデニンの前後塩基に依存し，3'側のグアニン，5'側のアデニンの場合の反応効率が高く，ピリミジン塩基では反応を誘起しなかったことから，前述の反応と同様に $CuCl_2$ はピリジニルケト部とプリン塩基に橋かけ構造の錯体を形成し反応点を接近させているものと考えられる。

4 インテリジェント人工核酸の核酸医薬としての展望

環境や標的に応答し化学反応性を誘起するインテリジェント人工核酸は，上述したようにクロスリンクや官能基転移反応によって1塩基の違いを厳密に区別することが可能である。これまでクロスリンクによってアンチセンス阻害効果の増強，miRNA機能制御に加えて，シトシンアミノ基の脱アミノ化や，クロスリンク箇所で停止した短いタンパク質の産生など，非共有結合的なハイブリッド錯体形成では実現困難な機能を発揮することが示されてきた。このような人工核酸の機能は，斬新なバイオツールして細胞レベルの応用として，治療用細胞の作製技術に展開できる可能性を秘めている。一方，インテリジェント人工核酸を核酸医薬として展開するには，生物学的利用率の向上，副作用や毒性など多くの克服すべき課題がある。化学修飾オリゴヌクレオチドを基本とする核酸医薬は長年の検討によってこれまで3種が認可され，現在は，さらに多くの候補化合物の臨床試験が幅広く展開されている。インテリジェント人工核酸は核酸医薬の新たな可能性を拓くものと期待される。

第6章 インテリジェント人工核酸

文　　献

1) J. A. Motgomery, In：W.O. Foye (ed.), Cancer Chemotherapeutic Agents, American Chemical Society, Washington, DC, pp.111-204（1995）
2) A. Murakami et al., Eur. J. Pharm. Sci., **13**, 25（2001）
3) M. Higuchi et al., Bioorg. Med. Chem., **17**, 475（2009）
4) A. Shigeno et al., Org. Biomol. Chem., **10**, 7820（2012）
5) K. Fujimoto et al., Chem. Commun., **46**, 7545（2010）
6) F. Nagatsugi et al., J. Am. Chem. Soc., **121**, 6753（1999）
7) M. M. Ali et al. Angew. Chemie. Int. Ed., **45**, 3136（2006）
8) S. Hagihara et al., Bioorg. Med. Chem. Lett., **22**, 3870（2012）
9) S. Sasaki et al., Curr. Opin. Chem. Biol., **10**, 615（2006）
10) F. Nagatsugi et al., Bull. Chem. Soc. Jpn., **83**, 744（2011）
11) A. Nishimoto et al., Nucleic Acids Res., **41**, 6774（2013）
12) K. Kikuta et al., Bioorg. Med. Chem. Lett., **25**, 3307（2015）
13) Y. Niu et al., Genomics Proteomics Bioinformatics, **11**, 8（2013）
14) J. Ge et al., RNA, **16**, 1078（2010）
15) E. Feyzi et al., Curr. Pharm. Biotechnol., **8**, 326（2007）
16) S. Sasaki et al., Chem. Soc. Rev., **40**, 5698（2011）
17) M. M. Ali et al., J. Am. Chem. Soc., **6**, 8864（2004）
18) K. Onizuka et al., Bioconjug. Chem., **20**, 799（2009）
19) K. Onizuka et al., Nucleic Acids Res., **38**, 1760（2010）
20) K. Onizuka et al., Bioconjug. Chem., **21**, 1508（2010）
21) K. Onizuka et al., Chem. Commun., **47**, 5004（2011）
22) K. Onizuka et al., Chem. Commun., **48**, 3969（2012）
23) D. Jitsuzaki et al., Nucleic Acids Res., **42**, 8808（2014）
24) I. Oshiro et al., ChemBioChem, **16**, 1199（2015）

第7章 立体化学的に純粋なリン原子修飾核酸医薬の創製

額賀陽平[*1], 和田 猛[*2]

1 はじめに

現在，低分子医薬，抗体医薬に続く第三の医薬として核酸医薬が大きな注目を集めている。核酸医薬は，疾病に関わるDNA，RNAおよびタンパク質を標的とするために，従来の低分子医薬などと比較して高い標的特異性と毒性の軽減が期待され，また，疾病関連遺伝子を特定することで医薬となる候補分子の絞り込みが容易に行えるという利点から，その開発が強く望まれている。しかし，核酸医薬の実用化には，克服しなければならない課題も多い。核酸医薬の実用化において解決すべき課題は，核酸誘導体の生体内における安定性の低さが挙げられる。天然型のオリゴヌクレオチドを生体内に投与すると，ヌクレアーゼによって速やかに加水分解されるため，医薬としての効果は十分に発揮されない。このような課題を克服する手法の一つとして，我々のグループでは，核酸のリン原子の化学修飾に着目して研究を行っている。代表的なリン原子修飾核酸を図1に示す。生体内のヌクレアーゼは，DNAやRNAのリン酸ジエステル結合を認識して加水分解することから，リン酸部位に適切な化学修飾を施すことで，高いヌクレアーゼ耐性を確実に獲得することができる。また，リン酸ジエステル結合の非架橋酸素原子を疎水的な置換基で置き換えることで脂溶性を高めて，DNAやRNAの細胞膜透過性を高めることも可能である。

現在，臨床研究において最も用いられているリン原子修飾核酸は，リン酸ジエステル結合の非架橋酸素原子の一つを硫黄原子に置換したホスホロチオエート核酸である[1]。アンチセンス医薬として上市されたサイトメガロウイルス性網膜炎治療薬のVitravene® (fomivirsen)，家族性高コレステロール血症治療薬のKynamro® (mipomersen)のいずれもホスホロチオエート修飾が

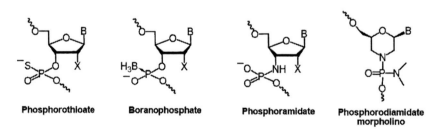

図1 代表的なリン原子修飾核酸

---

*1 Yohei Nukaga 東京理科大学 薬学部 生命創薬科学科 ポストドクトラル研究員
*2 Takeshi Wada 東京理科大学 薬学部 生命創薬科学科 教授

第 7 章 立体化学的に純粋なリン原子修飾核酸医薬の創製

施されている[2,3]。しかしながら、これまでに臨床研究で用いられた、あるいは上市されたホスホロチオエート核酸は、すべてジアステレオマーの混合物であるという問題が存在する（図 2）。

我々のグループでは、この問題を解決するために、リン原子の絶対立体配置が完全に制御されたホスホロチオエート DNA および RNA の合成法（オキサザホスホリジン法）を開発した。ごく最近では、米国の IONIS Pharmaceuticals（旧 ISIS）や WaVe Life Sciences（以下 WaVe）がこの方法を改良し、化学合成した Rp 体および Sp 体の絶対立体配置を有するホスホロチオエート型 gapmer を用いて、アンチセンス核酸のホスホロチオエート結合の立体化学の最適化を試みた[4,5]。そのうち、WaVe は、Kynamro®（mipomersen）のリン原子の立体を制御することにより、従来の立体異性体の混合物と比較して、アンチセンス活性の高活性化を実現した。一方、ETH の Hall らは、不完全ながらも一方の立体異性体を過剰に含む化学合成したホスホロチオエート型 siRNA（$Rp:Sp = 40:60 \sim 65:35$）を用いて、Rp 体が過剰に存在する siRNA は、立体異性体が混合した従来型の siRNA よりも高い RNAi 活性を有することを明らかにした[6]。

このように、立体制御されたホスホロチオエート核酸には、従来から用いられてきた立体異性体の混合物よりも優れた活性を示すものが存在する。しかしながら、その高活性なホスホロチオエート核酸を抽出し、立体の組み合わせの最適化を試みようとすると、現状では網羅的なスクリーニングが必要になり、それを行うために、ホスホロチオエート核酸の実用的な立体選択的合成法の開発が極めて重要な研究課題となっている。

本章では、我々が開発したオキサザホスホリジン法によるホスホロチオエート DNA および RNA の立体選択的合成、そして、ホスホロチオエートに代わる次世代のリン原子の化学修飾として期待されるボラノホスフェート DNA および RNA の立体選択的合成について、その概要を説明する。

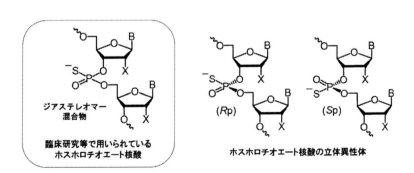

図 2　臨床研究等で用いられているホスホロチオエート核酸とその立体異性体

2 オキサザホスホリジン法によるホスホロチオエートDNAの立体選択的合成

我々は,リン原子の絶対立体配置が制御されたホスホロチオエートDNA(PS-DNA)の実用的な合成法としてオキサザホスホリジン法を開発した(図3)[7〜10]。オキサザホスホリジン法とは,光学活性な1,2-アミノアルコールから誘導する立体化学的に純粋なヌクレオシド3'-環状ホスホロアミダイト(オキサザホスホリジン)誘導体1をモノマーユニットとして,求核性の小さい活性化剤 N-(cyanomethyl) pyrrolidinium triflate(CMPT)を用いて立体特異的にヌクレオシドと縮合させる方法である。二環式のオキサザホスホリジンを用いることにより,リン原子上での求核置換反応におけるジアステレオマー間の活性化エネルギーの差が顕著に生じ,99:1以上の高いジアステレオ選択性を発現する。controlled-pore glass(CPG)などの固相担体に固定化したヌクレオシド誘導体2にモノマーユニットを縮合させた後,未反応の5'-水酸基および不斉補助基の第二級アミノ基のキャップ化,ホスファイトの硫化,5'-末端のDMTr基の脱保護を行う。目的の塩基配列に応じて各ステップを繰り返し行うことでPS-DNAを合成する。我々は,この方法により,リン原子の立体が厳密に制御されたホスホロチオエートDNA12量体 all-(Sp)-および all-(Rp)-($C_{PS}A_{PS}G_{PS}T$)$_3$ を合成することに成功した。

ごく最近,我々は,この方法をPO/PSキメラDNAの立体選択的合成に応用した(図4)[11]。オキサザホスホリジン法は,既存のホスホロアミダイト法に適合した合成工程〔(i) 酸性活性化剤による縮合反応;(ii) アシル化剤によるキャップ化;(iii) 硫化;(iv) 5'-DMTr基の脱保護〕

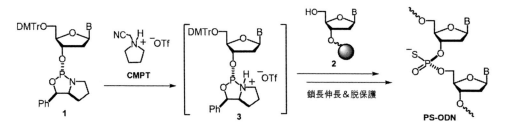

図3 オキサザホスホリジン法によるホスホロチオエートDNAの立体選択的合成

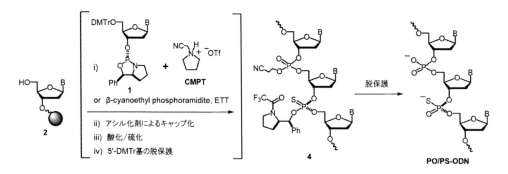

図4 オキサザホスホリジン法によるPO/PSキメラDNAの立体選択的合成

第7章 立体化学的に純粋なリン原子修飾核酸医薬の創製

から構成されているため，ホスホロアミダイト法と組み合わせて PO/PS キメラ型の DNA オリゴマーを合成することが可能である。我々は，これら2つの手法を組み合わせた合成方法により，自動合成機を用いて，4種類の核酸塩基を含むリン原子の立体が制御された PO/PS キメラ DNA12量体を良好な単離収率で合成している。

3　オキサザホスホリジン法によるホスホロチオエート RNA の立体選択的合成

これまでに，PS-DNA の立体選択的合成法として開発されたオキサザホスホリジン法をホスホロチオエート RNA（PS-RNA）の立体選択的合成に応用している[12]。しかしながら，この合成法には，克服すべき問題点が存在する。それは，2'-水酸基の保護基として用いる TBDMS 基（t-butyldimethylsilyl 基）の立体障害により，モノマーユニットの反応性が対応する 2'-デオキシリボヌクレオチド誘導体と比較して著しく低く，縮合効率が悪いために，4種類の核酸塩基を含む PS-RNA の立体選択的合成が従来法では極めて困難であったことである。

そこで，これらの問題を克服するため，2'-水酸基の新たな保護基として，立体障害が小さく，モノマーユニットの高い反応性が期待できる CEM 基（2-cyanoethoxymethyl 基）を用いて，4種類の核酸塩基を含む PS-RNA の立体選択的合成を検討した（図5）[13]。はじめに，CMPT を活性化剤として，all-(Sp)-および all-(Rp)-(U$_{PS}$)$_{11}$U を固相合成したところ，極めて高い効率で縮合反応が進行し，2'-O-CEM 基を有するモノマーユニット 6 は，対応する 2'-デオキシリボヌクレオチド誘導体 1 と同等の高い反応性を有することがわかった。

次に，同じ縮合反応条件を用いて，4種類の核酸塩基を含む all-(Sp)-および all-(Rp)-(C$_{PS}$A$_{PS}$G$_{PS}$U)$_3$ を合成したが，得られた平均縮合効率が低く，PS-RNA の合成には不十分なものであった。DMTr 定量では，4種類のモノマーユニットの中で，特にシチジンモノマーの縮合効率が著しく低下していた。そこで，シチジンモノマーの反応性を向上させるため，より求核性の高い活性化剤である N-phenylimidazolium triflate（PhIMT）を用いて，PS-RNA を合成した。その結果，シチジンモノマーの縮合効率を大幅に向上させることに成功し，目的とする

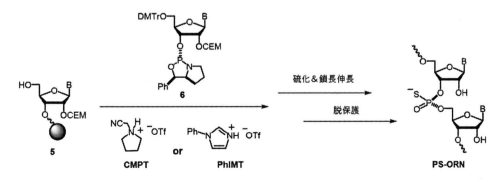

図5　オキサザホスホリジン法によるホスホロチオエート RNA の立体選択的合成

all-(Sp)-および all-(Rp)-($C_{PS}A_{PS}G_{PS}U$)$_3$ を 94 〜 97％の良好な平均縮合効率で合成することができた。PhIMT は，CMPT とは異なり求核性の高い活性化剤であるが，いずれの立体においても 98：2 以上の立体選択性で縮合反応が進行し，PS-RNA の立体選択的合成に十分適用可能であることがわかった。

オキサザホスホリジン法による PS-RNA の立体選択的合成に成功したので，次にこの方法を PO/PS キメラ RNA の立体選択的合成に応用した[14]。PO/PS キメラ DNA の立体選択的合成と同じように，オキサザホスホリジン法とホスホロアミダイト法を組み合わせて，自動合成機を用いることにより，4種類の核酸塩基を含む PO/PS キメラ RNA12 量体を合成した（図6）。その結果，いずれの配列においても効率的に縮合反応が進行し，立体化学的に純粋な PO/PS キメラ RNA オリゴマーを良好な単離収率で合成することができた。

次に，all-(Sp)-および all-(Rp)-($C_{PS}A_{PS}G_{PS}U$)$_3$ と相補的な配列をもつ天然型 RNA オリゴマーの間で形成する二重鎖の融解温度（T_m）を評価した（図7）。その結果，Rp 体は，天然型 RNA よりも安定な二重鎖を形成するのに対して（$\Delta T_m = +0.3$℃/mod.），Sp 体は，二重鎖を不安定化することがわかった（$\Delta T_m = -1.0$℃/mod.）。これらの実験結果は，リン原子の絶対

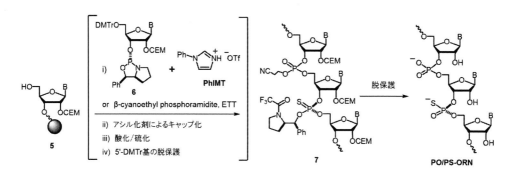

図6　オキサザホスホリジン法による PO/PS キメラ RNA の立体選択的合成

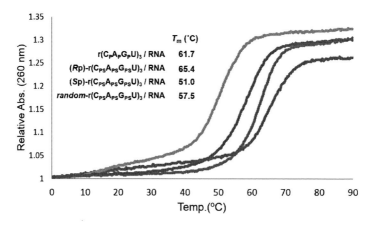

図7　立体が制御されたホスホロチオエート RNA の二本鎖形成能（T_m）（塩濃度 100 mM NaCl）

第 7 章　立体化学的に純粋なリン原子修飾核酸医薬の創製

立体配置の違いによって，PS-RNA が形成する RNA 二重鎖の安定性が大きく異なることを示しており，今後，オキサザホスホリジン法によって初めて合成可能となったリン原子の立体が厳密に制御されたホスホロチオエート RNA の核酸医薬としての応用が大いに期待される。

4　オキサザホスホリジン法によるボラノホスフェート DNA の立体選択的合成

　ボラノホスフェート DNA（PB-DNA）は，DNA のインターヌクレオチド結合の非架橋酸素原子の一つをボラン（BH_3）で置換した構造を有し，PS-DNA と比較して脂溶性が高く，細胞膜透過性に優れている。また，細胞毒性が低い一方，ヌクレアーゼ耐性は高く，RNA と形成する二重鎖は RNase H の基質となるため，アンチセンス核酸として有効である[15]。これまでに，我々のグループでは，ボラノホスホトリエステル法[16]および H-ボラノホスホネート法[17]を開発し，4 種類の核酸塩基を含む PB-DNA12 量体（$C_{PB}A_{PB}G_{PB}T$)$_3$ を合成することに成功した。これらの手法で合成される PB-DNA は，リン原子の立体が制御されていないが，相補的な配列を有する RNA オリゴマーと安定な二重鎖を形成した。PS-DNA では，立体異性体で二重鎖の安定性が大きく異なることがわかっており，PB-DNA においても望ましい立体配置を有するオリゴマーを合成できれば，二重鎖の安定性をさらに向上させることができるはずである。

　我々は，オキサザホスホリジン骨格中の酸素原子に隣接する炭素原子に 2 つ置換基を導入すると，縮合反応によって得られるホスファイト中間体 9 は強酸性条件下，第三級カルボカチオンの生成を伴いながら，リン原子の立体を損なうことなく，対応する H-ホスホネートジエステル 11 へと変換可能であることを見出した（図 8）[18]。この方法は，固相合成法にも適用可能で，我々は，固相担体上で立体化学的に純粋な H-ホスホネート DNA4-12 量体を合成した後に，立体特異的な変換反応により，対応するリン原子の立体が制御された 4 種類の核酸塩基を含む PB-DNA4 量体 all-(Sp)- および all-(Rp)-$C_{PS}A_{PS}G_{PS}T$，PB-DNA12 量体 all-(Sp)- および all-(Rp)-(T_{PB})$_{11}$T を合成することに成功した[19]。

　次に，PB-DNA の絶対立体配置の違いが RNA との二重鎖の安定性に与える影響を調べるために，ボラノホスフェート DNA が相補的な配列をもつ天然型 RNA と形成する二重鎖の融解温度（T_m）を評価した（図 9）。その結果，Sp 体は，天然型 RNA よりも不安定であるが二本鎖を形成するのに対して（$\Delta T_m = -1.9$℃/mod.），Rp 体は天然型 RNA と二本鎖を形成せず，PB-DNA の絶対立体配置の違いが，二重鎖の安定性に大きな影響を及ぼすことが明らかになった。現在，この手法によって得られる立体が制御された PB-DNA はチミジル酸に限られるが，塩基部の保護基やボラノ化反応の条件を工夫することにより，4 種類の核酸塩基を含む 10 量体程度の PB-DNA の立体選択的な合成が可能となれば，立体異性体間における二重鎖の安定性の違いを詳細に比較検討することが可能になると期待される。

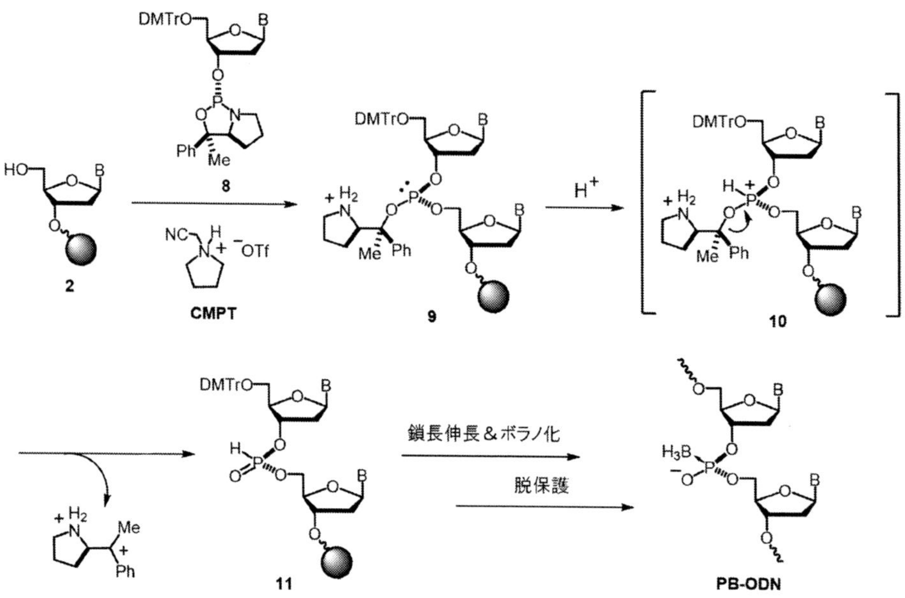

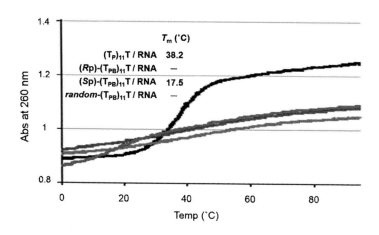

図8 オキサザホスホリジン法によるボラノホスフェート DNA の立体選択的合成

図9 立体が制御されたボラノホスフェート DNA の二本鎖形成能（T_m）（塩濃度 1 M NaCl）

5 オキサザホスホリジン法によるボラノホスフェート RNA の立体選択的合成

上述したように，オキサザホスホリジン法により，立体選択的に得られた H-ホスホネート DNA を経由して，PB-DNA を立体選択的に合成することに成功した．そこで，この方法をボラノホスフェート RNA（PB-RNA）の立体選択的な合成に応用した（図10）[20]．ボラノホスフェート修飾は，天然型と比較して酵素耐性や細胞膜透過性が向上するものの，相補鎖 RNA との二重鎖の安定性が低下するが，2'-水酸基のメチル修飾は二重鎖の安定性が向上することが知られている[15, 21]．そこで，我々は，ボラノホスフェート修飾の欠点を補うことが期待され，核酸

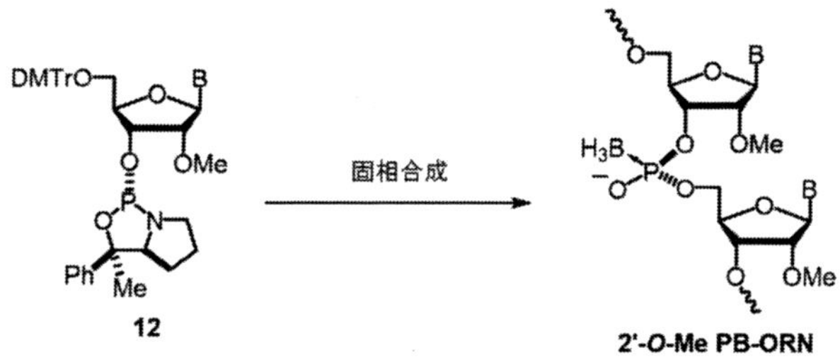

第7章　立体化学的に純粋なリン原子修飾核酸医薬の創製

図10　オキサザホスホリジン法による 2'-O-Me ボラノホスフェート RNA の立体選択的合成

医薬として有望な 2'-O-Me PB-RNA の立体選択的合成を行った。Sp 体，Rp 体の立体を有するそれぞれのモノマーユニットを立体選択的に合成し，それらを用いて，固相担体上で立体選択的に H-ホスホネートジエステルを合成した後，立体特異的にボラノ基に変換することにより，2'-O-Me PB-RNA 10量体 all-(Sp)- および all-(Rp)-$(U^*_{PS})_9U^*$ を合成した。

次に，得られた 2'-O-Me PB-RNA と相補的な天然型 RNA と形成する二重鎖の熱力学的安定性を温度可変 UV 測定により評価した（図11）。興味深いことに，生理的条件下（100 mM NaCl）において，Sp 体の T_m 値は天然型よりも上昇し，顕著な二重鎖の安定化が見られた（ΔT_m = +2.6℃/mod.）。一方，Rp 体の絶対立体配置を有するオリゴマーは二本鎖を形成しなかった。

また，ごく最近，我々は，オキサザホスホリジン法による PO/PS キメラ RNA の合成サイクルの硫化のステップをボラノ化に置き換えることにより，リン原子の立体が制御された PO/PB キメラ RNA の合成法を開発した（図12）[22]。この方法により，自動合成機を用いて，リン原子の立体が制御された PO/PB キメラ RNA 12量体を効率的に合成できたので，天然型 RNA と形成する二重鎖の融解温度（T_m）を評価した（図13）。

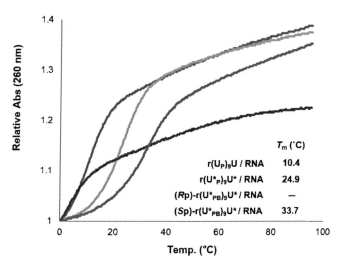

図11　立体が制御された 2'-O-Me ボラノホスフェート RNA の二本鎖形成能（T_m）(塩濃度 100 mM NaCl)

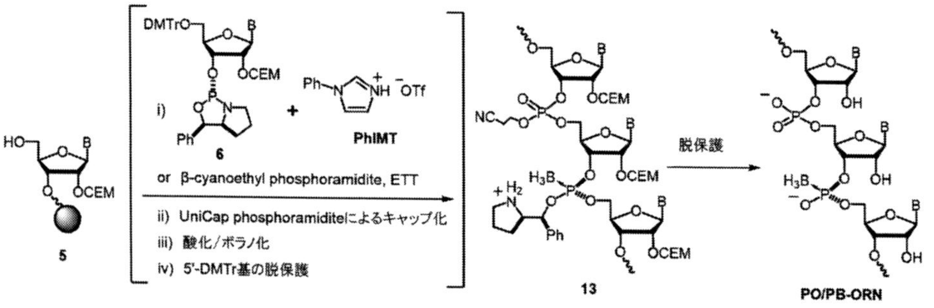

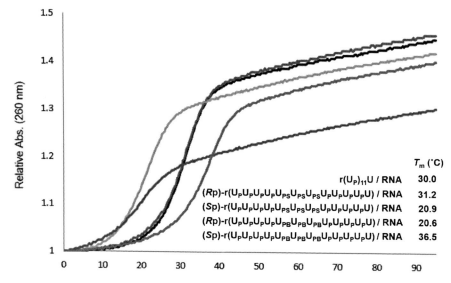

図 12 オキサザホスホリジン法による PO/PB キメラ RNA の立体選択的合成

図 13 立体が制御されたホスホロチオエート RNA およびボラノホスフェート RNA の二本鎖形成能（T_m）（塩濃度 1 M NaCl）

2'-O-Me PB-RNA と類似した傾向がみられ，Sp 体が顕著に二重鎖を安定化したのに対して（$\Delta T_m = +2.2℃/mod.$），Rp 体は，大きく二重鎖を不安定化した（$\Delta T_m = -3.1℃/mod.$）。これまでに知られている最も二重鎖形成能が高いリン原子修飾 RNA 類縁体は，Rp 体の絶対立体配置を有する PS-RNA であるが，天然型と比較した T_m 値の上昇は僅かであり（$\Delta T_m = +0.4℃/mod.$），これと比較しても Sp 体の PB-RNA は二重鎖形成能が極めて高い。加えて，Sp 体の PB-RNA は，Rp 体の PS-RNA よりも高いヌクレアーゼ耐性や RNAi 活性を有することからも，核酸医薬として極めて有望であるといえる[23)]。今後，リン原子の立体を制御したボラノホスフェート RNA 類縁体が siRNA やアプタマー等の化学修飾型核酸医薬の研究分野に大きく貢献することが期待される。

6　今後の展望

　以上，述べてきたように，オキサザホスホリジン法により，リン原子の立体が厳密に制御されたホスホロチオエート DNA およびホスホロチオエート RNA，そして次世代のリン原子化学修飾であるボラノホスフェート DNA およびボラノホスフェート RNA が自動合成機を用いた簡便な方法で合成できるようになった。また，この方法は，従来の核酸合成法であるホスホロアミダイト法と組み合わせて，オリゴマーの任意の位置を立体選択的にホスホロチオエート DNA やホスホロチオエート RNA，そしてボラノホスフェート RNA で化学修飾を施すこともできる。現在，我々のグループでは，4 種類の核酸塩基を含んだボラノホスフェート核酸の立体選択的合成への応用を検討しており，近い将来，ホスホロチオエート核酸とボラノホスフェート核酸の絶対立体配置と生理活性の関係が明らかにされると期待される。

文　　献

1) G. Zon, *New J. Chem.*, **34**, 795（2010）
2) K. Jiang, *Nat. Med.*, **19**, 252（2013）
3) http://www.ionispharma.com/pipeline/
4) P. P. Seth *et al.*, *Nucleic Acids Res.*, **42**, 13456（2014）
5) 和田猛, アンチセンス・遺伝子・デリバリーシンポジウム 2014 講演要旨集, p.40（2014）
6) J. Hall *et al.*, *Nat. Commun.*, **6**, 6317（2015）
7) N. Oka *et al.*, *Chem. Soc. Rev.*, **40**, 5829（2011）
8) N. Oka *et al.*, *J. Am. Chem. Soc.*, **124**, 4962（2002）
9) N. Oka *et al.*, *J. Am. Chem. Soc.*, **125**, 8307（2003）
10) N. Oka *et al.*, *J. Am. Chem. Soc.*, **130**, 16031（2008）
11) 額賀陽平ほか, アンチセンス・遺伝子・デリバリーシンポジウム 2014 講演要旨集, p.52（2014）
12) N. Oka *et al.*, *Org. Lett.*, **11**, 967（2009）
13) Y. Nukaga *et al.*, *J. Org. Chem.*, **77**, 7913（2012）
14) 額賀陽平ほか, 第 42 回国際核酸化学シンポジウム 講演要旨集, p.316（2015）
15) B. R. Shaw *et al.*, *Chem. Rev.*, **107**, 4746（2007）
16) M. Shimizu *et al.*, *J. Org. Chem.*, **71**, 4262（2006）
17) S. Uehara *et al.*, *J. Org. Chem.*, **79**, 3465（2014）
18) N. Iwamoto *et al.*, *Angew. Chem. Int. Ed.*, **48**, 496（2009）
19) N. Iwamoto *et al.*, *Tetrahedron Lett.*, **53**, 4361（2012）
20) Y. Nukaga *et al.*, *RSC Adv.*, **5**, 2392（2015）
21) J. Winkler *et al.*, *Expert Opin. Biol. Ther.*, **13**, 875（2013）
22) 額賀陽平ほか, 日本核酸医薬学会第 1 回年会 講演要旨集, p.62（2015）
23) A. H. S. Hall *et al.*, *Nucleic Acids Res.*, **32**, 5991（2004）

第8章 生物学的等価性を指向した化学修飾DNAによる核酸創薬研究

田良島典子[*1], 南川典昭[*2]

1 はじめに

　ヌクレオシド誘導体の設計・合成の歴史は古く，1950年代よりがんやウイルスを標的とした核酸系代謝拮抗剤の開発を目的に始まった。この代謝拮抗剤開発においては，ヌクレオシド誘導体ががん細胞やウイルスの増殖に関わる代謝酵素をうまく騙してそれらの増殖を抑えることが望まれる。したがってその構造を大きく変化させることなく，生物学的等価性を維持する必要があり，例えばヌクレオシド中の水酸基やメチル基をハロゲン原子に，また窒素や酸素原子を炭素や硫黄原子などに置換するといった化学変換が多数試みられてきた[1]。

　1990年代に入り，核酸化学の分野における創薬の概念にも大きなパラダイムシフトが起こった。すなわちセントラルドグマの上流に位置するDNAやRNAの機能を核酸によって制御しようとするアンチジーン法やアンチセンス法である。この方法ではヌクレオシド誘導体がオリゴヌクレオチドに化学合成によって導入され，医薬候補化合物として評価される。そのためヌクレオシド誘導体（厳密にはそれらを導入した核酸分子）に要求される必要条件は，核酸分解酵素に対して安定で，かつ標的とするDNAやRNAに強く結合することである。つまりその核酸分子が"アンタゴニスト様"に作用すればよく，ヌクレオシド誘導体開発において生物学的等価性という点に重きをおく必要はなかった[2,3]。しかしその後，RNA干渉（RNAi）の発見やマイクロRNA（miRNA）をはじめとする機能性RNAが制御する多様な生命現象が次々に明らかにされる中，生体内における核酸分解酵素抵抗性を維持しつつ，"アゴニスト様"に作用する核酸分子開発の必要性が高まってきている[4,5]。以上のような現状を鑑み，著者らは天然型核酸と生物学的等価性を示す核酸分子の開発をめざし，これまでに4'-チオヌクレオシド類の合成[6,7]とそれらを含む4'-チオDNA[8~10]ならびに4'-チオRNA[11~15]による核酸創薬研究を進めてきた（図1）。本稿では，それらの研究の中で4'-チオDNAを利用したRNAi創薬研究について紹介する[16,17]。

[*1] Noriko Tarashima　徳島大学　大学院医歯薬学研究部　生物有機化学分野　特任助教
[*2] Noriaki Minakawa　徳島大学　大学院医歯薬学研究部　生物有機化学分野　教授

第8章 生物学的等価性を指向した化学修飾DNAによる核酸創薬研究

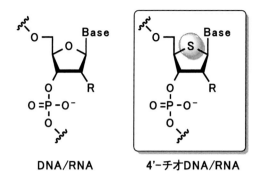

図1 4'-チオDNA/RNAの構造

2 4'-チオDNAを用いるRNAi創薬のコンセプト

RNAi法は，遺伝子の機能を解析するポストゲノム研究に幅広く応用されるだけでなく，遺伝子の発現異常によって引き起こされる様々な疾患の治療法として大いに期待されている。RNAi機構による遺伝子発現抑制法には，①化学合成したsiRNAを利用する方法[4, 18]と，② shRNA（short-hairpin RNA）発現プラスミドを利用する方法[19]が知られている。後者の方法は，例え1分子でもプラスミドを細胞核内に導入することができれば，理論上shRNAの恒常的発現が可能であり，RNAi効果の持続性が期待できる。しかし巨大なプラスミドを細胞核内に導入することの難しさに加えて，このようなプラスミドは速やかに肝に蓄積し，代謝されるために標的臓器へのターゲティングも困難である[20]。またプラスミド由来の毒性発現（CpGモチーフによる自然免疫応答など）も懸念される[21]。そこで著者らは，shRNA発現プラスミドの長所を活かしつつ，その欠点を克服できるデバイス（intelligent shRNA expression device：iRed）を考案し，新しいRNAi創薬の確立をめざした（図2）[17]。

iRedは，shRNA発現に必要最低限の情報（プロモーターとshRNA発現領域）だけをコードしており，毒性発現の一因となる余分な配列を持たない（PCRによるダウンサイジング）。これにより分子サイズを5％以下にまで減少させることができ，細胞核内への導入やターゲティングも容易になると予想される。しかし，PCRによるダウンサイジングを天然型の2'-デオキシヌクレオシド三リン酸体（dNTP）を用いたのでは生体内での安定性に不安が残る。そこで著者らは2'-デオキシ-4'-チオヌクレオシド三リン酸体，すなわちdSNTPを用いてPCRを行なうことでヌクレアーゼ抵抗性を有した4'-チオDNAを調製し[9, 16]，これを利用した遺伝子発現抑制を行うことにした。この4'-チオDNAが天然型DNAの生物学的等価体として機能すれば，細胞内でRNAを発現可能な新規遺伝子発現デバイスとなることが期待できる。また化学修飾の導入により，自然免疫応答の回避も可能であると考えた。

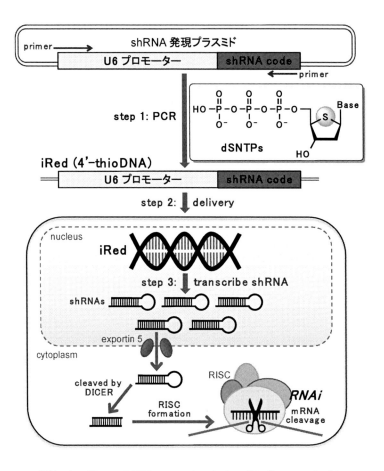

図2 Intelligent shRNA expression device (iRed) のコンセプト

3　4'-チオ DNA の酵素合成

　一般に，DNA 分子を合成するためには，その鎖長に応じて化学合成法と DNA ポリメラーゼによる酵素合成法のいずれかが選択される。著者らの戦略にしたがって iRed を合成する場合，その全鎖長は約 380 bp となることから PCR を利用した酵素的手法により 4'-チオ DNA を得る必要がある。しかし，化学修飾 DNA の場合，その構成単位となる化学修飾ヌクレオシド三リン酸体が DNA ポリメラーゼの基質となりづらい。そこでまず，用いる dNTP のうち 1 種類のみを dSNTP に置き換えた条件において，4'-チオ DNA（モデル配列：104 bp）を含む PCR に最適なポリメラーゼのスクリーニングを実施した[16]。一般に PCR で用いられる耐熱性 DNA ポリメラーゼは，そのアミノ酸配列によりファミリー A およびファミリー B に分類される。まず，ファミリー A に属する酵素を用いた場合では，dSNTP が取り込まれた PCR 産物は全く得られなかった。一方，ファミリー B に属する酵素を用いた場合では，用いる dSNTP の種類によって PCR 産物量にばらつきがみられたものの，増幅産物を得ることに成功した。特に KOD Dash

第8章　生物学的等価性を指向した化学修飾DNAによる核酸創薬研究

DNA polymeraseを用いた場合に最も効率よくPCR産物を与えることが分かったので，続いて用いるdSNTPの種類を増やしてPCRを行った（図3）。その結果，dSNTPの割合が増加するにしたがって，PCR産物の量は大きく低下する結果となった（condition I）。増幅効率を上昇させるためにPCR条件を種々検討したところ，KOD Dash DNA polymerase 濃度を 0.1 U/μL（推奨量の2倍），DMSOを2％添加し，伸長反応時間を30秒から10分に延長した場合（condition III）に最も効率よくPCR産物が得られ，4種類全ての三リン酸体をdSNTPに置換した場合においても天然型と比較して43％の収率でPCR産物を得ることができた。DMSOはGC含量の高い二本鎖の解離を促すといわれており[22]，高い熱的安定性を有する4'-チオDNA[8]の二本鎖解離に有利に作用したのではないかと思われる。これまでに数多くの化学修飾三リン酸体が開発されてきたが[23]，4種類全ての残基に化学修飾を導入してもPCRによる増幅反応が進行するものは著者らの知る限り1例しか報告がない[24]。特に，糖部修飾型三リン酸体では初めての報告例であり，DNAポリメラーゼによる酵素認識において4'-チオDNAの高い生物学的等価性が示されたと考えられる。

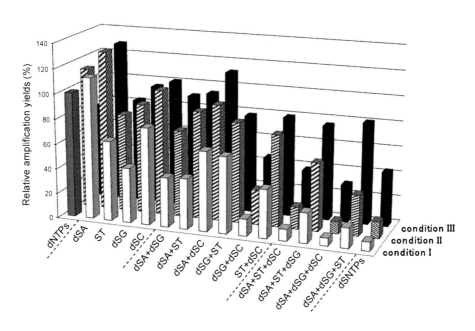

図3　dSNTPsを含むPCR反応の検討

Reactions were performed in 20 μL of KOD Dash buffer, 0.5 μM primers, 0.2 mM corresponding dSNTPs and/or dNTPs and 0.1 pmol of DNA template containing 1 U of KOD Dash DNA polymerase (condition I), 2 U of KOD Dash DNA polymerase (condition II), or 2 U of KOD dash DNA polymerase and 2% DMSO (condition III). The extension time for the elongation in PCR was 30 s (condition I and II) or 10 min (condition III). Y-axis indicates the replication yields relative to that with natural dNTPs in case of condition I.

4 intelligent shRNA expression device (iRed) の構築と RNAi 効果[17]

続いて iRed を構築するため，pGL2 ルシフェラーゼ遺伝子を標的とした shRNA 発現プラスミドを鋳型として用い，U6 プロモーター領域ならびに shRNA コード領域を増幅可能なプライマーを用いて dSNTP（1 種類）存在下，PCR を行った。得られた iRed の遺伝子発現抑制効果を HeLa 細胞にて評価したところ，24 時間後では，shRNA 発現プラスミドよりはやや劣るものの，強いものでは shRNA とほぼ同程度の遺伝子発現抑制効果を発揮した（図 4 A）。また，各 iRed の RNAi 効果のバラツキは各 iRed 中の 4'-チオヌクレオチドの割合と良い一致を示した（図 4 B）。4'-チオヌクレオチドの割合が高い dSA iRed（209）および dST iRed（212）では RNAi 効果が低く，一方，4'-チオヌクレオチドの割合が低い dSG iRed（113）あるいは dSC iRed（118）では高い RNAi 効果が観察された。さらに，経時的に RNAi 効果を評価したところ，活性の増強が観察され，72 時間後にはいずれの iRed も shRNA 以上の高い遺伝子発現抑制効果を発揮した。また，細胞内で iRed より転写された shRNA 量を評価したところ，RNAi 効果と転写された shRNA 量には相関関係があることを確認した（図 4 C）。このように，iRed の修飾様式の違いによる活性変化や，iRed と同様の塩基配列を有する天然型二本鎖 DNA（natural device）に比べて RNAi 効果発現に遅れが生じた要因としては，細胞内での shRNA 発現に大きく寄与する U6 プロモーター配列中への 4'-チオヌクレオチドの導入による影響や iRed 分子全体の脂溶性の向上による細胞核内への導入効率の変化が挙げられるが，その詳細は現在検証中である。

In vitro 評価において最も活性の高かった dSC iRed について，悪性胸膜中皮腫モデルマウスを用いた *in vivo* ルシフェラーゼ遺伝子発現抑制効果を検討した（図 5）。その結果，未処理群あるいは shRNA 投与群では腫瘍の増殖に応じてルシフェラーゼ活性が顕著に上昇するのに対し，iRed を投与したものでは，natural device とほぼ同程度のルシフェラーゼ活性の減弱が観察された。これらの結果は，4'-チオ DNA がマウスモデルにおいても天然型 DNA の生物学的等価体として機能し，RNA ポリメラーゼの基質として認識されたことを示唆している。

5 iRed の自然免疫応答回避能[17]

生体内に外部からプラスミドや siRNA などの核酸分子が取り込まれた場合，パターン認識受容体の刺激を介した自然免疫応答が誘導される[25]。これは元来生体に備わる重要な防御機構であるが，核酸創薬においてはしばしば重篤な副作用の要因となり，自然免疫応答をいかに回避するかが核酸創薬において解決すべき課題の一つである[21, 26]。これまで臨床試験が行われてきた核酸医薬候補分子の中には自然免疫応答の賦活化による重篤な副作用発現が問題となり，開発中止に追い込まれたものも多い。これを解決するために，化学修飾は極めて有効な手法である。一般に，二本鎖 DNA は細胞内に取り込まれる際，エンドソーム内で Toll 様受容体（Toll-like

第8章　生物学的等価性を指向した化学修飾DNAによる核酸創薬研究

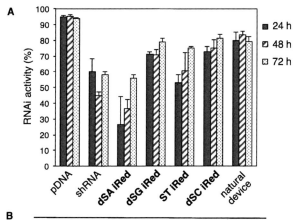

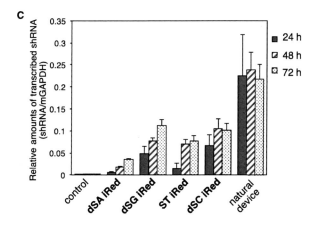

図4　iRed の in vitro における遺伝子発現抑制効果
(A) RNAi activities against pGL2 *firefly* luciferase in HeLa cells, (B) The numbers of 2'-deoxy-4'-thionucleotide residues in each iRed and (C) The amounts of shRNAs transcribed from iReds and the natural device in HeLa cells.

receptor：TLR)の一種であるTLR9によって認識を受ける[27]。特にshRNA発現プラスミドDNAを用いた場合，非メチル化CpG配列がTLR9のリガンドとなり，過剰な自然免疫が誘導される[21]。一方で，著者らが開発したiRedはプラスミドからのダウンサイジングによるCpG配列の除去と4'-チオヌクレオチドの導入により，自然免疫応答の回避が期待できる。実際に，dSC iRedあるいはdST iRedをPEG修飾カチオニックリポプレックスとし，マウス尾静脈内投与後に血漿中炎症性サイトカイン誘導量を評価したところ，同質量のshRNA発現プラスミドが顕著に自然免疫応答を惹起したのに対して，4'-チオDNAにより構成されたiRed投与時のサイ

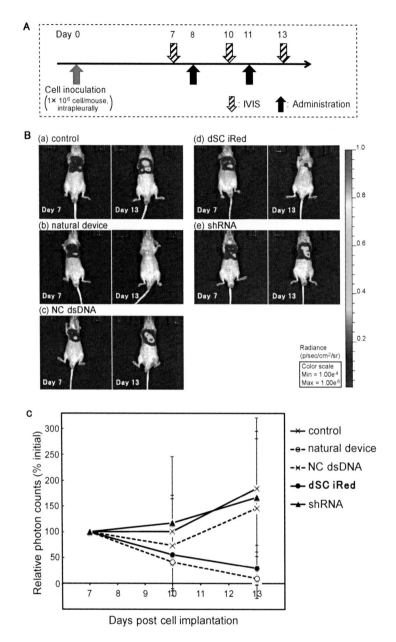

図5 悪性胸膜中皮腫モデルマウスを用いたルシフェラーゼ遺伝子発現抑制効果

(A) Orthotopic malignant pleural mesothelioma model mice were intrapleurally administered with 2 doses of either natural device, negative control dsDNA (NC dsDNA), iRed, or synthetic shRNA once every 3 days. On days 7, 10, and 13 post inoculation, the growth of pleural tumor was observed with an *in vivo* imaging system. (B) Each bioluminescence intensity was calculated using *in vivo* imaging system as total photon counts. (C) Time course of RNAi activity of each sample *in vivo*.

第 8 章　生物学的等価性を指向した化学修飾 DNA による核酸創薬研究

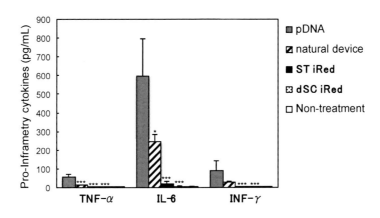

図 6　dsDNA 投与時における自然免疫応答評価

The p-values indicate the statistical difference between the mice treated with pDNA and the mice treated with natural device, ST iRed or dSC iRed. $*p < 0.05$, $**p < 0.01$, $***p < 0.001$.

トカイン誘導量は無処理群とほぼ同等であった。この時，natural device はプラスミドよりは劣るものの，相当量の炎症性サイトカインを誘導したことから，iRed はプラスミドからのダウンサイジングと 4'-チオヌクレオチドの導入が相乗的に機能し，自然免疫応答機構の認識を逃れたと考えている。現時点においては，4'-チオ DNA が単に TLR9 の基質認識を逃れたのか，あるいは TLR9 のアンタゴニストとして機能することで自然免疫応答の惹起を回避できたのかは定かではない。しかしながら，ヌクレオシド糖部 4' 位への硫黄原子の導入は，DNA によって誘起される自然免疫応答の回避に有効な方法論の一つであると考えられる。

6　おわりに

　有機合成化学の力は，分子の構造を自由に変換することができる。核酸化学の分野においても，多くの有機化学者がアンチジーン法やアンチセンス法さらには RNAi 法など，核酸を利用した医薬品開発を目的に様々な化学修飾核酸を開発してきた。この努力により，生体内においても安定で，かつ標的遺伝子に強くハイブリダイズ可能な化学修飾核酸が創出されている。しかしこういった機能を獲得する反面，その核酸分子はその構造を大きく変化させていく傾向があることも事実である。著者らは，天然型核酸との生物学的等価性という点に着目し，"アゴニスト様"に作用する核酸分子開発を旗印に掲げ，4'-チオ核酸を開発した。本稿で紹介した iRed は，生体内においてもテンプレート DNA として機能することから，その目標は達成できたと考えている。今後，核酸医薬品開発という目的達成に向けて，この新しい RNAi 創薬の方法論をさらにブラッシュアップしたいと考えている。

　なお，本稿で紹介した研究は，著者が北海道大学大学院薬学研究院に在職時より手がけてきたものであり，ご指導ご鞭撻を賜りました北海道大学大学院薬学研究院・松田彰教授（現特任教

授)に心から御礼申し上げます。また，本研究を発展させるにあたり多大なるご協力を賜りました徳島大学大学院医歯薬学研究部・石田竜弘教授ならびに本研究に携わった大学院生に深く感謝致します。

文　献

1) G. Romeo *et al.*, *Chem. Rev.*, **110**, 3337（2010）
2) S. O. Doronina & P.-J. Behr, *Chem. Soc. Rev.*, **26**, 63（1997）
3) V. K. Sharma *et al.*, *MedChemComm*, **5**, 1454（2015）
4) S. Shukla *et al.*, *ChemMedChem*, **5**, 328（2010）
5) Z. Li & T. M. Rana, *Nat. Rev. Drug Discov.*, **13**, 622（2014）
6) T. Naka *et al.*, *J. Am. Chem. Soc.*, **122**, 7233（2000）
7) N. Inoue *et al.*, *J. Org. Chem.*, **70**, 8597（2005）
8) N. Inoue *et al.*, *Nucleic Acids Res.*, **34**, 3476（2006）
9) N. Inoue *et al.*, *J. Am. Chem. Soc.*, **129**, 15424（2007）
10) H. Maruyama *et al.*, *Chem. Commun.*, **51**, 7887（2015）
11) S. Hoshika *et al.*, *Nucleic Acids Res.*, **32**, 3815（2004）
12) S. Hoshika *et al.*, *ChemBioChem*, **8**, 2133（2007）
13) M. Takahashi *et al.*, *Nucleic Acids Res.*, **40**, 5787（2012）
14) M. Takahashi *et al.*, *Nucleic Acids Res.*, **41**, 10659（2013）
15) Y. Saito *et al.*, *ChemBioChem*, **15**, 2535（2014）
16) T. Kojima *et al.*, *ACS Synth. Biol.*, **2**, 529（2013）
17) N. Tarashima *et al.*, *Mol. Ther. Nucl. Acids*, **5**, e274（2016）
18) S. M. Elbashir *et al.*, *Nature*, **441**, 494（2001）
19) T. R. Brummelkamp *et al.*, *Science*, **296**, 550（2002）
20) I. A. Khalil *et al.*, *Pharmacol. Rev.*, **58**, 32（2006）
21) N. Bessis *et al.*, *Gene Ther.*, **11**, S10（2004）
22) K. Varadaraj *et al.*, *Gene*, **140**, 1（1994）
23) For typical examples：a) H. Yu *et al.*, *Nat. Chem.*, **4**, 183（2012）; b) V. B. Pinheiro *et al.*, *Science*, **336**, 341（2012）
24) M. L. Andreola *et al.*, *Eur. J. Biochem.*, **267**, 5032（2000）
25) O. Takeuchi & S. Akira, *Cell*, **140**, 805（2010）
26) M. Robbins *et al.*, *Oligonucleotides*, **19**, 89（2009）
27) T. Kawai & S. Akira, *Nat. Immunol.*, **11**, 373（2010）

第9章　非環状骨格型人工核酸：aTNA，SNA

神谷由紀子[*1]，村山恵司[*2]，樫田　啓[*3]，浅沼浩之[*4]

1　はじめに

　近年，デコイ核酸，アンチセンス核酸，siRNA，アプタマーなどの機能性核酸の実用化に向け，標的核酸に対する認識能の向上や，分解酵素に対する耐性能の獲得等を目的として，様々な人工核酸が開発されている。例として，BNA（LNA）[1,2]を代表とする，糖骨格を一定のコンフォメーションに制御した人工核酸は，オリゴ核酸に対する認識能を向上させることに成功している。また，リボース環を開環したUNA[3,4]や，糖骨格を大胆にもアルキル鎖に置き換えたGNA[5,6]，isoGNA[7]，BuNA[8]などの非環状型の核酸の開発も進められている（図1）。非環状型の人工核酸は，環状骨格の人工核酸と比較して，合成が比較的容易であることと，核酸医薬等の開発で重要となる酵素耐性能を向上させやすいことが利点としてあげられる。しかし，多くの非環状型の人工核酸は，二重鎖の安定性はあまり高くなく，自己の二重鎖を形成させることができたとしても，天然核酸に対しては二重鎖を形成することができないことが課題である。非環状でかつリン酸基も持たないpeptide nucleic acid（PNA）[9]は天然核酸と安定な二重鎖を形成する数少ない人工核酸であるが，タンパク質との非特異的な吸着や凝集性の高さが汎用性を狭めている。こういった現状の下，我々は天然核酸とも安定に二重鎖を形成することが可能な非環状骨格型の人工核酸の開発に取り組んでいる。本稿では我々が開発してきた人工核酸の特徴と応用につ

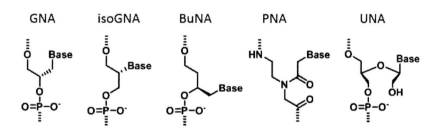

図1　非環状骨格型の核酸アナログ

---

* 1　Yukiko Kamiya　名古屋大学　未来材料・システム研究所；
　　　　　　　　同大学　大学院工学研究科　講師
* 2　Keiji Murayama　名古屋大学　大学院工学研究科　助教
* 3　Hiromu Kashida　名古屋大学　大学院工学研究科　准教授
* 4　Hiroyuki Asanuma　名古屋大学　大学院工学研究科　教授

いて紹介する。

2 C3骨格を持つ非環状型人工核酸の発展：D-aTNA，L-aTNA，SNA

これまで我々のグループでは，D-threoninol 骨格を介してアゾベンゼンや蛍光色素等の様々な平面化合物を DNA 鎖や RNA 鎖に導入することに成功している[10,11]。導入した化合物は，二重鎖構造を不安定化することなく，塩基対とスタッキングするような配向でらせん構造内部に収まる。その性質を利用し，核酸機能の光スイッチングや相補的な二重鎖形成による配列検出システムなどの分子ツールの開発に成功してきた。これらの研究を通じて，主鎖骨格としてD-threoninol を DNA および RNA に導入しても二重鎖構造が保たれることがわかり，D-threoninol 骨格がリボース骨格の代わりになる可能性が見出された。そこで，D-threoninol に核酸塩基を結合させた acyclic D-threoninol nucleic acid（D-aTNA）のオリゴマーによる，人工二重鎖の形成を試みた。

D-aTNA のオリゴ核酸は，各種塩基を結合した D-aTNA（図2）のアミダイトモノマーを調製することで従来法の固相合成により調製できる[12]。合成した D-aTNA の二重鎖の安定性と，DNA および RNA のホモおよびヘテロ二重鎖と安定性を比較したところ，D-aTNA のホモオリゴマーは，天然核酸からなる二重鎖よりもきわめて高い T_m 値を示すことがわかった（表1）。しかし，天然核酸である DNA あるいは RNA とのヘテロな二重鎖は形成されなかった。

CD 解析により，一本鎖状態の D-aTNA はフレキシブルな構造であることが明らかとなった[12]が，DNA や RNA と二重鎖形成させるためには，DNA や RNA の構造に適合できるように，より自由度が高い主鎖構造が必要だと考えられた。そこで，D-threoninol からメチル基を除いた serinol を主鎖骨格とした人工核酸 serinol nucleic acid（SNA）（図2）を調製し，二重鎖形成能を評価した。SNA のみからなるオリゴヌクレオチドの T_m 測定を行ったところ，SNA は D-aTNA 同様に非常に安定なホモ二重鎖を形成した[13,14]。また，DNA および RNA に対して塩基対を介して比較的安定なヘテロ二重鎖を形成できることもわかった。DNA や RNA とのヘテロ二重鎖の安定性を，DNA および RNA のみからなる二重鎖と比較したところ，安定性の高さは RNA/RNA，SNA/RNA，DNA/RNA，DNA/DNA，SNA/DNA の順であることが示された（表1）。このように，DNA あるいは RNA と配列特異的に二重鎖を形成することが可能な非環状型の人工核酸の開発に成功した。

また最近，D-threoninol の鏡像異性体である L-threoninol を骨格とした L-aTNA（図2）を調製し，その性質を調べたところ，DNA と RNA に対して安定なヘテロ二重鎖を形成することを見出した（表1）[15]。前述したように，D-aTNA の場合には DNA と RNA に対してヘテロ二重鎖を形成することができない。L-aTNA/DNA 二重鎖および SNA/DNA 二重鎖をみてみると，DNA の 5'→3' 方向に対して SNA は (R)→(S) 方向に結合し，L-aTNA は 3'→1' 方向に結合する（図3）。同じ様式で D-aTNA 鎖を配置すると，炭素3つからなる主鎖骨格上のメチ

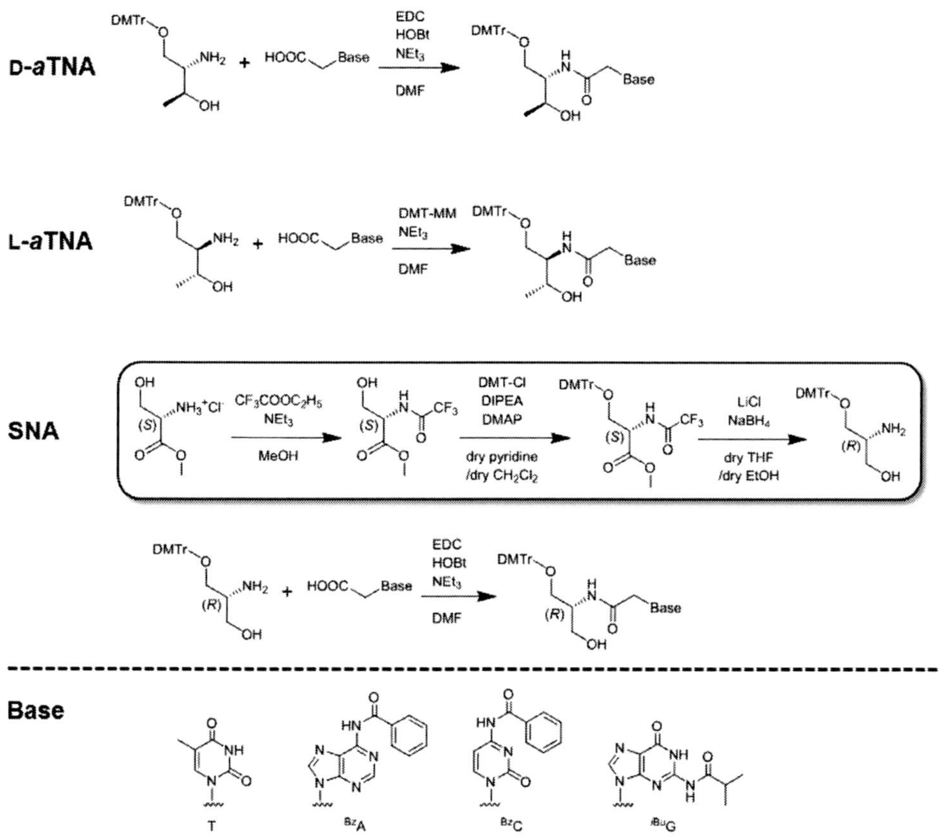

第9章 非環状骨格型人工核酸：aTNA, SNA

図2 D-threoninol, serinol を骨格とする非環状型人工核酸のモノマーの合成

ル基の位置が，L-aTNA では相補鎖 DNA の 3' 側，D-aTNA では 5' 側に位置することになる（図3，矢印）。このことから，D-aTNA が DNA や RNA とヘテロ二重鎖を形成できなかった一因として，かさ高いメチル基により主鎖が形成しうるらせん構造の範囲に制限があるため，DNA や RNA との二重鎖形成に適した構造を形成できなかったものと予想される。これに対し，L-aTNA はメチル基による構造の制限が DNA や RNA に適していたため，SNA に比べ二重鎖形成時のエントロピーロスが緩和された効果で二重鎖が安定化したと考えられる。また，L-aTNA の骨格と D-aTNA の骨格は鏡像の関係にあることから，らせんの巻きの好みが互いに反転しているはずである。つまり，D-aTNA は左巻きを好むため右巻きの DNA，RNA と二重鎖形成しなかったが，L-aTNA は右巻きを好み，DNA および RNA と安定な二重鎖を形成した可能性がある。今後は詳細な立体構造解析によって，これらの非環状骨格型人工核酸によるホモおよびヘテロな二重鎖構造の実体を解明する必要がある。

表1 DNAおよびRNAと各種非環状型人工核酸の二重鎖のT_m値の比較

Duplexes	Sequences	T_m^a/°C
DNA/DNA	5'-GCATCAGT-3'	29.0
	3'-CGTAGTCA-5'	
RNA/RNA	5'-GCAUCAGU-3'	38.9
	3'-CGUAGUCA-5'	
SNA/SNA	(S)-GCATCAGT-(R)	51.1
	(R)-CGTAGTCA-(S)	
D-aTNA/D-aTNA	3'-GCATCAGT-1'	58.1
	1'-CGTAGTCA-3'	
L-aTNA/L-aTNA	3'-GCATCAGT-1'	58.0
	1'-CGTAGTCA-3'	
SNA/DNA	(S)-GCATCAGT-(R)	23.5
	3'-CGTAGTCA-5'	
SNA/RNA	(S)-GCATCAGT-(R)	35.0
	3'-CGUAGUCA-5'	
D-aTNA/DNA	1'-GCATCAGT-3'	—
	3'-CGTAGTCA-5'	
D-aTNA/RNA	1'-GCATCAGT-3'	—
	3'-CGUAGUCA-5'	
L-aTNA/DNA	3'-GCATCAGT-1'	28.4
	3'-CGTAGTCA-5'	
L-aTNA/RNA	3'-GCATCAGT-1'	41.0
	3'-CGUAGUCA-5'	

[a] 測定条件 2.0 μM オリゴヌクレオチド，10 mM リン酸緩衝液（pH7.0），100 mM NaCl，文献12〜15のデータに基づく。

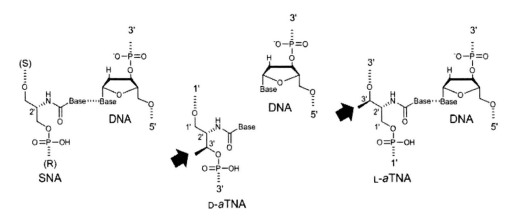

図3 天然オリゴ核酸との二重鎖形成能を決定するメチル基

3 完全人工核酸型モレキュラービーコンによる RNA の超高感度検出

 天然核酸とは異なる化学構造をもつ人工核酸は，酵素による認識をさけることができ，分解を防ぐことができる。我々はその特徴を利用し，RNA を検出するためのモレキュラービーコン（MB）を開発した。MB は，ヘアピンループ型のオリゴ核酸のステム領域末端に消光剤と蛍光基が導入されたものであり[16]，ターゲット配列が MB と二重鎖を形成することで，ステム領域に導入した蛍光基が消光剤から離れ，発光が観測されるようになる（図4）。

 MB の性能を向上させるためには，ターゲット非存在下における高い消光能の実現，および分解産物由来のバックグラウンド蛍光の抑制が挙げられる。SNA 二重鎖が非常に安定であることと，酵素により認識されないという特徴を鑑み，MB を構成する核酸の全てを SNA に置き換え，蛍光色素および消光剤をセリノール骨格を介して導入した SNA 型 MB を調製し，その性能を調査した（図4）[17]。その結果，SNA 型 MB はターゲット非存在下における消光能が向上することがわかり，非常に高いシグナル/バックグラウンド比を得ることができた。また，細胞抽出液を用いて，天然の DNA からなる MB と SNA からなる MB の分解耐性を比較したところ，SNA 型のものは全く分解されないことが確認できた（図4）。さらに，SNA 型 MB を内在性の RNA の検出に応用したところ，細胞内に存在する β アクチンの mRNA の特異的検出にも成功した。以上より，ターゲットを超高感度で検出することが可能な MB の開発を実現した。

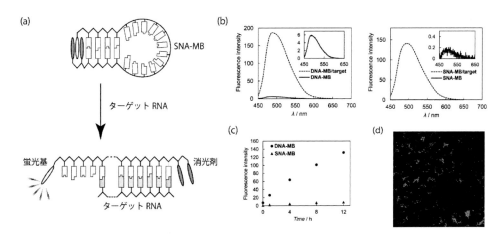

図4 SNA-MB による高感度 RNA 検出
(a) SNA-MB によるターゲット検出の概要，DNA-MB と SNA-MB の (b) 消光・発光能および (c) 分解耐性，(d) SNA-MB を用いた HeLa 細胞内の β-actin RNA の高感度検出。
オリゴ核酸の配列：DNA-MB (5'-**EA**AGGGCTTTTGAACTCCCCTT**QQ**-3')，SNA-MB ((S)-**E**GAGTAAGGGCTTTTGAACTC**QQ**-(R))，target RNA (3'-ACUUCCCGAAAACUUGAGAC-5')，SNA-MBact ((S)-**RR**CGGTCTGCTGCTGTCACCTTCACCT**Y**$_D$-(R)，**E**：perylene，**Q**：anthraquinone，**R**：nitro methyl red，**Y**$_D$：Cy3

4 非環状型人工核酸を末端に導入した siRNA による酵素耐性と活性の向上

細胞機能を解析する分子ツールと同様，siRNA やアンチセンス核酸等の核酸医薬の開発においても，対象となる機能性核酸の酵素耐性能は重要である。また酵素分解以外にも，非特異的な標的に対して作用してしまう Off-target 効果の解決も望まれている。そこで，SNA が DNA および RNA とは全く異なる骨格であるという特徴を利用し，siRNA の酵素耐性の獲得と Off-target 効果の抑制の課題を同時に解決することを試みた。

siRNA は 20 塩基対程度の二重鎖 RNA であり，細胞内で Argonaute 2（Ago2）などの RNAi 関連タンパク質と結合し RISC を形成することで機能する（図 5）[18, 19]。RISC 上では二重鎖 RNA が解離し，ガイド鎖と結合した成熟型の RISC が生成する。このガイド鎖は標的決定因子として働き，配列依存的に mRNA を捕捉し遺伝子発現を抑制する。RISC の形成過程において，Ago2 と siRNA の結合配向性によって，アンチセンス鎖をガイド鎖とする RISC と，センス鎖をガイド鎖とする RISC が生成する。前者は標的 mRNA に対して相補的に結合できるが，後者は全く異なる mRNA に作用してしまうため，Off-target 効果を引き起こす一因になると

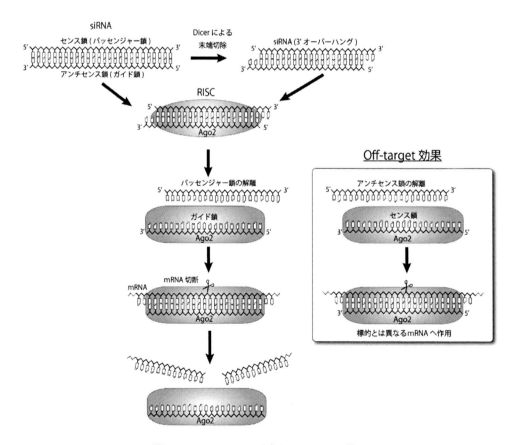

図 5 siRNA の RISC 形成と Off-target 効果

第9章 非環状骨格型人工核酸：aTNA, SNA

考えられている[20]。

我々はsiRNAにSNAを導入することで，RNA分解酵素による認識を阻害すること，また，RISC形成の際にアンチセンス鎖をAgo2に選択的に認識させるための設計を試みた。RISC形成は，siRNAとタンパク質との相互作用が重要になってくるため，siRNAの全てをSNAで置き換えてしまうと分解酵素能は劇的に向上するが，RNAi関連タンパク質に認識されなくなり，siRNAとして全く機能しないだろうことは容易に想像できる。そこで，近年報告されたAgo2とsiRNAの結晶構造[21, 22]をヒントにsiRNA上の最適なSNA導入位置を検討した。Ago2はガイド鎖の5'末端のRNAを結合するポケットを有していることから，アンチセンス鎖の5'末端はRNAのままとし，センス鎖の5'末端をSNAに置き換えることで，センス鎖をガイド鎖として認識させないように設計した[23]。また，3'末端もSNAに置換することでエキソヌクレアーゼによる末端部位の認識の阻害を狙った。

このSNA置換型のsiRNAのRNAi活性と鎖選択性をルシフェラーゼレポーター解析で調べたところ，期待通りセンス鎖が結合したRISCによるRNAi活性はほとんど観測されなかった。また，アンチセンス鎖がガイド鎖として結合したRISCによる活性が向上することも見出した（図6）。HeLa細胞の抽出液を用いて分解実験を行ったところ，siRNAの酵素耐性能が劇的に向上することもわかった。このように，わずかなSNA導入によって，siRNAの酵素耐性能とRNAi活性ならびにアンチセンス鎖選択性の向上を同時に達成することができた。

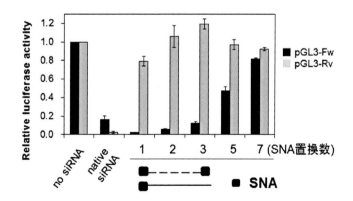

図6 SNA導入siRNAによるRNAi活性とアンチセンス鎖選択性の向上

5 最後に

以上述べてきたように，リボース骨格の代わりに炭素3つからなる非環状骨格を主鎖とする人工核酸を開発することに成功した。また，この人工核酸を用いて開発したMBやsiRNAは，いずれも従来のものよりも高性能・高活性を達成している。本人工核酸の応用研究は始まったばかりであり，今後は核酸診断システムの開発やアンチセンス核酸，anti-miR核酸などの機能性核酸の実用化にも貢献することを期待している。

文　　献

1) S. Obika *et al.*, *Tetrahedron Lett.*, **39**, 5401 (1998)
2) A. A. Koshkin *et al.*, *Tetrahedron*, **54**, 3607 (1998)
3) P. Nielsen *et al.*, *Bioorg. Med. Chem.*, **3**, 19 (1995)
4) N. Langkjaer *et al.*, *Bioorg. Med. Chem.*, **17**, 5420 (2009)
5) E. Meggers & L. Zhang, *Acc. Chem. Res.*, **43**, 1092 (2010)
6) L. Zhang *et al.*, *J. Am. Chem. Soc.*, **127**, 4174 (2005)
7) P. Karri *et al.*, *Angew. Chem. Int. Ed. Engl.*, **52**, 5840 (2013)
8) V. Kumar *et al.*, *Org. Biomol. Chem.*, **11**, 5853 (2013)
9) P. E. Nielsen *et al.*, *Science*, **254**, 1497 (1991)
10) Y. Kamiya & H. Asanuma, *Acc. Chem. Res.*, **47**, 1663 (2014)
11) H. Asanuma *et al.*, *Chem. Rec.*, **14**, 1055 (2014)
12) H. Asanuma *et al.*, *J. Am. Chem. Soc.*, **132**, 14702 (2010)
13) H. Kashida *et al.*, *Angew. Chem. Int. Ed. Engl.*, **50**, 1285 (2011)
14) K. Murayama *et al.*, *Chemistry*, **19**, 14151 (2013)
15) K. Murayama *et al.*, *Chem. Commun.*, **51**, 6500 (2015)
16) S. Tyagi & F. R. Kramer, *Nat. Biotechnol.*, **14**, 303 (1996)
17) K. Murayama *et al.*, *ChemBioChem*, **16**, 1298 (2015)
18) T. Kawamata & Y. Tomari, *Trends Biochem. Sci.*, **35**, 368 (2010)
19) G. Hutvagner *et al.*, *Nat. Rev. Mol. Cell Biol.*, **9**, 22 (2008)
20) A. L. Jackson *et al.*, *Nat. Biotechnol.*, **21**, 635 (2003)
21) N. T. Schirle & I. J. MacRae, *Science*, **336**, 1037 (2012)
22) E. Elkayam *et al.*, *Cell*, **150**, 100 (2012)
23) Y. Kamiya *et al.*, *ChemBioChem*, **15**, 2549 (2014)

第 10 章　遺伝情報の拡張技術（人工塩基対）による機能性核酸の創出

平尾一郎*

1　はじめに

　核酸（DNA や RNA）は，機能性高分子材料として，とてもユニークな物質である。4 種類の塩基のヌクレオチドをモノマーユニットとし，A は T（U）と，また，G は C と塩基対を形成することにより，分子内や分子間の相互作用により特異な高次構造を形成する。また，この塩基対の法則に基づいて，核酸合成酵素（ポリメラーゼ）による複製で，自身を増幅することができる。現在は，100 塩基よりも短い核酸断片であれば化学合成による大量調製も容易である。リボザイムなどの核酸触媒，アンチセンス核酸や RNAi などの遺伝子発現の制御機能，核酸アプタマーなどの抗体としての機能など，特に医薬品分野への応用が期待されている。

　4 種類のモノマーユニットからなる核酸は，高分子としては多様性に富む。しかし，もう一つの主要な生体高分子であるタンパク質は，20 種類のアミノ酸をモノマーユニットとし，生体内での機能分子として，核酸を凌ぐ場合が多い。もちろん，核酸とタンパク質はそれぞれの化学的・物理的性質が異なる部分も多く，それぞれに得手不得手がある。核酸は，複製により増幅が可能であることから，セレクションと増幅を繰り返す進化的な手法を人工的に行いやすい。また，特に RNA の場合は構造に柔軟性があり，標的分子と結合する RNA アプタマーを SELEX という人工進化法で作製しやすい。最近では，RNA アプタマーに代わって，大量調製が容易な DNA アプタマーの論文が増えている。これに対して，タンパク質は，そのモノマーユニットの種類が豊富なことから，標的物質に対して結合能の高い抗体などが得られやすい。

　核酸の機能向上を目指すための最も直感的な方法が，人工塩基対の創出による遺伝情報の拡張である[1,2]（図 1）。核酸のモノマーユニットの種類を増やせば，核酸の多様性と機能の向上が可能になるかもしれないからである。すなわち，人工的に新たな塩基を 2 種類作り出すことにより，これらが第三の塩基対を形成すれば，複製で増幅可能なモノマーユニットを増やした核酸分子を創出することができる[3]。また，塩基は遺伝情報の文字に相当するので，人工塩基を組み込むことにより文字の種類を増やせば，遺伝情報を拡張することができ，核酸のみならず，タンパク質に新たなアミノ酸を導入することも可能になる[4,5]（図 1）。

　現在までに，筆者らを含めて 3 つの研究チームが複製可能な人工塩基対の開発に成功し，それ

---

*　Ichiro Hirao　Institute of Bioengineering and Nonotechnology (IBN), A*STAR, Singapore Principal Investigator；
　　理化学研究所　ライフサイエンス技術基盤研究センター　チームリーダー

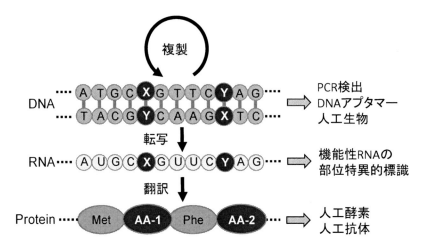

図1 人工塩基対による遺伝情報の拡張技術
人工的に作り出した第三の塩基対（X-Y）をDNAに組み込むことにより，構成成分を増やした高機能核酸やタンパク質の創出が可能になる。

らを用いた応用研究が展開されている。本章では，これらの人工塩基対の開発と最近の応用の一つとして，医薬品を目指した筆者らの人工塩基DNAアプタマーについて解説する。

2 複製で機能する人工塩基対の開発

現在，筆者らのDs-Px塩基対[6,7]，米国Scripps研究所のFloyd RomesbergらのSICS-NaM[8]やTPT3-NaM塩基対[9]，そして，米国FfAME研究所のSteven BennerらのZ-P塩基対[10,11]が（図2）第三の塩基対として開発されている。これらの人工塩基対を組み込んだDNAは高い精度で複製され，また，応用研究も進みだしている。

筆者らとRomesbergらのそれぞれの人工塩基対は，疎水性の高い塩基を用いており，対合する塩基間では水素結合性の相互作用がほとんどない。このような疎水性の塩基対の概念は，Stanford大学のEric Koolらによって提唱された[12]。彼らは，天然型の塩基から水素結合性の置換基や原子を除いた塩基類似体を用いた実験により，塩基間の水素結合は，複製においてそれほど重要ではなく，それよりも対合する塩基どうしの形状の適合性が塩基対の選択性に大きく影響していることを示した。筆者らは，この形状適合性の理論を追求してDs-Px塩基対を作り出した。

Ds塩基は，プリン類似体にチオフェン環を導入し，天然型のAやGよりも分子の形が大きく，逆に，Px塩基は，CやTのピリミジン骨格が6員環であるのに対し，5員環のピロールを用いているので，CやTよりも形が小さい。しかし，DsとPxは，ジグソーパズルの隣り合う2つのピースのように形状が適合する。形状のみでは，Px型の5員環構造であっても，Aとは比較的良く適合してしまう。このA-Px塩基対を抑えるために，Pxにはニトロ基を導入してい

第10章 遺伝情報の拡張技術（人工塩基対）による機能性核酸の創出

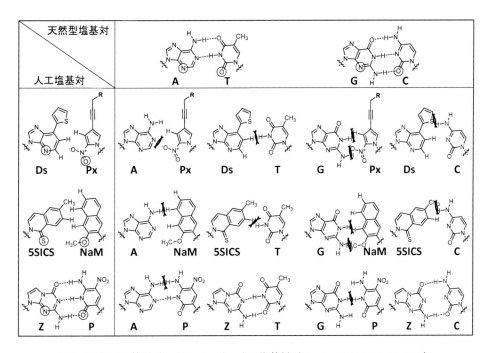

図2 天然型塩基対（A-TとG-C），人工塩基対（Ds-Px, 5SICS-NaM, Z-P），
ならびに，天然塩基と人工塩基の望ましくない対合
○で囲んだ原子は，ポリメラーゼとの相互作用に重要。

る。ニトロ基の一方の酸素原子がAの1位の窒素原子と電子的に反発することにより，AとPxの対合が抑えられる（図2）。

Romesbergらは，疎水的な塩基類似体を網羅的に作製し，その中から第三の塩基対として機能する人工塩基対を選び出した。これが，5SICS-NaMやTPT3-NaM塩基対である。結果的に，これらの人工塩基対も形状適合性のルールを満たしているように思える。筆者らの塩基対と同様に，それぞれの人工塩基が天然型塩基のどれかと対合した場合，構造的にどこかでぶつかる（図2）。

Bennerらは，天然型塩基対とは異なる水素結合様式をもつ人工塩基対にこだわって，最終的にZ-P塩基対を作り出した。水素結合は，プロトンを供与する置換基とそのプロトンを受容する置換基や元素によって形成される。このプロトン供与体→プロトン受容体の向きが，A-TとG-C塩基対のそれぞれの水素結合では異なる。さらにこの考えを広げると，別の組み合わせの可能性もあることに気づく。このアイデアは，すでに1962年にAlexander Richによって提唱されていたが[13]，Bennerらのチームは，この初期のアイデアに改良を加えて，Z-P塩基対を開発した。形状適合性のルールから考えると，Z-TやZ-C塩基対が形成される可能性もあり（図2），次項で述べるように，Z-P塩基対の複製時の選択性が多少低いのはこれが理由かもしれない。

これらの全ての人工塩基対に共通するのは，天然型のプリン塩基の3位に相当する位置とピリミジン塩基の2位に相当する位置にプロトン受容基が存在することである。これは，複製時のポ

リメラーゼとの相互作用に重要であり，最近の人工塩基対のデザインでは，必須条件の一つになっている。Px 塩基では，2 位のニトロ基の酸素原子がこれにあたる（図 2）。

3　それぞれの人工塩基対の性能

　これらの人工塩基対の中でどれが最も性能が良いのかという質問をよく受けるが，それに答えるのは難しい。Romesberg らは，筆者らの開発した評価方法を用いているので，両者の人工塩基対は比較しやすいが，Benner らは別の方法を用いているので，比較しにくい。また，筆者らの人工塩基対は，最近ではさらに改良が進んでいるので，論文に記載のデータよりも改善されている。いずれにしろ，複製における人工塩基対の性能は，0.1％レベル以下の選択性で考慮する必要がある。したがって，僅かな実験手法の違いや測定精度の違いにより，異なる研究グループ間では，やはり比較ができない。それよりも実用化に向けた研究開発で実際に人工塩基対が使えるかどうかで性能を証明するほうが確実かもしれない。

　複製では，鋳型鎖 DNA に対して，その相補鎖 DNA が合成されると，次の複製では，合成された DNA も鋳型鎖として働く。鋳型鎖中の人工塩基に対してその相補塩基が基質として取り込まれる選択性が 99％であったとすると（残りの 1％は，天然型塩基の基質のどれかが間違って取り込まれる），例えば，20 サイクルの PCR を行って，人工塩基対を含む DNA が 100 万倍に増幅されたとすると，増幅された DNA 中には人工塩基対が 82％（0.99 の 20 乗 = 0.818）しか保存されていないことになる。したがって 99.0％では，その応用が限られてしまう。

　筆者らの Ds-Px 塩基対の選択性は，DeepVent DNA ポリメラーゼを用いた PCR で，99.9％以上であり，20 サイクルの PCR を行っても複製された DNA 中には，人工塩基対が 98％以上保存される。100 サイクルに相当する PCR を行ったところ，10 の 27 乗倍に増幅された DNA 中には，Ds-Px 塩基対が 97％程度，保存されていた（これは 99.97％の選択性に相当する）[7]。さらに重要なことは，鋳型鎖中の天然型塩基に対して Ds や Px の基質が間違って取り込まれる確率が，1 塩基当たり 0.005％であり，これは天然型塩基対の選択性に匹敵する。

　Romesberg らの 5SICS-NaM 塩基対の選択性は，OneTaq DNA ポリメラーゼを用いた PCR で 99.91％であった[8]。また，Benner らの Z-P 塩基対の選択性は，Taq DNA ポリメラーゼを用いた PCR で 99.8％であり，鋳型鎖中の天然型塩基に間違って取り込まれる確率は 0.2％であった[11]。先に述べたように安易にこれらの数字でそれぞれの人工塩基対を比較するのは危険だが，Benner らの塩基対の選択性が多少低いのは，形状適合性からみると，Z-T や Z-C などの望ましくない塩基対形成のせいかもしれない（図 2 参照）。いずれにしろ高い選択性で複製において機能する人工塩基対が作られるようになったことから，いよいよ人工塩基対の応用研究が盛んになってきた。次項では，筆者らの人工塩基対の DNA アプタマーへの応用を中心に解説する。

第10章 遺伝情報の拡張技術(人工塩基対)による機能性核酸の創出

4 DNAアプタマーへの応用

核酸アプタマーとは,標的物質(低分子化合物,ペプチド,タンパク質,ウイルス,細胞など)に結合するDNAやRNA断片のことである。*In vitro*セレクション法,あるいは,SELEX法と言われる試験管内の進化工学の手法を用いて,核酸アプタマーを作製する。最初の報告は,1990年に遡る。EllingtonとSzostakが,色素に特異的に結合するRNAアプタマーを[14],また,TuerkとGoldが,T4 DNAポリメラーゼに結合するRNAアプタマーを得たのが最初の報告である[15]。以来,数多くのRNAアプタマーとDNAアプタマーが報告されている。

SELEX法とは,ランダム配列を含む一本鎖の核酸断片のライブラリと標的物質を混ぜ,標的物質に結合する核酸断片を単離し(セレクション),得られた核酸断片をPCRで増幅し,このセレクションとPCR増幅を繰り返すことにより,最終的に標的物質に最も強く結合する核酸断片を得る方法である(図3)。核酸アプタマーは,標的に対する特異性が高く,また,抗原性が低いので,タンパク質抗体に代わる次世代の検出・診断・治療薬として期待されている。特にDNAアプタマーは,RNAアプタマーよりも製造コストを抑えることができ,最近は種々の標的(タンパク質やがん細胞)に結合するDNAアプタマーの論文が増えている。

DNAアプタマーの問題は,SELEX法の成功率が低いこと,抗体と比較して標的物質に対す

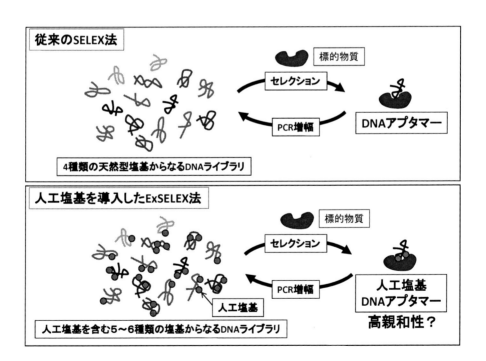

図3 従来のSELEX法と人工塩基を導入した次世代のSELEX法
従来法では,4種類の天然型塩基からなるランダム配列のDNAライブラリを用いるが,人工塩基を導入したSELEX法では,1つあるいは2つの人工塩基を含む5〜6種類の塩基からなるランダム配列のDNAライブラリを用いる。

る結合能が低い場合が多いこと，体内の核酸分解酵素で分解されやすいこと，などが挙げられる。改良法としては，TやCの塩基に疎水的な置換基を結合させることにより天然型塩基に修飾を施して，SELEX法の成功率を飛躍的に高めたSomaLogic社のSOMAmerという修飾DNAアプタマーが有名である[16]。また，鏡像体の核酸アプタマーを用いるNOXXON社のSpiegelmerは，核酸分解酵素に対して高い安定性を示す[17]。しかし，これらの手法をもってしても，標的物質に対する結合能はそれほど改善されていない。

　機能性核酸が活性面でタンパク質を上回れない一つの理由は，第1節でも述べたように，タンパク質の構成成分が20種類のアミノ酸から成るのに対して，核酸の構成成分が4種類の塩基に基づくヌクレオシドしかないことだ。また，核酸を構成する糖やリン酸は親水性が高く，また，塩基部分も親水性の置換基が結合しているために，疎水的な標的物質に核酸アプタマーが結合しにくいことも問題である。したがって，疎水性の高い人工塩基を第5の塩基としてDNAアプタマーに導入してこれらの問題に対処すれば，DNAアプタマーの標的物質に対する結合能が改善できる可能性がある。新たな塩基を導入したDNAライブラリをSELEX法で用いるには，DNAをPCRで増幅しなければならないので，複製で機能する人工塩基対が必須である。

　そこで，筆者らは，疎水性が非常に高いDs塩基を導入したDNAアプタマーを作製するためのSELEX法の開発に着手した（図3）。Ds塩基を第5の塩基として，5種類の塩基からなるランダム配列を有するDNAライブラリを調製し，これを用いたSELEX法により標的タンパク質に結合するDNAアプタマーを作製する手法の開発を進めた[18]。Ds塩基の対になるPx塩基は，第6の塩基としてライブラリ中には加えていない。これは，PxがないとDsは塩基対形成ができないので，疎水性の高いDs塩基は，ライブラリ中のそれぞれのDNA断片の高次構造中から外側に飛び出しやすくなり，タンパク質の疎水性部分と相互作用しやすくなるかもしれないからである。また，最終的に医薬品として用いる際には，2種類の人工塩基を導入するよりも1種類の方が製造コストを下げられるからである。

　筆者らは，従来のSELEX法にさらに改良を加えて，人工塩基対技術を組み込んだSELEX法（ExSELEX法：genetic alphabet Expansion SELEX）を開発した。ExSELEX法でのPCRの際には，DsとPxの基質を加えることにより，DNAを二本鎖として増幅し，Dsが含まれる鎖をその相補鎖と分離した後に，次のセレクションとPCR増幅のラウンドを進める。筆者らは，このExSELEX法を用いてヒト血管内皮細胞増殖因子165（VEGF165），ならびに，ヒトインターフェロンγ（IFNγ）を標的にして，人工塩基DNAアプタマーの作製を行った。現在，VEGF165に対する既存のアプタマー（修飾RNAアプタマー：マクジェン）が唯一，核酸アプタマー医薬品候補物質の中で加齢黄斑変性症の治療薬として認可されている。このアプタマーのVEGF165に対する解離定数（Kd）は，49～130 pMと比較的強く結合する。ただし，現状では，抗体医薬（ルセンティスやアイリーアなど）に圧されている。VEGF165に結合する天然塩基のみからなるDNAアプタマーも得られているが，このアプタマーは2種類の構造を有し，その一つのKd値は370 pMでもう一つは404 nMである。一方，IFNγに結合するDNAアプタ

第 10 章　遺伝情報の拡張技術（人工塩基対）による機能性核酸の創出

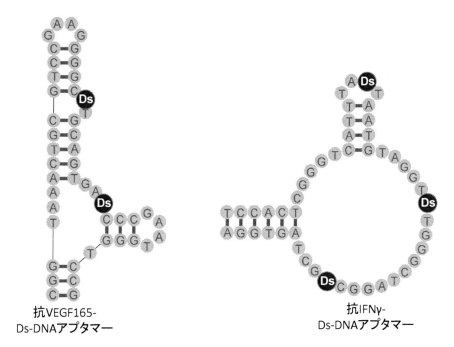

図 4　ExSELEX 法で得られた 2 つの人工塩基（Ds）DNA アプタマー
抗 VEGF165-Ds-DNA アプタマーの Kd は，1 pM 以下であり，抗 IFNγ-Ds-DNA
アプタマーの Kd は，38 pM であった。これらの Kd 値は従来の天然型塩基のみの
DNA アプタマーよりも結合能が 100 倍以上向上している。

マーも得られているが，Kd 値は 16 nM である[18]。

　我々の ExSELEX 法により得られた人工塩基 DNA アプタマーは，VEGF165 に対しては，1 pM 以下の Kd 値，また，IFNγ に対しては，38 pM の Kd 値を示した（図 4）。この値は，従来の天然型塩基のみの DNA アプタマーと比較すると，標的タンパク質との結合能は 100 倍以上に向上している。これらの Kd 値の測定には，SPR（表面プラズモン共鳴）を用いている。それぞれのアプタマーは，鎖長が 47〜49 ヌクレオチドであり，その中に Ds 塩基が 2 つあるいは 3 つ含まれている。アプタマー中の Ds を A に置き換えると，結合能が数百倍低下したので，僅かな人工塩基が導入されることにより，DNA アプタマーの性能が飛躍的に高まることが分かった。

　筆者らの人工塩基 DNA アプタマーの発表後，Benner らが彼らの Z-P 塩基対を用いて，Z と P の両方と天然型塩基の計 6 種類の塩基を含む DNA ライブラリを用いて，乳がん[19]，あるいは，肝臓がん[20] のそれぞれの細胞に対する人工塩基 DNA アプタマーの作製を報告した。細胞を標的とする SELEX 法は，Cell-SELEX と呼ばれている。彼らは，それぞれ数十 nM の Kd 値を示す Z と P を含む DNA アプタマーを得ている。細胞に対するアプタマーの Kd 値の測定にはフローサイトメトリーを用いており，細胞に結合する既存の DNA アプタマーの場合でも，数十 nM の Kd 値のものが多い。したがって，Benner らの人工塩基は，天然型塩基からなる既

存の DNA アプタマーの結合能とそれほど大差は無いように思えるが，人工塩基対技術が Cell-SELEX 法にも適用できることを示した最初の例である。

5 おわりに

本稿では，実用化レベルに達している 3 つの研究グループの人工塩基対と DNA アプタマーの応用化技術に絞って解説した。ここで紹介しなかった人工塩基対の大きなトピックは，Romesberg らの人工塩基対の細胞への応用研究だろう[21]（図 5 ）。Romesberg らは，彼らの人工塩基対を組み込んだプラスミドを作製し，これを大腸菌に導入した。人工塩基のヌクレオシド三リン酸を培地中に加えることにより，増殖した大腸菌中のプラスミドに人工塩基対が保持されることを見出した。この成果は，いよいよ人工塩基対技術が遺伝子操作技術のレベルにまで高まってきたことを示している。また，本稿では紹介できなかったが，人工塩基対技術を用いた PCR による検出・診断技術なども開発が進められている[22,23]。また，本稿では DNA 複製に絞って紹介したが，筆者らは転写による人工塩基の RNA への導入を利用した応用研究も進めている[24,25]（図 1 ）。

筆者らの人工塩基 DNA アプタマーの研究は，現在，前臨床試験を目指して医薬品開発に注力している。そのためには，人工塩基 DNA アプタマーの核酸分解酵素による分解を抑える必要があるが，筆者らは別途，機能性核酸の安定化技術を有している[26]ので，これらの技術を組み合わせて，新たな核酸医薬品開発の道を切り開こうとしている。今後の人工塩基対技術の研究に注目していただきたい。

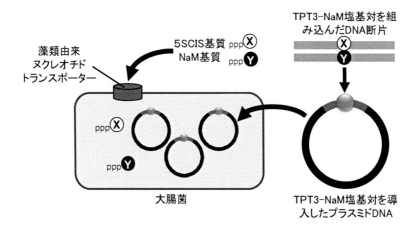

図 5　Romesberg らの人工塩基対の細胞システムへの応用実験

彼らは，TPT3-NaM 塩基対をプラスミドに組み込み，これを導入した大腸菌を人工塩基基質（ここでは TPT3 の代わりに 5SICS を用いている）を含む培地中で培養した。増殖した大腸菌からプラスミドを単離し，塩基配列を調べたところ，97％程度で人工塩基対が保持されていた。

第10章 遺伝情報の拡張技術（人工塩基対）による機能性核酸の創出

文　　献

1) I. Hirao & M. Kimoto, *Proc. Jpn. Acad. Ser. B, Phys. Biol. Sci.*, **88**, 345 (2012)
2) D. A. Malyshev & F. E. Romesberg, *Angew. Chem. Int. Ed. Engl.*, **54**, 11930 (2015)
3) I. Hirao *et al.*, *Nat. Methods*, **3**, 729 (2006)
4) J. D. Bain *et al.*, *Nature*, **356**, 537 (1992)
5) I. Hirao *et al.*, *Nat. Biotechnol.*, **20**, 177 (2002)
6) M. Kimoto *et al.*, *Nucleic Acids Res.*, **37**, e14 (2009)
7) R. Yamashige *et al.*, *Nucleic Acids Res.*, **40**, 2793 (2012)
8) D. A. Malyshev *et al.*, *J. Am. Chem. Soc.*, **131**, 14620 (2009)
9) L. Li *et al.*, *J. Am. Chem. Soc.*, **136**, 826 (2014)
10) Z. Yang *et al.*, *Nucleic Acids Res.*, **35**, 4238 (2007)
11) Z. Yang *et al.*, *J. Am. Chem. Soc.*, **133**, 15105 (2011)
12) J. C. Morales & E. T. Kool, *Nat. Struct. Biol.*, **5**, 950 (1998)
13) A. Rich, In: *Horizons in Biochemistry*., M. Kasha & B. Pullman (Eds.), p.103, Academic Press (1962)
14) A. D. Ellington & J. W. Szostak, *Nature*, **346**, 818 (1990)
15) C. Tuerk & L. Gold, *Science*, **249**, 505 (1990)
16) L. Gold *et al.*, *PLoS One*, **5**, e15004 (2010)
17) S. Klussmann *et al.*, *Nat. Biotechnol.*, **14**, 1112 (1996)
18) M. Kimoto *et al.*, *Nat. Biotechnol.*, **31**, 453 (2013)
19) K. Sefah *et al.*, *Proc. Natl. Acad. Sci. USA*, **111**, 1449 (2014)
20) L. Zhang *et al.*, *J. Am. Chem. Soc.*, **137**, 6734 (2015)
21) D. A. Malyshev *et al.*, *Nature*, **509**, 385 (2014)
22) C. B. Sherrill *et al.*, *J. Am. Chem. Soc.*, **126**, 4550 (2004)
23) R. Yamashige *et al.*, *Org. Biomol. Chem.*, **9**, 7504 (2011)
24) M. Kimoto *et al.*, *Nucleic Acids Res.*, **35**, 5360 (2007)
25) T. Someya *et al.*, *Nucleic Acids Res.*, **43**, 6665 (2015)
26) K. Matsunaga *et al.*, *Sci. Rep.*, **5**, 18478 (2015)

第11章　細胞内環境応答性ペプチドリボ核酸（PRNA）

和田健彦*

1　はじめに

近年，低分子医薬の機能を補完し，より優れた特性を有する高分子医薬，特に抗体医薬が注目され，実際にリウマチなど難治療性疾患を中心に臨床応用も進み医薬品売上トップ10の半数を越える勢いで増加している。抗体医薬は，分子標的治療に求められる薬剤特性：1．高い特異性，2．高い生体内安定性，3．低毒性，4．（高価ではあるが）比較的簡便な取得，5．（煩雑であるが）共通性の高い生成・精製過程など優れた特徴を有する。しかし分子量15万を超えるなど一般に分子量が非常に大きく，高分子量とも関連し投与量が桁違いに多く，高価格や糖鎖修飾の必要性と共に重大な改善課題となっている。さらに高分子量とも関連し主に細胞外受容体などを対象とせざるを得ず，対象となる疾患ならびに薬効発現の作用機序の限界も指摘されている。

これら抗体医薬の課題を克服し得る次世代医薬候補として，核酸医薬が注目されている[1]。核酸医薬は優れた特徴を有する中分子に分類され，上記分子標的薬に求められる特性1〜5を兼ね備えると共に，細胞質や核内での特異的機能発現も報告され作用機序的にも抗体医薬を補完し得る次世代分子標的薬候補の最右翼として期待されている。核酸医薬は，機能性核酸など（mRNA, miRNA, siRNA等）標的遺伝物質を認識し，複合体を形成することで，遺伝情報発現を制御する治療薬であり，中分子に特徴的な多点間相互作用に基づいた厳密で多様性のある分子認識が可能で，副作用の少ない効果的な薬剤として主にがんや遺伝性疾患など，難治療性疾患に対する革新的な治療薬としての発展が期待されている[2]。現在までに上記1〜5の特性，特に生体内安定性を満たすため，数多くの修飾核酸や人工核酸が開発され，動物レベルでの有効性も多数報告され，既に3例の臨床応用薬認可も報告されている。さらなる機能向上を指向し，高い薬効発現と密接に関連する標的核酸に対する精緻な塩基配列認識性付与と複合体安定性増加を目的とした数多くの研究（熱的安定性が20℃以上も向上等）が世界的に推進されている。

しかし高い配列認識性を有する標的RNA高親和性核酸医薬でも，標的類似配列を有するRNAと標的よりは安定性が低いものの，対応するDNA・RNA複合体よりも高い安定性複合体を形成し（例えば上記20℃安定複合体形成系で，一塩基ミスマッチにより10℃安定性が低下しても，対応するDNA複合体より10℃も安定な複合体を形成してしまう），この複合体形成に基づく副作用，Off-target効果（*OTE*）が誘起されることが報告されている。これが核酸医薬実用化障壁の一つとなり，*OTE*抑制，より現実的には標的疾患細胞への選択的運搬を実現する

---

*　Takehiko Wada　東北大学　多元物質科学研究所　教授

第11章 細胞内環境応答性ペプチドリボ核酸（PRNA）

ドラッグデリバリーシステム（DDS）の構築が喫緊の課題とされている。しかし高い薬効発現と表裏一体の関係にある *OTE* 抑制は容易くなく，また受容体を活用した選択的運搬や両親媒性高分子運搬体の活用など[3]，膨大で精力的な DDS 研究による優れた成果は得られているものの，実用的な DDS 手法は未だ確立されていないと言わざるを得ない。

　我々は，本課題の根本的解決には研究戦略の根本的な見直しが必要であると考え，「細胞への効率的薬剤取込を実現し，標的細胞でのみ薬効を発現する（選択的薬効発現）核酸医薬」という新しい方法論を提案した。本方法論は，核酸医薬の中分子ならではの多様な化学的戦略と分子設計が可能で多点間相互作用による厳密な分子認識に基づく優れた分子標的医薬としての潜在能力に注目し，次世代医薬システム構築を目指した新規方法論の有用性・実証を目的としている。標的細胞特異的 DDS 系の活用と，より高い配列特異性を有する核酸医薬分子開発が精力的に検討され，幾つか良好な成果も報告されているが，*OTE* の回避は困難であり，根本的解決には *OTE* が発現しても問題にならぬよう標的「細胞」でのみ機能する分子という概念が有効と考えられる。このような概念の提案は見当たらず，高い独創性を有すると考える。

　標的細胞でのみ機能発現するには，標的細胞の特異的環境を認識し機能の *On-Off* スイッチング実現が鍵となる。我々はがん細胞を標的とし，増幅期には細胞周辺の血管新生が追いつかず，細胞が低酸素環境におかれ，低酸素環境特有の代謝経路変化により細胞質 pH が 6.2 程度まで低下するとの報告に注目し，正常細胞 pH（pH 7.2）との細胞質 pH の差異の活用を考案した。具体的には，正常細胞では機能せず，細胞内環境変化（6.2 程度への pH 低下）により，核酸医薬としての機能が *On* になる分子，すなわち pH を外部刺激とし，標的 RNA 認識および RNA との複合体形成能を *On-Off* 制御できる人工核酸の開発に取り組んだ。

　外部因子による核酸認識制御に対するアプローチとしては，浅沼らにより光を刺激とした複合体形成の *On-Off* 制御に関する一連の優れた研究が報告されているが，残念ながら細胞内環境因子による制御は報告されていない。そこで我々は核酸認識過程に関する考察から新しい方法論の開拓に取り組んだ。核酸認識分子の認識過程において塩基部の配向が重要であり，効果的な塩基認識には，ピリミジン塩基では 2 位カルボニル基が，プリン塩基の場合はピリミジン部が糖部の反対側に位置する *anti* 配向を優先する必要があり，逆の *syn* 配向は塩基認識にとって不利であること，*anti-syn* 塩基部配向は，糖部の立体配置・コンホメーションにより影響を受けることに注目した。すなわち，糖部 2',3'-水酸基を有するリボヌクレオシド核酸認識分子において，外部因子により糖部コンホメーション変化を誘起できれば，塩基部の配向制御が可能となり，その結果として標的 RNA 認識制御が期待できる（図 1）。そして RNA を核酸認識部位として導入したペプチドリボ核酸（Peptide RiboNucleic Acid：PRNA）と名付けた新しいカテゴリーの人工核酸を設計・合成した。RNA には，先に述べた ncRNA に代表されるように，様々な高次構造と高度な機能を発現することが知られている。しかし，RNA は 2'-水酸基に基づく骨格構造不安定性を示し，容易に加水分解を受け機能性が低下・失活してしまうなどの本質的で深刻な問題も抱えている。このため，多彩な機能を有する RNA を構成単位とする人工核酸は興味が持

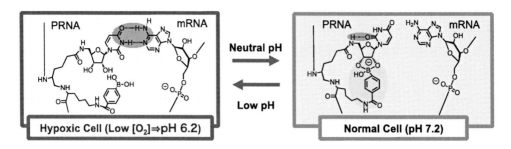

図1 細胞内環境 pH 応答型ペプチドリボ核酸（PRNA）

たれているが，これまで RNA を有する核酸モデル化合物はほとんど報告されていない。この点からも PRNA はユニークな人工核酸で，高度な機能の発現，様々な応用展開が期待される。

一般に，ピリミジンヌクレオシドの塩基部は溶液中で塩基部 2 位カルボニル基と糖部アキシアル位水素間の立体反発に基づき塩基認識に有利な anti 配向を優先する。リボヌクレオシド糖部 2',3'-水酸基に架橋構造を有する誘導体では，塩基部 2 位カルボニル基と，糖部の立体障害が低減した結果 syn/anti 比が増加していることが報告されている。しかし，このようなヌクレオシド誘導体の場合，共有結合により syn 配向が優先されるため，外部因子により anti-syn 配向の可逆的な変化を誘起することは困難である。

我々は，2',3'-水酸基を架橋した二環性糖部構造を有するフラノース構造が syn/anti 比を増加させることに注目し，外部因子により可逆的な 2',3'-水酸基架橋二環性糖部構造形成と解離を制御できれば，syn/anti の配向制御も可能になると考えた。そして外部因子による syn 配向の誘起を達成するため①核酸塩基部 2 位カルボニル酸素とフラノース部 5' 位水酸基の水素結合形成，②フラノース部 2',3'-cis-ジオールとホウ酸類との二環性糖部架橋構造形成の協同効果の利用を考案した（図1）。ホウ酸類は cis-1,2-ジオールと水中で可逆的にエステルを形成することが知られている。リボヌクレオシドにおいても 2',3' 位に cis-ジオールを有し，ホウ酸エステル形成による糖部架橋構造形成によるコンホメーション変化に伴う塩基部の配向変化が期待される。さらにリボヌクレオシドの 5' 位水酸基をアミノ基に変換した 5'-アミノ-5'-デオキシリボヌクレオシドを認識部位として用いることにより，効率よい糖部—核酸塩基間水素結合形成も期待される。この観点から 5' 位水酸基をアミノ基に変換した 5'-アミノ-5'-デオキシウリジン（5'-NH$_2$-Urd）を合成し，塩基部配向を ^{1}H-NMR 核オーバーハウザー（NOE）スペクトルならびに円二色（CD）スペクトルなどを用い検討し，ホウ酸類を外部因子として anti-syn 塩基部配向制御可能な分子であることを明らかとした。

以上の結果を踏まえ，5'-アミノリボヌクレオシドを導入した新しいカテゴリーの人工核酸として，ペプチドリボ核酸（PRNA）を設計・合成した（図1）。人工核酸においてホウ酸類を外部因子とする 5'-アミノピリミジンリボヌクレオシド塩基部配向の anti と syn 配向制御を実現するために必要な構造条件として，①ホウ酸と可逆的にホウ酸エステルを形成するために必要な

第 11 章　細胞内環境応答性ペプチドリボ核酸（PRNA）

2',3'-cis-ジオール，②塩基部 2 位カルボニル基と水素結合形成可能な 5' 位水素結合供与基を有する必要がある。しかし，このような構造的必要条件は，天然 DNA・RNA では満足されず，従来報告されている PNA も含めた膨大な種類の核酸モデル化合物・人工核酸でも満足されない。

そこで，①と②の条件を満足すると共に，さまざまな塩基配列を有するモデルが容易に合成可能であり，天然核酸と同程度の核酸塩基の繰り返し距離を有する核酸モデルとして γ-ペプチドリボ核酸（γ-PRNA）を設計・合成した。また，主鎖として α-helix 構造など高次構造を有することが期待される α-PRNA も設計・合成した。さらに，ボロン酸類の外部添加を必要としない，フェニルボロン酸誘導体を分子内に組み込んだ第 2 世代の PRNA（図 1）を設計合成した。この第 2 世代の PRNA は，環状ボロン酸エステルの安定性が pH に大きく依存し，中性〜塩基性では安定であるのに対し，酸性条件下では大きく安定性が低下する事を活用し，分子内導入フェニルボロン酸と核酸認識部位：5'-アミノリボヌクレオシドの 2',3'-cis-リボース部位との分子内ボロン酸エステルの形成⇄解離に基づき，pH に応答した標的 RNA との複合体形成能の On-Off スイッチング可能な人工核酸である（文献 4 ほか 23 報で報告；図 1）。

我々はさらなる PRNA の機能化に取り組み，上記 1〜5 の特性に加え，実用的な核酸医薬開発に求められる I. 高い塩基配列選択性，II. 高い複合体安定性，III. 少量投与量で高い薬効発現そして IV. 高い細胞膜透過性等の各特性付与を，モジュール法と名付けた機能分子モジュールの合目的的複合化による分子設計法を駆使し，効率的かつ迅速な目標達成を目指した。モジュール法は，異なる機能を有する分子素子を機能モジュールとみなし，目的機能に合致するよう各モジュール特性を合目的的かつ論理的に組み合わせることにより望む機能性分子設計と合成を達成する方法論である。具体的には，フェニルボロン酸と PRNA ユニットを標的細胞応答性モジュール（図 1）とし，高い安定化機能獲得のためにペプチド核酸（PNA）を選択した。さらに投与量削減を目指し，標的 RNA を選択的に切断する RNase H 活性を活用した触媒的 RNA 分解法（図 2）に注目し，RNase H の基質となり得る RNA・DNA 複合体形成を可能とする DNA を触媒的機能モジュールとして活用し，アルギニン（Arg）ならびに N-アセチルガラクトサミン（GalNAc）を細胞膜透過性向上モジュールとして選択し，効率的に実験を推進している。

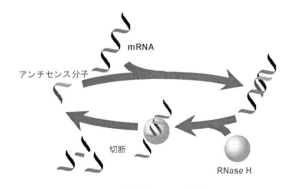

図 2　触媒的 RNA 分解法

2 ハイポキシア特異的核酸医薬

ハイポキシアは細胞が酸素不足となり，代謝経路が変化して細胞内pHが低下した状態である[5]。脳梗塞による虚血中心周辺のペナンブラ領域や，増殖期がん細胞，さらに腎臓疾患と密接に関係しており，核酸医薬を広範な疾病に適用する上で有用な細胞内情報となり得ると期待されている。しかし，これまでこのような細胞内環境変化に応答できる分子の開発は報告されていない。我々が開発しているペプチドリボ核酸（PRNA）は，ハイポキシア細胞内特有の低pH環境（pH〜6.2）下において，miRNAやsiRNA，mRNAなど標的機能性RNAと塩基配列特異的に複合体を形成し，遺伝情報発現を阻害することで核酸医薬としての薬効を発現する[4,6]。一方，pH 7.2程度の正常細胞内環境下では，PRNAの分子内に導入したフェニルボロン酸（PBA）が，リボース環シスジオールとボロン酸エステルを形成する。ボロン酸エステル形成に伴うリボース環のコンホメーション変化により塩基部の*syn*配向が優勢となり，相補的塩基認識・結合能の*On → Off*制御が実現される（図1）。この結果，正常細胞内ではRNAのみならず，DNAとも相互作用せず，副作用のない安心・安全な理想的ながん細胞特異的核酸医薬としての展開が期待されている。しかし，ハイポキシア状態の細胞は，その病態や疾患の種類に依存しその特徴的pH低下の度合いが異なることが報告されている[7〜9]。正常細胞におけるOff-target効果を抑制し，標的細胞でのみ薬効を発現するには，標的疾病細胞に特有のpH環境に応答したPRNAの正確な*On-Off*スイッチングが不可欠である。このような背景を踏まえ，標的疾患に特徴的な細胞内pH変化に対応したPRNAの作動pH調整に取り組んだ。

また，先に述べたようにPRNAをより実用的な核酸医薬とするために，RNase Hを活用した「触媒的核酸医薬」への展開も重要な課題で有り，その取組と無細胞タンパク質合成系を用いた本方法論の有効性実証実験の結果も概説する。

PRNAとPBAによるボロン酸エステル形成・解離pHの調整を目指し，様々な置換基を導入したフェニルボロン酸を有するPRNA（PRNA-PBA）を合成した（図3）。得られたPRNA-PBAを用いてpH変化させながら，分子内ボロン酸エステル形成反応をCD/UVにより追跡した。各pHにおけるPRNA塩基部の配向をCDスペクトル270 nmのモル楕円率によりモニターし，pHに対してプロットした。シグモイド曲線によるフィッティング解析を行い，配向変化の中点となるスイッチング作動pH（pK_s）を求めた。Hammettの置換基定数σに対して，得られたそれぞれのpK_sをプロットすると，分子間反応，分子内反応ともに良好な直線関係が得られ，ボロン酸エステル形成反応がHammett則に従うことが明らかとなった（図4）。この結果に基づき，脳梗塞周辺細胞のハイポキシア状態細胞質（pH〜6.2）と正常細胞質（pH〜7.2）を識別し，脳梗塞周辺のハイポキシア状態細胞内でのみ標的RNAを認識するために最適な$pK_s = 6.7$となるσを求めると，$\sigma = 0.08$が最適であると予想された。この結果に基づき$\sigma = 0.08$となる3-carboxy-4-methoxyphenyl boronic acidを有するPRNAを合成しpK_sを実測した結果，$pK_s = 6.8$となり，ハイポキシア特異的核酸医薬として効果的な塩基部配向制御の実現が期

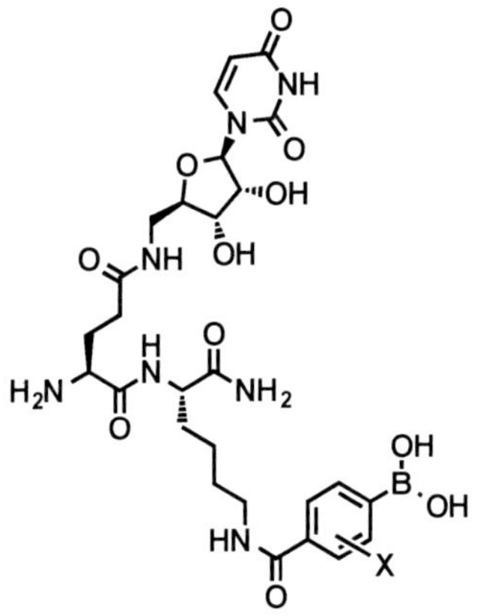

第 11 章　細胞内環境応答性ペプチドリボ核酸（PRNA）

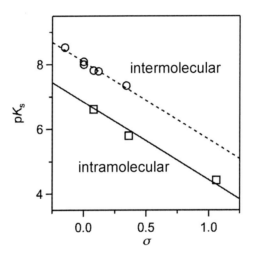

図3　PRNA‐PBA の化学構造

図4　ボロン酸エステル形成の Hammett プロット
分子間反応（丸, 破線），分子内反応（四角, 実線）

待されることを明らかとした。

　併せて，PRNA の触媒的核酸医薬への展開を目指し，PRNA と RNA 複合体を RNase H の基質とするべく PRNA と DNA を融合したキメラ分子（P_RPD，図 5）を合成し，コムギ胚芽由来無細胞タンパク質合成系における核酸医薬・アンチセンス効果を検討した。なお本系では，ウミシイタケルシフェラーゼをコードした mRNA を標的 RNA とした。核酸医薬をインキュベーション後，ルシフェリンを添加し，溶液の発光量を測定することでルシフェラーゼの発現量を測定し，RNase H の有無による P_RPD のタンパク質発現抑制効果を評価した。図 6 に示すように，RNase H 存在下では標的 mRNA に対して 1/10 当量の P_RPD しか加えていないにも関わらず，約 90%ものルシフェラーゼ発現抑制効果が観測された。一方，P_RPD に代えて，天然型 DNA を添加した系での発現抑制効果は，RNaseH 添加系においても 12%にとどまった。

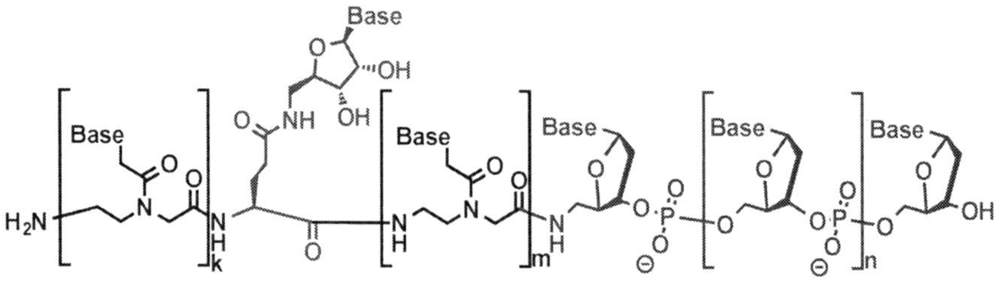

核酸医薬の創製と応用展開

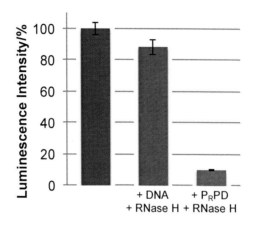

図5　PRNA-DNAキメラ分子（P_RPD）の化学構造

図6　ウミシイタケルシフェラーゼの発光強度
コムギ胚芽由来無細胞タンパク質合成系，[mRNA] = 100 nM，[DNA or P_RPD] = 10 nM，[RNase H] = 2.72 μM，[Mg^{2+}] = 2.5 mM

以上の結果から P_RPD/RNA 複合体が非常に効率的に RNase H による標的 RNA 切断能を有することが示され，PRNA が有力な触媒的核酸医薬の候補となり得ることを明らかとした。

以上，我々が提案している"標的細胞内でのみ薬効を発現する核酸医薬"という新しい方法論，そしてこの方法論の実現を目指したアプローチを概説した。標的細胞に特徴的な細胞質 pH に応答するフェニルボロン酸部位の設計方針，少量の投与で効果的な薬効発現を実現する為の DNA と融合したキメラ人工核酸の設計戦略などを紹介した。誌面の関係で割愛せざるを得なかったが，実用的な核酸医薬に求められるもう一つの重要な課題である"細胞膜透過性の付与"に関しては，モジュール法を活用し PRNA にアルギニンや GalNac などの導入により解決可能である事を見出している。現在細胞レベル，そしてモデル動物レベルでの実証実験に取り組んでおり，本方法論の有効性ならびに一般化を詳細に検討していきたい。我々の提案以降，糖部架橋型人工核酸を用いた細胞内環境応答型人工核酸の開発など，興味深い研究も多く報告されるようになり，今後の展開が期待される。このように PRNA は制御メカニズムは異なるもののリボスイッチ同様，細胞内環境変化に応答した遺伝情報発現などを制御可能な魅力的な分子で有り，ncRNA などを標的とした細胞内機能制御分子としての展開も期待される。また，DNA チップ

第11章 細胞内環境応答性ペプチドリボ核酸（PRNA）

やDNAワイヤー，DNAコンピューティングシステムの機能制御ユニットとしての活用も検討されており，一般性を有するオンデマンド型インテリジェント材料としての展開も期待されている。

文　　献

1) V. K. Sharma *et al.*, *RSC Adv.*, **4**, 16618（2014）
2) A. L. Southwell *et al.*, *Trends Mol. Med.*, **18**, 634（2012）
3) H. Cabral & K. Kataoka, *J. Control. Release*, **190**, 465（2014）
4) T. Wada *et al.*, *J. Am. Chem. Soc.*, **122**, 6900（2000）
5) T. M. Casey *et al.*, *Circ. Res.*, **90**, 777（2002）
6) 和田健彦, "核酸化学のニュートレンド－DNA・RNAの新たな可能性を拓く－", p.71-77, 化学同人（2011）
7) J. R. Griffiths, *Br. J. Cancer*, **64**, 425（1991）
8) R. E. Anderson *et al.*, *J. Stroke Cerebrovasc. Dis.*, **8**, 368（1999）
9) A. Roos & W. F. Boron, *Physiol. Rev.*, **61**, 296（1981）

第12章　オリゴヌクレオチドの合成後の化学修飾

小松康雄[*]

1　オリゴヌクレオチドの合成後修飾

　核酸医薬の開発では，細胞内への核酸の取り込み効率をはじめ生体内における安定性を向上させることを目的に，それぞれの用途に応じた機能性分子が合成オリゴヌクレオチド（以下オリゴ）に導入される[1,2]。その化学修飾は，オリゴの合成と同時か合成完了後に行われ，用途，目的に応じて選択される。オリゴ合成時に機能性分子を導入する方法は，非常に簡便に修飾オリゴを作製可能である。しかしながらこの方法では，事前に導入する分子を核酸合成用に誘導体化しなければならないことに加え，オリゴ合成時の酸性条件と合成後の塩基性条件下の脱保護反応において安定な分子でなければならない。一方，オリゴを合成した後に修飾する場合（合成後修飾）では，オリゴに反応性のリンカーを導入し，そのリンカーに機能性分子を結合させる。そのため，1種類のオリゴは様々な機能性分子との結合に用いることが可能で，多様な修飾体を検討する際には有効な方法である（図1）。また，反応特性の異なる種類のリンカーを使い分けることで選択的な化学修飾も可能になることから，合成後修飾は応用範囲も広い。一方で，合成されたオリゴに対する化学修飾の多くは水中で行われるため，反応条件を検討しなければ目的とする修飾体を十分な収量で得ることは困難な場合が多い。本稿でははじめに，オリゴの合成後修飾に用いられる主なリンカーを紹介し，その後筆者らが開発してきた特に汎用性の高いリンカーに関して紹介する。

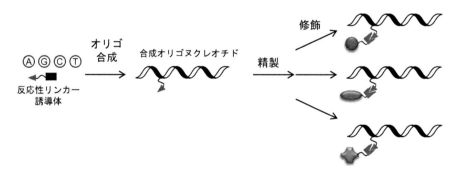

図1　オリゴヌクレオチドへの合成後修飾

---

　*　Yasuo Komatsu　産業技術総合研究所　生物プロセス研究部門
　　　　　　　　　　　生体分子工学研究グループ　研究グループ長

第12章 オリゴヌクレオチドの合成後の化学修飾

2 合成後修飾に利用されるリンカー

　反応性のリンカーは，オリゴの合成の段階で末端から内部の任意の部位に導入可能である．特に，相補鎖との結合や核酸の高次構造への影響を最小限に抑える必要がある場合には，オリゴの5'または3'の末端にリンカーを導入する場合が多い．オリゴに導入するリンカーには，用いる化学反応に応じて複数の種類が存在する．アミノ基（NH_2-）[3]，アミノオキシ基（NH_2O-）[4,5]は，アルデヒド基，カルボニル基，イソチオシアネート基（イソシアネート基）などの求電子性基を有する分子との結合が可能である．逆にオリゴ中にアルデヒド基（CHO-）を形成させた場合には，アミノ基をもつ分子をオリゴに導入することが可能になり[6,7]，例えば，RNA の3'末端のジオール構造の酸化を利用した修飾は後者のケースが当てはまる[8,9]．これらカルボニル類への反応は簡便であることから広く用いられており，総説としてもまとめられている[10]．また，チオール基（-SH）は，可逆的なジスルフィド結合の形成をはじめとし，マレイイミド基，チオエステル基，ハロアセチル基，金などと結合が可能である[11,12]．また，チオール基と関連して，核酸のチオエステル結合[13]は，修飾部位としての役割も果たす．

　また最近では，付加環化反応をオリゴの合成後修飾に用いる技術が急速に進歩し，多様な化学修飾が可能になっている．アルキンとアジド間の［3＋2］双極子付加環化反応（Huisgen 反応）は，銅イオン存在下で高い官能基選択性で効率的に進行する（copper(I)-catalyzed azides-alkyne cycloaddition：CuAAC，図2）．この CuAAC は水中においても進行するため，代表的な Click 反応として蛍光分子，糖，タンパク質，DNA など，様々な分子の DNA への化学修飾が報告されている[14,15]．多くの場合，DNA 側にアルキニル基を有するリンカーを導入し，アジド基をもつ分子をオリゴ合成後に作用させるが，固相支持体上でオリゴ中にアジド基を生成させ

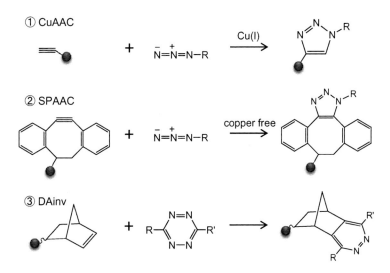

図2　合成後修飾に用いられる主な付加環化反応

る方法も開発されている[16]。また，異なる保護基を有するアルキニル基を同一のDNA分子内に複数導入し，保護基の選択的除去とClick反応を行うことで，それぞれ異なる分子の導入も可能になる[17]。さらに同反応は，細胞内において複製されたDNAの標識にも応用されており，多様な活用に適用できる[14]。ただし，銅イオンはDNAに酸化的損傷を与えることが知られているため，同反応を用いる際にはDNAの損傷や銅イオンのDNAへの付加に注意する必要がある。この金属イオンの課題を回避するために，金属イオンを用いない付加環化反応（Strain-promoted alkyne-azide cycloaddition：SPAAC, 図2）も開発され，オリゴ修飾にも用いられている[18, 19]。この方法は銅イオンを用いない点において有効であるが，反応部の構造は嵩高くなる。付加環化反応と関連して，銅イオン等を必要としない逆電子要請型Diels-Alder反応（Inverse Electron-Demand Diels-Alder反応：DAinv, 図2）によってオリゴの化学修飾を行う方法も報告されている[20]。この方法はジエノファイルに1,2,4,5-tetrazineを作用させ高効率で付加反応が起こる。この反応では窒素分子が生成するため，単なる付加環化反応ではなく置換反応を含む反応となっている。

3　カルバメート構造を有するアミノリンカー

　様々な反応性リンカーの中でも一級アミノ基を有するアミノリンカーは，反応部の構造が非常に小さく反応も緩和な条件下で行うことが可能である。また，リンカーが導入されたオリゴも安定で扱い易いことから，化学修飾基として様々な分野で多用されている。アミノリンカーの中でも最も広く用いられている構造は，直鎖炭素鎖（C6）の末端にアミノ基を有する構造で，5'および3'末端のそれぞれの修飾に利用されてきた（図3，C6，C6-branch）。

　オリゴの5'末端へのC6の導入は，合成の最後に行われる。そのため，アミノ基が疎水性の高いモノメトキシ（MMT）基で保護されている場合，MMT基の疎水性を利用した逆相カラム精製によって5'末端まで合成が進んだアミノ化オリゴの分離が可能になる。しかしながら，MMT基は80％酢酸水溶液で1時間処理することによっても完全に除去することが困難である。そのため，本来簡便な精製法がC6リンカーを用いた場合には実施が困難となる。

　筆者らは，アミノ基近傍に様々な構造を導入しその隣接基効果によってアミノ基の化学的性質の変化を調べた[21]。中でも，アミノ基近傍にカルバメート構造を導入したリンカー（図3）は合成コストも低くC6リンカーとは異なる性質を示したため，以下にその概要を記述する。

　アミノ基側からオキシ-カルボニル-アミノ（O-C(=O)-NH）配置のカルバメート構造を導入した場合（図3，アミノOCN構造），アミノ基の化学的性質は大きく変化する[22]。例えば，アミノOCN構造におけるアミノ基のpK_a値は，通常の一級アミノ基の$pK_a=11$から$pK_a=9\sim8$程度に大きく低下する（図4）。エーテル結合（$C5_{OH}$）よりもさらに低いpK_a値を示すことから，これはカルバメート構造の電子求引効果に由来するものと考えている。興味深いことに側鎖にナフチル基を有するssN_{OH}ではさらにpK_aは低下する。そこでこのssN_{OH}の構造を分子力学

第12章　オリゴヌクレオチドの合成後の化学修飾

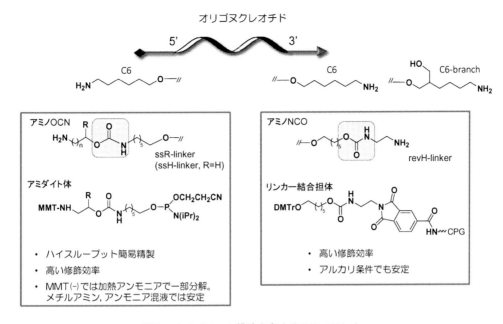

図3　カルバメート構造を有するアミノリンカー

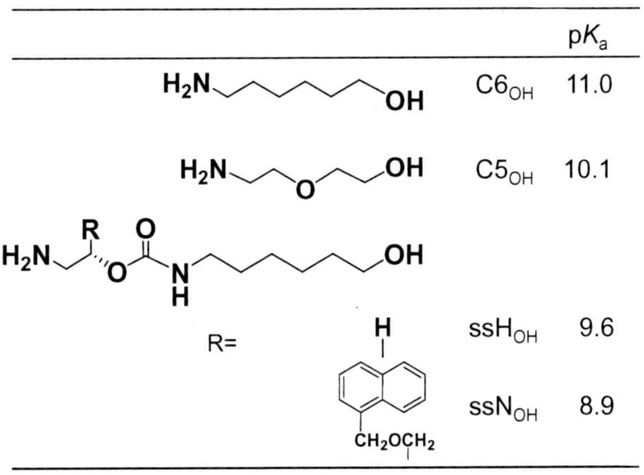

図4　アミノリンカーモノマーの pK_a 値

的な計算によって予測すると，アミノ基とナフチル基が anti 配座に固定された構造が優先する可能性が示されたことから，ssN$_{OH}$ ではアミノ基はカルバメート構造に接近し，カルバメートの酸素原子と分子内水素結合が形成され，それが ssN$_{OH}$ の特性に関与していると考えている。この anti 配座に関する補足を加えると，アミノ OCN 構造はアミノ基が MMT 基で保護されていない場合，加熱した濃アンモニア水処理で分子内アシル転移が生じ，一部が分解する（3' 修飾においても記述）。その際，側鎖の大きい（anti 配座と取り易い）分子ほど分解産物の量は増加することからも，この anti 構造の存在は示唆される。

アミノOCN構造に見られたpK_a値の変化と関連し，これらの構造を有するリンカーでは保護基であるMMT基は，弱酸性条件下においても10分以内で脱保護されるようになる（図5a）。また，アミノ基とカルバメート構造間がエチル基で接続しているリンカーでは非常に迅速にMMT基は脱保護されるが，プロピル基では脱保護速度も低下する。これは，カルバメート構造とアミノ基間の距離の重要性を意味する。この迅速なMMT基の脱保護反応によって，アミノOCN構造を有するリンカーではMMT基の疎水性を利用したアミノ化オリゴのハイスループット精製が可能になった[22]。

また，アミノ基への化学修飾効率に関しても，アミノOCN構造の活性エステル類との結合収率はC6に比較し大きく上昇する（図5b）。しかしながら，活性エステル類との反応効率はアミノ基-OCN間がエチル基で接続されている場合に反応収率は最も高く，3炭素分離されたssProリンカーでは大きく低下する。さらに，連結部位のエチル基上の側鎖（R）を導入した場合にはさらに活性を上げることも可能となる。この反応効率の効果は側鎖の分子量によっても異なる傾向があり，これは上述のアミノ基と置換基の*anti*型配向による分子内水素結合によって，アミノ基の求核性が影響を受けたためではないかと推測している。また，ssNリンカーにおける特に高い反応効率は，芳香族基と標的分子間での疎水的相互作用による近接効果も働いている可能性も考えられるが[21]，これに関する証明はまだ完全ではない。また重要なこととして，このアミノ基の高い反応効率は，オリゴ合成直後に樹脂上において有機溶媒中でアミノ基に対する化学修飾を行った場合にも再現されるため，修飾の適用範囲は広い[23]。アミノOCN構造を有する分子の

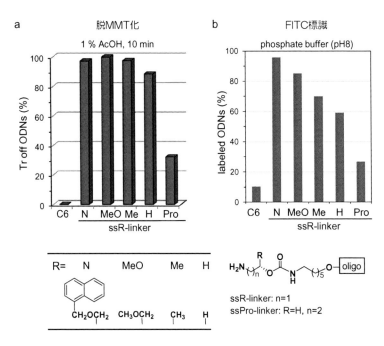

図5 アミノ化オリゴの脱MMT基反応（a）とFITC修飾（b）

第12章 オリゴヌクレオチドの合成後の化学修飾

中で連結部に分岐構造をもたない構造（R = H；ssH-linker）は，合成行程も短く安価に合成可能であることに加え化学的にも最も安定である。そのため同リンカー（ssH-linker）は，5'末端用の新しいアミノリンカーとして実用化され，核酸の受託合成やマイクロアレイ用のプローブにおいても使用されている。

　合成オリゴの末端修飾では，用途によって3'末端修飾を選択する場合がある。オリゴヌクレオチドは，一般的に3'末端から5'末端方向に酸性条件下で合成されるため，3'末端のアミノリンカーのアミノ基の保護には，酸性で不安定なMMT基を用いることができない。また，無保護の状態では加熱した濃アンモニア水中で一部が分解するアミノOCN構造は3'末端用リンカーとしては適していない（図6a）。しかしながら，分子内アシル転移後にも同じ構造が復帰されるのであれば見かけ上，構造変化は生じず"安定"であると考えられる。そこで筆者らはカルバメート構造を3'用リンカーにも利用すべくアミノ基に対するカルバメート構造の向きを逆にしたアミノ-カルボニル-オキシ（アミノNCO）構造を合成した（図3）。このアミノNCO構造で側鎖をもたないrevHリンカーを末端に有するオリゴは，脱保護条件下においても，ほとんど分解産物を与えないことを確認した（図6b）。一方，側鎖にメチル基を有する場合（revMe，図6b）には分解物が確認されたことから，revHにおいてもアシル転移は起きているものの再形成されたことで見かけ上安定性が保たれたと考えている。このアミノNCO構造では，pK_a値もOCN型と同様に一般的アミノ基よりも低下し，活性エステル体との反応性も高いことを確認した（図7

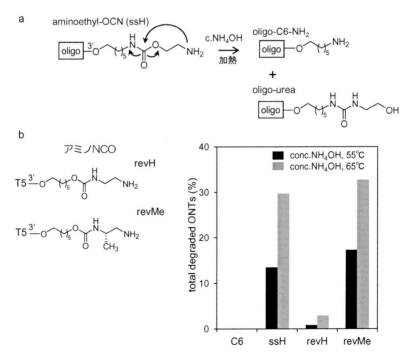

図6　加温濃アンモニア水処理後の3'-ssH修飾オリゴの分解のスキーム（a）と，3'-アミノNCO構造の分解産物の割合（b）

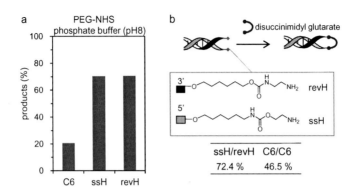

図7　3'末端 PEG 活性エステルとの反応（a）と2本鎖末端での簡便な連結例（b）

a）。今回我々が開発した3'用のアミノリンカー（revH）は高い化学修飾効率を示すため，3'末端修飾が必要な核酸医薬の製造コストを抑えることにも役立つと考えている。同リンカーは，国内の核酸合成企業にライセンスされ，3'-amino-CA-linker として一般の受託合成にも採用されている。

　アミノリンカーは価格も安価で非常に扱い易い。例えば2本鎖構造の向かい合った両末端に，5'-ssH，3'-revH を導入した2本鎖は，2価の活性エステル基を有する架橋剤と高効率で反応し，その効率は，5'-C6/3'-C6の組み合わせよりも高い。そのため，これらのリンカーを組み合わせることで長鎖の核酸を短鎖核酸の連結から簡便に作製することも可能になる。

4　2本鎖核酸のクロスリンクに用いるリンカー

　2本鎖 DNA を共有結合するリンカーは，抗がん剤としても用いられる。一方，生体内には架橋化された2本鎖 DNA を修復するシステムも存在する。そのため，がん細胞の薬剤耐性と架橋化 DNA の修復は密接に関係している。しかしながら，従来の架橋化剤は架橋部位の構造が2本鎖の外部に張り出すなど，構造に歪みを生じさせる。そこで，筆者らは2本鎖内の塩基対を一端取り除いて脱塩基部位（AP site）に変換後，そこに生じたアルデヒド基に対して2価のアミノオキシ基（NH_2O-）を有する架橋剤を作用させ2本鎖間をクロスリンクする方法を開発した（図8）[24, 25]。アミノ基もアルデヒド基と結合してシッフ塩基（Schiff base；$-C=NH-$）を形成するが，その構造は可逆的で不安定であるために還元しなければならない。一方，アミノオキシ基は非常に高い反応性を有するだけではなく，結合部位のオキシム構造（$-C=N-O-$）も生理的条件下では結合を維持できる。2つのアミノオキシ基を分子内に有するクロスリンク試薬には，芳香族基を有する場合が最も高い収率を与える（図8）。また，ベンゼン環のオルト位とパラ位のアミノオキシ基を有するクロスリンク試薬の反応効率は大きく異なることから，アミノオキシ基間の距離もヘリックス内の連結では重要な因子となる。この反応は非常に簡便であるばか

第 12 章　オリゴヌクレオチドの合成後の化学修飾

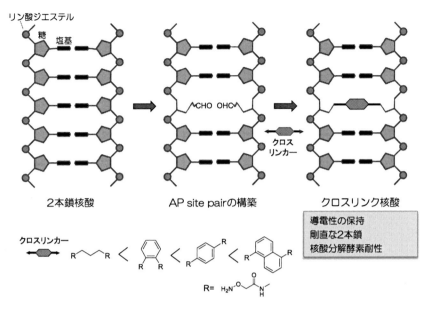

図 8　2 本鎖核酸の AP site pair におけるクロスリンク反応

りでなく，これまでで最小のクロスリンク構造によって高度に安定化された 2 本鎖を与える。また，架橋化された 2 本鎖 DNA は，天然の DNA と同様に塩基対のスタッキングを介した導電性を保持すると共に，2 本鎖構造を剛直な構造に変換し核酸分解酵素に対しても耐性を示す[26]。そのためこのクロスリンク構造は損傷塩基の修復酵素にも認識されにくく，薬物スクリーニング[27]をはじめ様々な 2 本鎖の化学修飾にも活用可能である。

5　おわりに

核酸医薬のみならず遺伝子解析用のプローブや合成遺伝子の開発では，合成核酸に様々な機能性分子を導入することで，応用範囲や性能が格段に変化する。そのため，オリゴへの外来分子の導入技術は今後も広い分野において重要な役割を果たすことは間違いない。また製造面においても，大量または多種類のオリゴを扱う化学修飾では，高い反応収率や高純度で簡便な精製が合成コストの抑制と直結する。筆者らは，既存のリンカーの中でも汎用性の高いアミノリンカーやアミノオキシリンカーに着目し，実際の製造現場においても使用可能なリンカー開発を行ってきた。こうした技術が，国内の核酸合成においても活用され，その一助になれば幸いである。

文　　献

1) H. Lonnberg, *Bioconjug. Chem.*, **20**, 1065 (2009)
2) R. L. Juliano *et al.*, *Acc. Chem. Res.*, **45**, 1067 (2012)
3) P. C. Emson *et al.*, *Methods Enzymol.*, **168**, 753 (1989)
4) E. Defrancq & J. Lhomme, *Bioorg. Med. Chem. Lett.*, **11**, 931 (2001)
5) D. Sethi *et al.*, *Bioorg. Med. Chem.*, **17**, 5442 (2009)
6) T. S. Zatsepin *et al.*, *Bioconjug. Chem.*, **13**, 822 (2002)
7) P. Crisalli *et al.*, *Bioconjug. Chem.*, **23**, 1969 (2012)
8) D. Proudnikov & A. Mirzabekov, *Nucleic Acids Res.*, **24**, 4535 (1996)
9) E. Paredes *et al.*, *Methods*, **54**, 251 (2011)
10) T. S. Zatsepin *et al.*, *Bioconjug. Chem.*, **16**, 471 (2005)
11) J. A. Fidanza *et al.*, *Methods Mol. Biol.*, **26**, 121 (1994)
12) F. Diezmann *et al.*, *Biopolymers*, **94**, 397 (2010)
13) N. Oka & T. Wada, *Chem. Soc. Rev.*, **40**, 5829 (2011)
14) P. M. Gramlich *et al.*, *Angew. Chem. Int. Ed. Engl.*, **47**, 8350 (2008)
15) A. H. El-Sagheer & T. Brown, *Acc. Chem. Res.*, **45**, 1258 (2012)
16) M. Nakane *et al.*, *J. Org. Chem.*, **73**, 1842 (2008)
17) P. M. Gramlich *et al.*, *Angew. Chem. Int. Ed. Engl.*, **47**, 3442 (2008)
18) I. S. Marks *et al.*, *Bioconjug. Chem.*, **22**, 1259 (2011)
19) M. Shelbourne *et al.*, *Chem. Commun. (Camb.)*, **48**, 11184 (2012)
20) J. Schoch *et al.*, *J. Am. Chem. Soc.*, **132**, 8846 (2010)
21) N. Kojima *et al.*, *Bioorg. Med. Chem. Lett.*, **16**, 5118 (2006)
22) Y. Komatsu *et al.*, *Bioorg. Med. Chem.*, **16**, 941 (2008)
23) N. Kojima *et al.*, *Bioorg. Med. Chem. Lett.*, **19**, 2144 (2009)
24) N. Kojima *et al.*, *J. Am. Chem. Soc.*, **131**, 13208 (2009)
25) K. Ichikawa *et al.*, *Chem. Commun. (Camb.)*, **48**, 2143 (2012)
26) Y. Mie *et al.*, *Langmuir*, **28**, 17211 (2012)
27) N. Fujii *et al.*, *Bioorg. Med. Chem. Lett.*, **23**, 6912 (2015)

第13章 アプタマーの創製と医薬開発

藤原将寿[*1]，中村義一[*2]

1 はじめに

アプタマーとは，標的分子に特異的に結合する一本鎖の核酸で，その塩基配列に依存した三次元構造をとることにより，標的分子と結合する。アプタマーは，1990年に，TuerkとGold[1]，EllingtonとSzostak[2]により報告されたSELEX（systematic evolution of ligands by exponential enrichment）法により取得される。このSELEX法の報告がなされて以降，多くの研究者により種々の改良法が提案され，それらを用いたアプタマー取得の報告がなされている。本稿で，それら方法を概説したい。

アプタマーの医薬品応用に関し，2004年，血管内皮増殖因子（vascular endothelial growth factor：VEGF）に対するRNAアプタマー，Macugen®が滲出型加齢黄斑変性症の治療薬としてアメリカで承認され，アプタマーが医薬応用可能であることが示された。本稿では，現在臨床試験で効果と安全性の確認がなされている幾つかのアプタマーの事例を紹介し，アプタマーの医薬品応用の可能性について論じたい。

2 SELEX法の基本原理

SELEX法の概略を図1に示した。まず，30〜40ヌクレオチドの鎖長でA，T，C，Gの塩基がランダムに入った配列の両端にプライマー配列を付加したDNAを化学合成により作製する。次にRNAアプタマーの場合，DNAを鋳型にRNA転写酵素を用いてRNAに転写し，10^{14}程度のRNAランダム配列プールを作製する。RNAランダム配列プールと標的分子を混合し，標的分子に結合したRNAのみを選択的に分離回収する。RT-PCR法にて増幅し，得られたDNAをRNAに転写して次のラウンドのプールとする。この一連の操作を10回程度繰り返すことで，標的分子に対して強い親和性をもつRNAアプタマーを取得することができる。また，DNAアプタマーについてもDNAランダム配列プールと標的分子を結合させた後，結合DNAをPCR法にて増幅させ，一本鎖DNAを分離後，それをプールとして再度標的分子と結合させる。これら一連の操作を繰り返し行うことでDNAアプタマーが取得できる。

一方で，天然のRNA，DNAは核酸分解酵素で容易に分解されるため，基本的には，第一段

[*1] Masatoshi Fujiwara ㈱リボミック 開発研究部 部長
[*2] Yoshikazu Nakamura ㈱リボミック 代表取締役社長

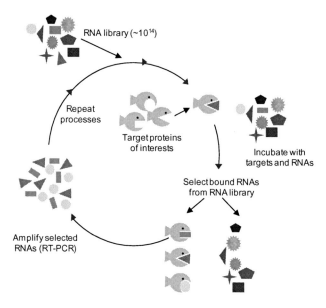

図1　SELEX法

階で取得されたアプタマーそのものでは，医薬品化することができない．すなわち，天然基質を用いたSELEX法で得られたアプタマーは，化学修飾，例えばリボースの2'位にF基，NH_2基，OMe基の導入や，3'末端にinverted dT（idT）を付加して生体内の核酸分解酵素に対する耐性を付与する必要がある．また，最初に得られるアプタマーの鎖長がプライマー部分を含め80ヌクレオチド前後となるため，合成の観点から40ヌクレオチド前後以下に鎖長を短くする必要がある．さらには，体内動態改善を目的に，5'末端にポリエチレングリコール（PEG）を付加する修飾が一般的に用いられている．

医薬開発を考えた場合，開発時間，製造コストを念頭に研究開発を進める必要がある．そこでその問題を克服するため，従来のSELEX法を基本として種々の改良SELEX法の提案がなされており，その一部について以下に紹介する．

2.1　Fully OMe SELEX法

RNAのリボースの2'位のOH基をOMe基に置換した基質を用いたSELEX法で，核酸分解酵素に対する耐性が付与されたアプタマーの取得が可能となる[3]．上述したようにSELEX法では，ランダムプールを作製する際，鋳型DNAからT7 RNAポリメレースを使ってRNAに転写する．しかしながら，T7 RNAポリメレースは，2'-OMe基に置換された基質を認識しないことから，Burmeisterらは，種々の変異T7 RNAポリメレースを用いることでその問題を解決した[3]．具体的には，Y639F/H784A/K378Rに変異が入ったT7 RNAポリメレースを用い，プリン塩基，ピリミジン塩基とも2'-OMe基に置換した基質を用いてVEGFをターゲットにしたSELEX法を実施し，最終的には鎖長23ヌクレオチド，Kd値が1 nMのアプタマーを得ること

第13章 アプタマーの創製と医薬開発

に成功した。本アプタマーの5'末端に40 kDaのPEGを付加したアプタマーのマウスにおける静脈内投与の結果，血中半減期は23時間であった。因みに，Macugen®は，2'位の修飾には，F基，OMe基，H基が利用されているが，ラットにおける静脈内投与の血中半減期は，6.0時間であった[4]。Siller-Matulaらは，血液凝固因子の一つであるvWFに対するアプタマー（ARC15105：全ての塩基にOMe基を導入）の性状について報告している[5]。ARC15105は，21ヌクレオチドの鎖長で，5'末端に40 kDaのPEGが付加されている。カニクイザルを用いた静脈内投与の血中半減期は67時間を示し，極めて良好な結果であった。これらのことより，SELEX法を実施する段階で，アプタマーの塩基の2'位全てにOMe基を導入する手法は医薬品開発において，医薬候補品発見までの時間短縮を図る上で，有用であると考えられる。

2.2 Spiegelmers®法

ドイツNOXXON社が採用している手法で，Klussmannらにより報告されたミラーイメージを基本原理とするSELEX法である（図2）[6]。生物は，鏡像異性体が存在するタンパク質や核酸は，それぞれ，L体，D体を利用する。逆にいうと鏡像異性体（タンパク質の場合はD体，核酸の場合はL体）は，生体利用できない。本法はこの原理を利用したもので，最終的に得られたアプタマーはL体となる。

具体的には，標的分子の標的部位のD体ペプチドを合成し，D体の一本鎖核酸のランダムプールと混合する。その後，D体ペプチドに特異的に結合するD体核酸を分離し，配列を決定後，L体核酸を合成することで得られる。本方法で取得されたL体アプタマー（Spiegelmers；Spiegelはドイツ語で鏡）は，生体内の核酸分解酵素は認識できず生体内での分解は起こらないとされている。さらには，生体内の免疫認識機構のToll like receptorsにも認識されず，免疫異常反応は起こさない。報告されている本方法で取得されたSpiegelmersのターゲット数は約20種[7]で，タ

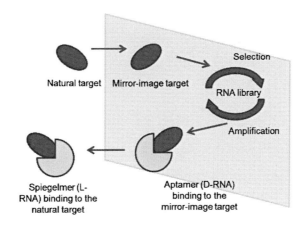

図2 Spiegelmers法
A. Vater & S. Klussmann, *Drug Discov. Today*, **20**, 147（2015）の図を改変。

ンパク質以外にも，アデノシン[6]，アルギニン[8]に特異的に結合するものが示されている。医薬品としては，NOXXON社のmonocyte chemoattractant protein (MCP)-1 spiegelmer (NOX-E36), stromal cell-derived factor-1α (SDF-1α) spiegelmer (NOX-A12), hepcidin spiegelmer (NOX-H94) が，臨床試験で効果と安全性評価がなされている。その詳細については後述する。

2.3 Primer-free SELEX 法

通常のSELEX法では，PCRで増幅させる工程が入るため，ランダム配列の核酸プールを調整する際には，5'末端と3'末端にPCRプライマー配列が付加されたものになる。したがって，第一段階で得られたアプタマーはプライマー配列を含むものとなり，結合に寄与する配列がプライマー部分と重複する可能性，逆に結合阻害する可能性，プライマー配列の非特異的結合が認められる可能性を完全には否定できない。つまり，初期のスクリーニングの段階で見出されるリードアプタマーが，偽陽性，偽陰性であった場合は，創薬の効率が悪くなっていることが考えられる。我々の経験でも，プライマー配列を切断して鎖長を短くした際に，結合活性が消失する場合がしばしば観察される。そこで，この問題を解決するために考案された手法がprimer-free SELEX法である[9~11]。

30～40ヌクレオチドのランダム配列プールと標的分子とを反応させ，標的分子と結合する核酸を抽出する。得られた核酸の両末端にPCRプライマーを，RNAライゲースを用いて付加する。RNAアプタマーの場合は，5'末端のプライマー配列に，T7 RNAポリメレースのプロモーター配列を組み込む必要がある。PCRプライマーを付加した核酸をテンプレートにPCRで増幅させる。その後，DNAアプタマーの場合は，PCR増幅産物のプライマー部分を切断し，一本鎖DNAを分離する。RNAアプタマーの場合は，PCR増幅産物のプライマー部分を切断し，T7 RNAポリメレースでRNAに転写後にプライマーを切断する工程を経て，次のサイクルの核酸プールを作製する。

本手法を用いると，初期の段階で得られたアプタマーは，鎖長が30～40ヌクレオチドであることから，その後の医薬品化に向けた作業時間の短縮が図れる。Jaroschらは，Ghrelinに対する候補アプタマーを本手法で取得したと報告した[10]。

2.4 Cell SELEX 法

通常のSELEX法で用いる標的分子の材料は，一般的に人為的に作製されたものを用いる。しかしながら，人為的に作製された分子の構造が生体内でとる構造と同一であるか否かについては議論の余地があり，SELEX法を実施するにあたり，事前に標的分子の性状を深く理解する必要がある。特に，細胞膜上に発現している分子を標的分子として選定した場合は，注意を要する。そこで，その問題を解決する目的で，生細胞の膜表面上に標的分子を高発現させそれをSELEX法の材料にする手法（Cell SELEX法）が考案された[12]。その報告によると，transforming

第13章 アプタマーの創製と医薬開発

growth factor-β（TGF-β）type Ⅲ receptor を標的に選定，本タンパク質を CHO 細胞膜に高発現させた細胞株を樹立した。まず，標的タンパク質を発現させていない CHO 細胞にランダム配列の RNA プールを処理し，それら細胞に結合しない核酸を抽出する（negative selection）。その後，本樹立細胞に negative selection で得られた RNA を処理し，細胞に結合した RNA を抽出する（positive selection）。これら工程を7回繰り返した。最終的に選抜されたアプタマーの標的分子に対する Kd 値は，ナノモルオーダーを示した。その他，Cell SELEX 法を用いて種々のがん細胞に特異的に結合するアプタマーを取得したとの報告[13～17]や ES 細胞に特異的に結合するアプタマーを取得したとの報告[18]があり，特定の細胞を選抜する手法としても有益だと考えられる。また，選抜の機器としてセルソーターを用いる手法[19]も考案されており，より効率的にアプタマーの取得が可能になると考えられる。

上記 SELEX 法以外にも，キャピラリー電気泳動装置[20]を用いた SELEX 法や，増幅のステップを省略した Rapid-SELEX 法[21]等，種々の方法論が報告されている。Darmostuk らの総説にその詳細が記載されているので，参照頂きたい[22]。

3 医薬品への応用

3.1 アプタマー医薬品の開発

アプタマーの医薬品として承認された，滲出型加齢黄斑変性症治療薬 Macugen® は28ヌクレオチドからなり，上述したように，Macugen® も核酸分解酵素に対する耐性を持たせるために，リボースの2'位にピリミジンには F 基を，プリンには OMe 基が導入され，3'末端には逆位の idT が付加されている。さらには，5'端に40 kDa の分岐型 PEG が付加されている。Macugen® に引き続き，種々のアプタマーについて臨床試験でその効果と安全性の確認が行われている。表1に，現在臨床試験中のアプタマーを示した。以下にその詳細を示す。

(1) E10030（Fovista®）

Platelet-derived growth factor-B（PDGF-B）は，眼球の増殖性網膜症の発症に関与する分子として知られている。そこで，Floege らは，PDGF-B に対するアプタマー取得を目指した結果，30ヌクレオチドの鎖長で，5'末端に40 kDa の PEG を，3'末端に idT を付加したアプタマー（ARC127）を創製した[23, 24]。本アプタマーの PDGF-B に対する結合力は，Kd 値で100 pM，繊維芽細胞の増殖に対する IC_{50} 値は，4 nM であった。次に，ウサギへの1 mg の硝子体投与薬物体内動態試験を実施，硝子体液の C_{max} は109 μM，半減期は98時間を示した。PDGF-B トランスジェニックマウスを用いた薬効薬理試験において20 μg を硝子体内投与したところ，6例中6例で剥離が認められず有効性が認められた。さらに，網膜上膜の形成の有意な減少が確認された。これらの結果は虚血性の網膜症（糖尿病性網膜症，増殖性硝子体網膜症，脈絡膜新生血管）に効果を示す可能性を示唆した。PDGF-B に対するアプタマーが有用であることが示されたため，Ophthotech 社は，ARC127 の開発コード番号を E10030（Fovista®）とし，

核酸医薬の創製と応用展開

表1　臨床試験中のアプタマー医薬品

Aptamer	Company	Target	Indication	Current Phase
E10030 (Fovista®)	Ophthotech/Novartis	PDGF-B	Wet AMD	Phase Ⅲ
ARC1905 (Zimura®)	Ophthotech	C5	Dry AMD	Phase Ⅱ
NOX-E36 (Emapticap Pegol)	NOXXON	MCP-1	Diabetic Nephropathy	Phase Ⅱ
NOX-A12 (Olaptesed Pegol)	NOXXON	SDF-1	Multiple Myeloma Chronic Lymphocytic Leukemia	Phase Ⅱ
NOX-H94 (Lexaptepid Pegol)	NOXXON	Hepcidin	Anemia	Phase Ⅱ

AMD：Age-related Macular Degeneration　加齢黄斑変性症
Diabetic Nephropathy　糖尿病性腎症
Multiple Myeloma　多発性骨髄腫
Chronic Lymphocytic Leukemia　慢性リンパ性白血病
Anemia　貧血

滲出型加齢黄斑変性症治療薬としての開発を米国で開始した。臨床試験は，VEGF阻害剤であるLucentis®とコンビネーションで行われている。第Ⅱ相後期の試験では，449名の患者が参加，69施設で実施された。1.5 mgの投与で，Lucentis®単剤投与に比較し，有意な改善効果が認められた。安全性についても良好な結果を得た。現在，Novartis社と共同で第Ⅲ相試験を実施中である[25]。

(2)　ARC1905（Zimura®）

ARC1905は，Ophthotech社が開発している補体因子の一つであるC5に対するアプタマーである。BiesekerらによりC5に対するRNAアプタマーが報告された[26]。ピリミジン2'位にF基を導入したランダムRNAプールを用いてSELEX法を実施，21種のアプタマーを同定した。そのうち，7種のアプタマーの配列に相同性が高く，それらのアプタマーのC5に対する結合力は，Kd値で20〜40 nMの値を示し，C5に起因する溶血作用も阻害することが明らかとなった。その後，さらにSELEX法を実施した結果，鎖長38ヌクレオチドで，ピリミジン塩基の2'位にH基，F基，3ヵ所のプリン塩基の2'位にOMe基を導入したアプタマーARC1905を見出した。5'末端に40 kDaのPEG，3'末端にidTが付加されている[7,27]。ARC1905は，C5がC5aとC5bに開裂するのを阻害することが確認されている。ARC1905は，冠動脈バイパス手術時の適応を考えていたが，C5に対する抗体医薬品であるpexelizumabが本適応での第Ⅲ相臨床試験において良好な結果を得られなかったことより，対象疾患を滲出型加齢黄斑変性症に変更した[27]。第Ⅱ相前期臨床試験では，抗VEGF治療を受けていない43名の患者に対し，Lucentis®とコンビネーションで，ARC1905が0.3，1.0，2.0 mgの3用量設定で投与された。その結果，何れの投与群でも視力の回復が認められた。Ophthotech社は，ARC1905の臨床でのポテンシャルを確認できたこと，C5がドライ型加齢黄斑変性症の発症に関与している事実から，適応疾患を萎縮型加齢黄斑変性症に変更し，第Ⅱ／Ⅲ相の臨床試験を開始した[28]。

第13章　アプタマーの創製と医薬開発

(3) NOX-E36 (Emapticap Pegol)

NOX-E36は，NOXXON社が開発しているケモカインの一種であるMCP-1を標的としたSpiegelmer®で，糖尿病性腎症を適応疾患に現在第II相臨床試験が実施されている。MCP-1は，炎症部位に単核球やTリンパ球を遊走させる作用を有し，ループス腎炎や糖尿病性腎症の病態に深く関与すると考えられている。創製されたNOX-E36の鎖長は，40ヌクレオチドで5'末端に40 kDaのPEGが付加されている。MCP-1に対する結合活性は，Kd値で1.1 nMを示した。ヒトMCP-1に特異的に結合し，NOX-E36のMCP-1による細胞遊走阻害活性は，IC_{50}値で0.5 nMである[7, 29]。一方で，NOX-E36は，マウスMCP-1に対しては交差しない。これはヒトとマウスのMCP-1タンパク質のホモロジーが55％と低いことに起因する。そこで，NOXXON社は，げっ歯類のMCP-1に対するSpiegelmer (NOX-mE36, 50ヌクレオチド，3'末端に40 kDaのPEG付加) を作製し，マウスループス腎炎モデルにおける薬理試験で治療効果を示した[30]。

第II相前期臨床試験は，75名のアルブミン尿が確認されている2型糖尿病患者を対象に，50名に，2週間に1回，12週間，0.5 mg/kgの用量で皮下投与，プラセボ投与群の患者は25名で実施された。その結果，忍容性は高く，単核球の数の減少，尿中アルブミンの量，HbA1c量の減少が認められた。この結果は，最終ステージへの腎症の進行を遅らせることを期待させ，腎移植まで至らせない効果が期待されている[31, 32]。

(4) NOX-A12 (Olaptesed Pegol)

NOX-A12は，NOXXON社が開発しているケモカインの一種であるSDF-1αを標的とした，45ヌクレオチドの鎖長で，5'末端に40 kDa PEGが付加されたSpiegelmer®である。NOX-A12のSDF-1αに対する結合活性は，Kd値で0.2 nM以下を示し，SDF-1αによる細胞遊走阻害活性は，IC_{50}値で0.2 nMを示した[33]。SDF-1αは，造血細胞を骨髄中に留める作用がある。したがって，SDF-1αを阻害することで，造血細胞を骨髄から末梢血に移動されることが期待される[34]。このことは，骨髄中に存在するがん細胞を末梢血に移動させ，既存の抗がん剤で死滅させる治療法の可能性を示唆している。さらには，いくつかの白血病細胞のサバイバル因子としても働くことが知られている。そこで，NOX-A12をマウス，カニクイザルに投与したところ，末梢血の白血球数が増加することが確認できた[34]。この結果を受けて第I相臨床試験が開始され，ヒトでも同様の結果を得た。次に，NOXXON社により2つの第II相前期試験が実施された。一つは，慢性リンパ性白血病患者を対象に，bendamustineとrituximab投与前にNOX-A12を投与する試験，もう一つは，多発性骨髄腫患者を対象にbortezomibとdexamethasone投与前にNOX-A12を投与する試験が各28名の患者に対し行われた。いずれの試験においてもNOX-A12を前投与したことにより抗がん剤のレスポンスが向上し，奏功を示す結果を得た。副作用に関しても，NOX-A12によるものは認められなかった[35, 36]。今後の実施される第II相後期臨床試験の結果が期待される。

(5) NOX-H94（Lexaptepid Pegol）

Hepcidin は，生体内の鉄のホメオタシスの制御に中心的役割を果たしている。具体的には，鉄の過剰な取り込みの抑制，つまり負の制御をする分子と考えられている。一方で，炎症時にも Hepcidin の産生増加が起こり，結果として貧血が認められるようになる。慢性腎炎[37]，がん[38]，キャッスルマン病[39] で Hepcidin の産生が向上するという報告が示されている。そこで，NOXXON 社は Hepcidin に対する Spiegelmer の開発に着手，NOX-H94 を創製した。鎖長 44 ヌクレオチドの鎖長で，5' 末端に 40 kDa PEG が付加されており，Hepcidin との結合力は，Kd 値で 0.65 nM を示した。マクロファージの Hepcidin の鉄の取り込み阻害の生理作用に対する NOX-H94 の阻害効果は，IC_{50} 値で 9.4 nM を示した。次に，カニクイザルに IL-6 を投与し誘導された Hepcidin に対し，NOX-H94 が抑制効果をもつか否かについて，血液中の鉄イオン濃度を測定することで確認した。その結果，IL-6 による鉄イオンの減少を抑制すること，さらに NOX-H94 単独投与でも鉄イオン濃度が有意に上昇する結果を得た[40]。この結果を受けて NOXXON 社は，臨床試験を開始することとした。

第 I 相臨床試験で，NOX-H94 の PK/PD の確認がなされた。健常人に NOX-H94 を投与し，投与後の血中の NOX-H94 の濃度と鉄イオン濃度を測定したところ，投与用量依存的な血中濃度変化の上昇を確認した[41]。次に，24 名の健常人に低用量の lipopolysaccharide（LPS）を投与した後，NOX-H94 もしくはプラセボを引き続き投与，LPS 刺激で産生される IL-6 による血中鉄イオンの減少を阻止できるかの確認試験を実施した。その結果，LPS + NOX-H94 投与群では，血液中の鉄イオンの有意な上昇がプライマリーエンドポイントの LPS 投与後 9 時間まで観察された[42]。この結果を受けて，貧血を呈しているがん患者（多発性骨髄腫，低悪性度リンパ腫，慢性リンパ性白血病）12 名に対する第 II 相パイロット研究が実施された。NOX-H94 が投与された患者 12 名のうち，5 名にヘモグロビン量の改善が認められた。本試験は，がんを始めとする慢性疾患で認められる貧血に対し，NOX-H94 の効果が期待できることを示したものである[43]。現在進行中の第 II 相前期の臨床試験では，造血剤に不応答の腎透析患者の貧血に対する NOX-H94 の効果確認が行われている[44]。その結果を，期待をもって待ちたい。

(6) RiboART システムとアプタマー医薬の創製

アプタマーの医薬品開発を推進している創薬企業である株式会社リボミックでは，種々の SELEX 法を駆使し医薬候補品を見出す RiboART システムを構築した（図 3）。RiboART システムは，種々の SELEX 法で取得したアプタマーの医薬品化に向けたアプタマーの改変・修飾，培養細胞，実験動物を用いた薬理効果試験と毒性試験，製品化に向けた原薬合成をシステマティックに進めるものである。

創薬ターゲットとして，線維症に関与する autotaxin，骨代謝に関与する fibroblast growth factor 2（FGF2），疼痛に関与する nerve growth factor（NGF）を選定，それらに対するアプタマーを取得した。これらアプタマーのターゲット分子に対する結合力は極めて強く，薬理効果，薬物の体内動態，毒性所見も他社のアプタマーと比較して遜色ない結果を得ており，臨床試験に

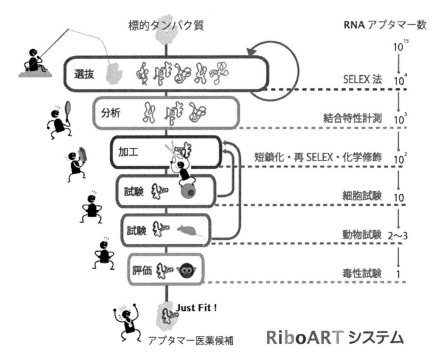

図3 RiboARTシステム
SELEX法で取得したアプタマーの特性を分析した後，細胞試験，動物試験で効果確認と毒性試験でその毒性確認を行う。その過程で医薬品化にむけた最適加工を施し，アプタマー医薬候補品を創製する。

向けて必要な作業を行っている[45]。

4 おわりに

以上述べたようにアプタマーの創製技術であるSELEX法は，その発明以降，数多くの研究者により，医薬品化に向け優れたアプタマーを効率的に見出すための技術改良がなされている。原則として，アプタマーはあらゆる標的分子に対して作出可能であることから，低分子化合物や抗体が不得手な標的に対する阻害剤を創製できる可能性を秘めている。一方で，種々のSELEX法で得られたアプタマーを医薬品化するには，熟練の技術と経験が必要であるが，㈱リボミックでは十分にそれが蓄積されている。我々は，紹介したRiboARTシステムを駆使し，アプタマー医薬品を世に出すべく鋭意研究開発を進めている。本稿で紹介したアプタマーやそれに続くアプタマーが，近い将来医薬品として上市され，難病で苦しむ患者を救う日が来ることを確信している。

文　　献

1) C. Tuerk & L. Gold, *Science*, **249**, 505 (1990)
2) A. D. Ellington & J. W. Szostak, *Nature*, **346**, 818 (1990)
3) P .E. Burmeister et al., *Chem. Biol.*, **12**, 25 (2005)
4) マクジェン審査結果報告書, 厚生労働省医薬食品局審査課, 平成 20 年 5 月 13 日
5) J. M. Siller-Matula et al., *Arterioscler. Thromb. Vasc. Biol.*, **32**, 902 (2012)
6) S. Klussmann et al., *Nat. Biotechnol.*, **14**, 1112 (1996)
7) A. Vater & S. Klussmann, *Drug Discov. Today*, **20**, 147 (2015)
8) A. Nolte et al., *Nat. Biotechnol.*, **14**, 1116 (1996)
9) A. Vater et al., *Nucleic Acids Res.*, **31**, e130 (2003)
10) F. Jarosch et al., *Nucleic Acids Res.*, **34**, e86 (2006)
11) W. Pan et al., *BioTechniques*, **44**, 351 (2008)
12) S. P. Ohuchi et al., *Biochimie*, **88**, 897 (2006)
13) A. T. Bayrac et al., *ACS Chem. Neurosci.*, **2**, 175 (2011)
14) T. Kunii et al., *Analyst*, **136**, 1310 (2011)
15) K. Ninomiya et al., *Bioorg. Med. Chem. Lett.*, **23**, 1797 (2013)
16) Y. Wang et al., *Plos One*, **9**, e100243 (2014)
17) W. N. LI et al., *Biomaterials*, **35**, 6998 (2014)
18) T. Iwagawa et al., *Biochimie*, **94**, 250 (2012)
19) G. Mayer et al., *Nat. Protoc.*, **5**, 1993 (2010)
20) S. D. Mendonsa & M. T. Bowser, *J. Am. Chem. Soc.*, **126**, 20 (2004)
21) K. Szeto et al., *PLoS One*, **8**, e82667 (2013)
22) M. Darmostuk et al., *Biotechnol. Adv.*, **33**, 1141 (2015)
23) J. Floege et al., *Am. J. Pathol.*, **154**, 169 (1999)
24) H. Akiyama et al., *J. Cell. Physiol.*, **207**, 407 (2006)
25) http://www.ophthotech.com/product-candidates/fovista/
26) G. Biesecker et al., *Immunopharmacology*, **42**, 219 (1999)
27) D. Ricklin & J. D. Lambris, *Nat. Biotechnol.*, **11**, 1265 (2007)
28) http://www.ophthotech.com/product-candidates/arc1905/
29) D. Eulberg et al., *In: Therapeutic Oligonucleotides*, J. Kurreck(Ed.), Biomolecular Sciences Series of the Royal Society of Chemistry (2008)
30) O. Kulkarni et al., *J. Am. Soc. Nephrol.*, **18**, 2350 (2007)
31) J. Menne et al., *ISN World Congress of Nephrology 2015*, Cape Town, Abstract Number：WCN15-0231
32) http://www.noxxon.com/downloads/pressrel/2014-04-04_NOXXON_presents_Positive_Results_from_Emapticap_Pegol_Phase_IIa_Diabetic_Nephropathy_Study.pdf
33) A. Vater et al., *Clin. Pharmacol. Ther.*, **94**, 150 (2013)
34) J. A. Burger et al., *Blood*, **107**, 1761 (2006)
35) M. Steurer et al., *ASH*, San Francisco, Publication number：1996 (2014)
36) H. Lunwig et al., *ASH*, San Francisco, Publication number：2111 (2014)
37) J. Małyszko et al., *Am. J. Nephrol.*, **25**, 586 (2005)
38) S. Shama et al., *Clin. Cancer Res.*, **14**, 3262 (2008)
39) S. N. Song et al., *Blood*, **116**, 3627 (2010)

40) F. Schwoebel *et al.*, *Blood*, **21**, 2311 (2013)
41) K. Riecke *et al.*, *Blood*, ASH Annual Meeting Abstracts, Abstract 2342 (2012)
42) L. T. van Eijk *et al.*, *Blood*, **124**, 2643 (2014)
43) P. Georiev *et al.*, *Hematologica*, 99S1 Abstract p1172 (2014)
44) ClinicalTrials.gov, NCT02079896
45) http://www.ribomic.com/

第Ⅱ編　合成・製造

第1章　核酸医薬品の製造と物性評価

佐藤秀昭*

1　はじめに

　近年オリゴ核酸を素材とした核酸医薬品創薬の急速な進展により，核酸の化学製造法の重要性が増している。核酸医薬品の合成に利用されるホスホロアミダイト体を用いた固相合成法自体は確立されたケミストリーであるが，近年の人工核酸構造の高度化や合成するオリゴ核酸の複雑化により，条件を最適化することは安定的生産，品質規格の設定，コスト低減にとって重要である。最近ではより大量の合成を可能とする固相法以外の手法も生み出されてきており，多様な合成法に対する基礎理解は生産を考えるうえで必要な要素である。また合成後に実施される，切り出し・脱保護，精製，脱塩の方法は，対象となる核酸医薬品により異なることから，適切な方法を選択する。本章では近年の核酸合成化学の進展を踏まえた製造方法の概略および，中間体評価や品質規格の設定に重要な物性評価について説明するとともに，機能性分子の付加などの高機能化核酸医薬品の製法についても述べる。

2　核酸医薬品の分類と構造

　核酸医薬品の生産上の最大の特徴は，"同じケミストリーを用いて多様な機能を持つ化合物を合成できる"ことにある。mRNAをターゲットとするアンチセンスやsiRNAも細胞表面受容体などをターゲットとするアプタマーも基本的には全て同じ核酸合成法で生産することができる。ただし，化合物によりその構成は大きく異なることからそれぞれに適した条件を採用することが重要である。表1に現在開発されている主な核酸医薬品の分類と構造上の特徴をまとめた。

3　DNA核酸合成法

　DNA合成は，ホスホロアミダイト法と称されるアミダイト体を用いた固相合成法が一般的である[1]。アミダイト体はリボヌクレオシドの塩基部分を保護し，3'位にリン酸基骨格および5'位にジメトキシトリチル基（DMT）を有した構造となっており（図1A），これをアクチベーターと呼ばれるカップリング剤とともに反応させる。この合成は，予め特定のヌクレオシドもしくはユニバーサルリンカーと呼ばれるリンカーが結合した細孔を持つガラスビーズ（CPG）または

＊　Hideaki Sato　㈱ジーンデザイン　事業開発部　部長

核酸医薬の創製と応用展開

表1 核酸医薬品のカテゴリーと主な特徴

分類	基本構造，作用	主な長さ	構造・生産の特徴
デコイ核酸	疾患遺伝子等の転写因子結合部位と同一の配列を持つ短い2本鎖DNA 転写因子に結合し，標的遺伝子の発現を抑制する	15-20 bp	✓ ホスホロチオエート化されることが多い
siRNA	配列に相同的なmRNAの分解を促進する2本鎖RNA	19-27 bp	✓ 多様な2'位修飾を必要とする ✓ デリバリーを志向したGalNAcなどリガンド付加をすることが増えている
miRNA	生体に存在するmiRNAをmimicした2本鎖RNA	19-27 bp	✓ 成熟mRNA側は天然型RNAであることが多い ✓ パッセンジャー鎖は修飾体を使用
アンチセンス	標的遺伝子のmRNA，miRNA，nc-RNAに結合し，RNAの分解を促進，翻訳の阻害，RNA相互作用の阻害，エキソンスキップ法などにより遺伝子の発現を制御する1本鎖修飾核酸 →上市品目： Vitravene® (CMV性網膜炎) KYNAMRO® (家族性高コレステロール血症)	8-30 base	✓ 2'-MOE修飾核酸や架橋型核酸 (LNA，BNA，cEtなど) とDNAのキメラ型ホスホロチオエートやモルフォリノ核酸を使用する ✓ デリバリーを志向したGalNAcなどリガンド付加をする ✓ 活性向上を目指した，DNA/RNA 2本鎖型のHDOなどが開発されている
CpG ODN	CpGモチーフをもつ1本鎖DNA TLR9に作用し自然免疫を活性化するアジュバントとしての利用が中心	20-35 base	✓ ホスホロチオエート化されることが多い ✓ 配列によってはゲル化する
アプタマー	標的タンパク質と特異的に結合する1本鎖 RNA/DNA PEG化されていることが多い 抗体に比べ合成が簡単で，抗体を上回る結合力を持つ可能性がある →上市品目：Macugen® (加齢性黄斑変性症)	20-50 base	✓ 2'位の修飾体を含むことが多い ✓ 中滞留性を得るために40 kDa分岐型などの高分子PEGを付加する

ポリスチレンの固相担体へ，1塩基長毎に①脱DMT反応→②アミダイト体のカップリング→③キャップ反応→④酸化反応というサイクルを繰り返して目的の鎖長まで達する方法であり（図1B），反応自体は自動合成機により行われる。アンチセンスやCpG ODNは，リン酸ジエステル結合に存在する酸素原子を硫黄原子に置換したホスホロチオエート型DNA（S化DNA）であることが多く，④の酸化反応のところを硫化反応に置き換えて行う。天然型DNA合成の1カップリングの反応は平均99％の反応効率であるのに対しS化DNAは98％程度とされ改善の余地を残している。S化DNAの合成不良物は，硫化反応の不十分さに起因する①P-O不純物，②脱DMT反応時の鎖切断などが主因となる。現在硫化に使用される試薬について図1Cにまとめた。現在用いられているS化はすべて多くの立体異性体の混合物であり生理活性や物理化学的性質に対してリン原子の絶対立体配置が大きく影響することから，これらを立体選択的に合成する手法が和田らにより開発されている。この方法による反応のジアステロ選択性は 99：1以上であり，自動合成により20量体も得られている[2]ことから，この技術を応用したS化修飾を用いるアンチセンスや免疫刺激性核酸のCpG ODNなどの機能拡大が期待される。

第1章 核酸医薬品の製造と物性評価

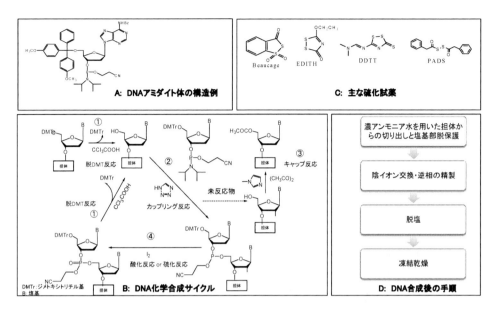

図1　DNA化学合成の概略

現在開発されている核酸医薬品には表1に示した通り，様々な2'位修飾体やバックボーン修飾が活用されている（図2参照）。これらの修飾核酸はカップリング特性が異なることから，それぞれに適した反応条件（活性化剤等の選択）が合成収率を向上させるポイントとなる。新規の修飾核酸をアミダイト体化する場合は，オリゴマーに合成していくことを念頭に適切な保護基を選択することも重要である。

合成が完了したDNAは合成担体に保持された状態となるため，担体からの切り出しとともに塩基部の保護基を外す"脱保護"工程を行う必要がある（図1D）。切り出しおよび塩基部脱保

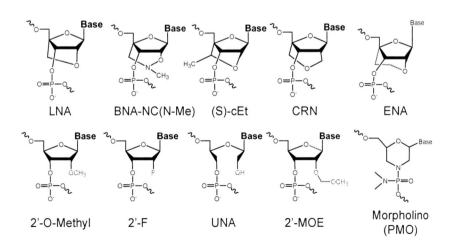

図2　核酸医薬品開発に用いられる主な修飾核酸

護は濃アンモニア水を用い 40～55℃で 2 時間から一晩反応させるが，この条件はどの担体や塩基部保護基を用いるかにより完全長収量や不純物構成に影響を与えるため最適化が必要である。上記の工程を経て合成 DNA のクルード溶液が完成する。例えばホスホロチオエート化 20 塩基長 CpG ODN の場合，合成開始量 1 μmol 当たり 5 mg 程度の粗合成品が得られその中に約 70％の完全長が含まれている。

4 RNA の合成

　RNA 合成は確立された DNA 合成を基盤として構築されており，ホスホロアミダイト法を用いた固相合成法が一般的である。RNA アミダイト体は合成上 2' 位の水酸基を保護する必要があるが，保護基の選択により合成効率が大きく変化するため現在でも新規の保護基開発が盛んである（図 3 A）。DNA 合成は 1 カップリングの反応は平均 99％の反応効率であるのに対し RNA は 98％程度とされ，このことが長鎖 RNA 合成における不純物生成の主因となっている。現在使用されている RNA アミダイト体は 2' 位の保護基種の違いから，2'-O-t-butyldimethylsilyl（TBDMS），2'-O-triisopropylsilyloxymethyl（TOM），2'-cyanoethoxymethyl（CEM），5'-silyl-2'-acetoxyethoxy（ACE），TC RNA Phosphoramidite などに大別される。TBDMS はもっとも一般的な 2' 位保護基であり，2' 位の修飾体の一つとして利用される 2'-フルオロ体（2'-F）との組み合わせで使用できること，原料の供給体制が複数社存在することから汎用性が高く，核酸医薬品製造で最も使用されている。しかしながらこの保護基は図 1 A に示した構造式の通り嵩高いが故に合成効率の面で不利であるため，これに代わる TOM，CEM，ACE などの 2' 位保護基が開発されてきた。特に CEM や最近新規開発された保護基は保護基構造が大幅に小さくなっているため長鎖 RNA 化学合成に適しており，国産の核酸合成技術として今後の展開が期待される[3]。またこれまで多用されてきた酸性溶液を用いた脱保護ではなく塩基性溶液を用い脱保護可能な TC RNA アミダイト体は RNA 合成ダウンストリームの効率化が期待される。現在開発されている siRNA やアプタマーは多くの 2' 位修飾体を含むため，アミダイト体の保護基は 2' 位修飾体などの特性を判断し選択する，脱保護条件を変更して使用するなどのプロ

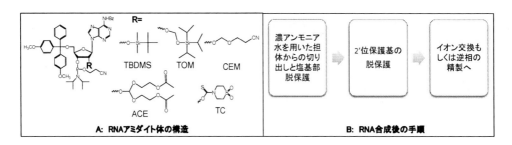

図3　RNA アミダイト体の種類と RNA 化学合成の概略

セス最適化が必須である。

　合成が完了したRNAオリゴヌクレオチドは合成担体に保持された状態となるため，担体からの切り出しとともに塩基部および2'位の保護基を外す"脱保護"工程を行う必要がある（図3B）。切り出しおよび塩基部脱保護は濃アンモニア水を用い40～65℃で2時間から一晩反応させるが，この条件はどの担体や塩基部保護基を用いるかにより大きく異なるため最適化が必要である。次に2'位の脱保護を行うため，濃アンモニア水を除去しそれぞれの2'位保護基に最適な溶液と加温条件にて脱保護を行う。例えばTBDMSの場合はフッ化水素溶液を用い60℃程度で加温しながら反応を行う。この反応条件の善し悪しが完全長収量や不純物構成に影響を与えるため，適切な条件および方法を用いることが重要であり核酸合成をする各社のノウハウの一つとなっている。上記の工程を経て合成RNAのクルード溶液が完成する。通常の20塩基長RNAの場合，合成開始量1μmol当たり5mg程度が得られその中に約70%の完全長が含まれている。RNA化学合成は合成量によって，CPGとポリスチレンポリマーどちらを合成担体に使用するか，配列構成により完全長合成収率と合成量が大きく変化する可能性はどの程度あるか，どのような保護基をもつアミダイト体が製造にとって最適であるかなどを考慮する必要があり，スケールアップに際しては事前のプロセス確立により最大限の完全長収率を得られるように条件検討を行うことが重要な課題となる。

5　精製から凍結乾燥品まで

　3節および4節により得られた粗合成溶液は，陰イオン交換（AEX）カラムクロマトグラフィー精製もしくは逆相（RP）カラムクロマトグラフィー精製の1段階精製，あるいはRP精製とAEX精製の2段階精製に供される。脱保護完了溶液中に含まれる完全長DNAの5'末端には疎水性のDMT基を残しており，これを手掛かりとして疎水性のインタラクションを利用し一度精製した後，酸を用いてDMT基を精製カラム上で切り離しAEXの塩基長に依存した溶出パターンを利用して塩のグラジェントにより溶出する方法が一般的であるが，スケールアップした精製の場合はAEX担体の疎水性だけでは保持しきれない場合も多く，この工程を分離してDMTを手がかりにして逆相担体で粗精製した後にDMT基を切断してAEX精製を実施することもある。アプタマーやCpG ODNは立体構造を取りやすい配列上の特性を有しているため，カラムクロマトグラフィー上での分離が不充分になる可能性がある。高効率精製を達成するためには，高い完全長合成収率を得られていることが重要となる。分離された画分は逆相高速液体クロマトグラフィー（RP-HPLC），マトリックス支援レーザー脱離イオン化飛行時間型質量分析計（MALDI-TOF-MS），液体クロマトグラフィーと質量分析法を接続した機器分析（LC-MS）を用いて純度および分子量を確認し目的純度に達している画分を回収する。精製完了後は大量の塩を含むため，精製画分を限外濾過に供しリン酸基に対イオンとなるNa以外の溶液中のフリーな塩を除く。得られた脱塩済み水溶液を凍結乾燥し，最終製品とする。

上記工程に加えデコイ核酸，siRNA，miRNA mimic の場合は 2 本鎖化（アニーリング）工程を要する。一般的には等モルの各鎖を RNase Free 水に共存させ，熱変性後に徐冷することで 2 本鎖が得られる。このときの温度状況および濃度条件は配列や修飾体構成によって異なる場合があるが，高濃度でアニーリングする場合は熱変性を要しない場合が多い。初期の siRNA インストラクションに述べられているアニーリングバッファーを用いる方法は，製剤への影響を鑑み利用しないことがほとんどである。

6　大量合成法の開発

前節に述べたように，現在の核酸医薬品の生産ではほとんど固相合成法が用いられている。固相合成法は，①完成された反応方法を基にしたプロセス検討が可能，② 1 サイクルの合成が素早く実施できるため，短い期間で生産を達成，③アプタマーなどの長い核酸の合成，縮合が難しいモノマーを含む合成に有利，といった良い特徴を有するものの，①合成スケール拡大は反応補助試薬の送液能力に依存し，バッチ当たり最大 3 kg 程度（20 mer アンチセンスの場合）が機器の限界（Scalability の問題），②合成サイクルの in process control が不可能（間接的なモニタリングのみ）といった問題点が存在し，核酸医薬品がより広く疾患に適用され大量生産していくにあたって課題となっていた。近年，高橋らは液中で反応できるアンカー法を応用したペプチド液相合成法である AJIPHASE® 技術[4]を核酸合成にも適用できることを見出した。既にモルフォリノ核酸（PMO）では kg スケールの合成を実施しており，リン酸ジエステル結合を有する核酸合成についても実証を重ねている。当社では味の素社と協力して従来法である固相合成と AJIPHASE® での合成法の同等性を検討するため，グラムスケールでの生産を実施し脱保護後のクルード純度，不純物の比較を LC-MS を用いて分析した。その結果，多くのケースで固相合成と同等の純度と収量を得ることに成功している。図 4 に 2'-O-Methyl 化 20 mer ホスホロチオエート化の合成後の純度比較を示す。これらの技術検証から，当社では核酸医薬品の生産について固相合成法と AJIPHASE® 技術の 2 つの合成法を，開発される核酸医薬品の想定生産規模やターゲット分子に合わせて提示することが可能となっている。

7　合成困難な核酸の合成法の開発－長鎖 RNA 化学合成－

miRNA の機能解析等に用いられる長鎖 RNA や免疫を調整する機能性核酸は，70～140 塩基長程度と長い。これまで TBDMS を用いた化学合成の場合には，2' 位保護基が立体障害になることから 50 塩基長までが製品として供給できるレベルでの合成限界とされてきた。当社では，合成反応装置の新規開発，合成条件や精製手法の最適化を行うことで 140 塩基長天然型 RNA の合成を達成した。この合成では単に 140 塩基長天然型 RNA を合成しただけではなく，充分な純度を確認しさらに LC-MS 分析による質量確認試験も併せて確立した点が特徴である（図 5）。

第1章 核酸医薬品の製造と物性評価

本合成の確立により，従来困難とされていた長鎖天然型 RNA の核酸医薬品の実用化に貢献できるのではないかと考える。

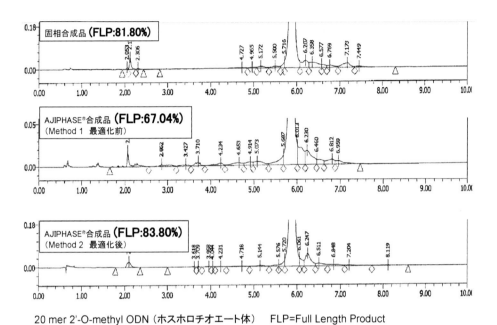

20 mer 2'-O-methyl ODN（ホスホロチオエート体） FLP=Full Length Product

図4 固相合成 vs AJIPHASE® 技術
（脱保護後クルードの純度比較，合成はグラムスケール）

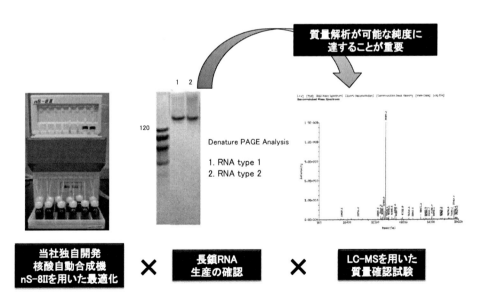

図5 140 mer 天然型 RNA の化学合成と検証
（標準的な TBDMS アミダイト体を用いて合成）

8　核酸-非核酸結合体合成手法の開発

核酸医薬開発において大きな課題となっているのは，薬剤の送達技術である。siRNA は負に帯電した高分子であることから細胞膜を透過できず，機能を発揮する場である細胞質まで効率的に到達できない。本課題を克服するために多くの開発者が取り組んでいる核酸分子への直接的なリガンド付加の代表例は，肝臓へのアクティブターゲッティングを行うための有望なリガンド分子であるアシアロ糖タンパク質受容体 のリガンドである N-アセチルガラクトサミン（GalNAc）の付加である。siRNA に対しての GalNAc 三量体の付加がヒトでの有効性に大きく寄与していることを米国 Alnylam 社が発表して以降，核酸医薬品を開発する各社が siRNA とアンチセンスに対して応用を進めており，開発の進展が期待される。細胞外でターゲットに結合するアプタマーは，単独で存在すると速やかに腎臓から排出されてしまうことから，血中滞留性を向上させるポリエチレングリコール（PEG）付加技術が必要である[5]。

当社では様々な非核酸分子の結合を広い選択肢で効率よく行うため，核酸-非核酸結合技術を開発してきた。最も汎用される結合方法は，第 1 級アミンと N-ヒドロキシスクシンイミド（NHS）活性エステルとの反応で得られるアミド結合である。この反応は非常に効率が高くまた副反応も少ないため，PEG 化を中心に広く用いられている。この反応系の課題は末端アミノ化核酸の効率的合成であり，最近これを解決する ssH アミノリンカーが小松らにより開発されている[6]。この ssH アミノリンカーは従来のアミノリンカーよりも保護基が外れやすくなっている一方で，反応性が高いことから生産コストダウンに寄与すると考えられる。また低分子リガンドや薬剤を核酸医薬品に付加しターゲット特異的デリバリーや機能拡張を行おうという考え方に対して，当社ではアジド化合物と末端アルキン等をクリックケミストリーにより結合させる方法を検討している。本方法を活用することにより，末端アルキンやシクロアルキンを持つ化合物ライブラリーを利用し機能性を有する低分子化合物をスクリーニングすることも可能となり，新たな核酸医薬創製のアプローチとなることが期待される。機能性を付与する化合物として古くから研究されているペプチド-核酸結合体[7]については，当社では，ペプチド末端にシステインを配し，活性化させた核酸分子末端に付加したチオール基と反応させジスルフィド結合を生成する方法を用い，これまで多くのペプチド-核酸結合体を合成してきた（図6）。細胞膜透過性の向上や組織特異性付与などその目的によりペプチドの物性が大きく異なり，陽に帯電する，疎水性を有するなどの場合は，精製後の溶媒交換などでアグリゲーションを引き起こす可能性があり，当社では精製から凍結乾燥までの一連にノウハウを有する。

第1章 核酸医薬品の製造と物性評価

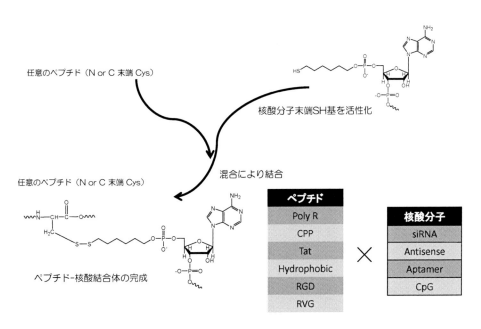

図6 ペプチド-核酸結合体合成の概略と実績例

9 核酸医薬品の物性評価

　核酸医薬品を生産する上で，化合物の適切な物性評価はプロセスの確立と規格値設定において重要である。主な評価項目としては，逆相や陰イオン交換HPLCによる純度試験，MALDI-TOF-MSもしくはLC-MSによる分子量の確認試験，配列確認試験，不純物解析，Tm値解析（2本鎖の場合），pH，重金属，浸透圧，含水率，残留溶媒などが挙げられる。このうち核酸医薬品に特徴的な試験として，配列確認試験が挙げられる。この試験は，合成された核酸が目的通りの正しい順序で合成されていることを確認することで分子量だけでは判明しない分子構成を明確にすることができる唯一の試験であり，①質量分析装置内で分解させて解析するIn-Source Decay法，②酵素あるいは酸で分解し，分解物を質量分析で確認するフラグメント解析法，③合成時にキャップされフラグメントとなった合成不純物を質量分析で解析するCoupling Failure Sequence法がある。当社では生産化合物を直接評価できる①②とアプタマーなどの長鎖核酸医薬品について配列を確認することができる③それぞれについて方法の最適化を進めており，これまでにCpG ODNや1本鎖RNAについて配列確認試験を規格化している（図7A，B）。上述のような試験に加えて，立体構造が活性に大きく影響するようなタイプの核酸医薬品について，当社ではイミノプロトン領域のNMRスペクトル解析を温度領域に分けて行い，生体での立体構造の可能性を検討する評価試験法の開発も実施している（図8）。

135

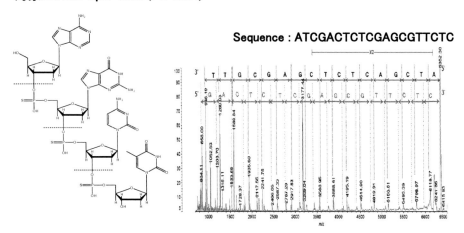

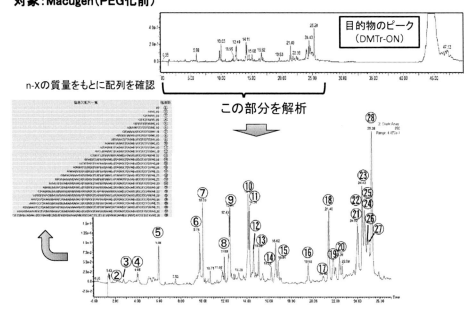

図7　A：In-source decay 法を用いた CpG-ODN（K3）の配列解析と B：カップリングフェイラーシーケンス法を用いた Macugen® の配列解析

10　おわりに

　核酸医薬品の化学合成は，上述のように siRNA，アプタマー，アンチセンスなど使用されるアプリケーションにより適用される製造条件が異なることから，それぞれに最適化を要する。当社ではそれぞれのターゲット分子に対し生産および分析技術の確立を進め，スモールスケール製

第1章　核酸医薬品の製造と物性評価

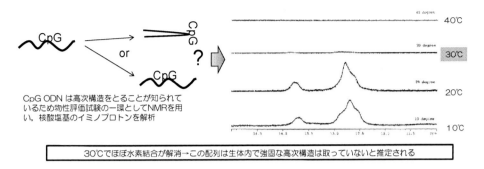

図8　NMRを用いた立体構造の解析
（温度による立体構造の違いを推定）

造からプロセス検討，GLP試験用の合成，さらには核酸医薬品治験薬GMP製造までをトータルで行う体制を整えている。核酸医薬品のGMP製造施設は国内で唯一の核酸医薬品原薬から無菌製剤の一貫製造を可能にする施設であり，注射製剤としての開発が念頭に置かれる核酸医薬品の早期臨床入りを加速させることができると考えている。また，核酸医薬品に特化したCMC研究センター[注]を立ち上げており，生産技術開発，プロセス検討および物性評価の技術構築を通じて，日本発の核酸医薬品開発に大きく貢献したい。

文　　献

1) S. A. Scaringe et al., *J. Am. Chem. Soc.*, **120**, 11820 (1998)
2) M. Oka et al., *J. Am. Chem. Soc.*, **130**, 16031 (2008)
3) T. Ohgi et al., *Org. Lett.*, **7**, 3477 (2005)
4) D. Takahashi et al., *Org. Lett.*, **14**, 4514 (2012)
5) J. M. Healy et al., *Pharm. Res.*, **21**, 2234 (2004)
6) Y. Komatsu et al., *Bioorg. Med. Chem.*, **16**, 941 (2008)
7) A. Aigner et al., *Curr. Pharm. Des.*, **14**, 3603 (2008)

注）CMCとはChemistry, Manufacturing and Controls（化学，製造および品質管理）の略。CMC研究とは創薬研究で見出された新薬候補物質を医薬品として市場に供給するための，原薬や製剤の設計・製品品質の設計・製造プロセスの開発を行う研究開発活動のこと。

第2章　新規RNA医薬品の創製と開発

大木忠明[*]

1　はじめに

　RNAi（RNA干渉）は，特異なRNA（2本鎖短鎖RNA，siRNA）を介して遺伝子の発現を抑制する現象で，広く生命体に備わる生体反応機構として発見され，2006年度のノーベル生理学医学賞のテーマにもなった[1]。この基本的な概念は，生体メカニズム解明への利用のみならず，医薬品への応用が可能となり，世界的に次世代の創薬手法として非常に期待されている[2,3]。その利点は，①配列特異的に遺伝子の機能抑制が可能，②ピンポイントな治療が可能，③全ての遺伝子に対応可能，④人工的に合成可能，⑤オーダーメイド治療が可能，⑥複数の遺伝子が関わる疾患に対して複数の薬物の組み合わせが可能，等である。これらの特徴を生かし，低分子医薬品や抗体医薬品で，これまで治療が困難とされているがん，遺伝性疾患，その他インフルエンザやウイルス感染症などへの適用の可能性が拡がり，さらに期待を高めている[4]。

　しかし，医薬品としてsiRNAの研究開発が進むにつれて，以下の表1のような問題点が生じ，開発スピードが鈍化しているのも現実である。

　このような状況下，ボナックは，独自なRNAi薬に関する新規基盤技術として，上記問題点を克服可能とする1本鎖長鎖RNA，「ボナック核酸」（nkRNA®，PnkRNA®；以下，nkRNA，PnkRNAという）を見出し，さらには，新規薬物動態法として，安定同位体核酸を用いる新規な手法を開発した[5]。

　本稿では，新規RNA医薬品として「ボナック核酸」の生み出された経緯，その化学合成および医薬品化に向けた開発例などについて紹介する。

表1　核酸医薬開発上の問題点

核酸医薬（siRNA）開発上の問題点
1. 知的財産
2. 対酵素安定性
3. 自然免疫系の活性化による副作用
4. 組織分布の評価
5. ドラッグデリバリー

[*] Tadaaki Ohgi　㈱ボナック　研究開発戦略本部　常務取締役／本部長

第 2 章　新規 RNA 医薬品の創製と開発

2　ボナック核酸の固相合成

2.1　背景

現在，RNA 干渉に関わる医薬品ツールとして siRNA[6] そのもの，あるいはその核酸塩基の修飾体を部分的に含むものが世界標準になっており，しかもそれらの知的財産は欧米のベンチャーによって独占されているといっても過言でない。その中でクレームされた，siRNA およびその関連物質の構造的特徴は主に以下のようである（図1）。① 2 本鎖 RNA オリゴマーで構成され，かつ各鎖は 49 塩基以下，②厳密な 1 対 1 組成からなるオリゴマー調製（アニーリング工程）が必要。

このような背景のもと，ボナックは，独自に RNA 核酸合成技術を開発し，ボナック核酸（nkRNA および PnkRNA）と呼ぶ，図 2, 3 に示すような 60 塩基程度からなる 1 本鎖 RNA オリゴマーを創製した。これらは従来の siRNA の知的財産を回避し，かついずれも活性発現のためのアニーリング操作が必要でなく（室温，水溶液中で安定な二次構造をとる），しかも 50 塩基以上の 1 本鎖 RNA オリゴマーからなるものである。このボナック核酸および関連の基本特許は，2015 年 5 月現在，日米欧等で成立している[7〜9]。

1．nkRNA：「遺伝子発現制御のための 1 本鎖核酸分子」

5' 末端より 3' 末端に向けて，センス鎖，1 番目リンカー部分（非相補鎖部分），アンチセンス鎖，2 番目リンカー部分（非相補鎖部分）をそれぞれ含む，全て RNA 分子から構成される。

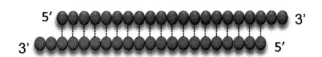

図1　siRNA の構造模式図
点線部分は水素結合，球はヌクレオチド残基を示す。

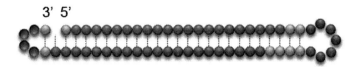

図2　nkRNA の構造模式図（塩基数が 62）

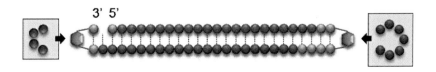

図3　PnkRNA の構造模式図

2．PnkRNA：「含窒素脂環式骨格を有する１本鎖核酸分子」

上記 nkRNA 中，両サイドのリンカー部分がアミノ酸のプロリン"P"誘導体（後述）で置換された構造をもつ。

2.2 ボナックアミダイト（EMM アミダイト）を用いたボナック核酸の高収率固相合成

ボナック核酸は，定法に従ってモノマーアミダイトを用いて，DNA/RNA 自動合成機によって合成することができる。しかし，ボナック核酸は 60 塩基程度の RNA オリゴマーのため，汎用されている RNA 合成用のモノマーアミダイトである TBDMS アミダイト（図4の左図）では合成が困難であり，医薬品化に向けた実用性が乏しかった。ボナックは，その TBDMS アミダイトの欠点である糖の 2' 位の保護基の立体障害を極めて低減させた，図4のようなボナックアミダイト[9]を考案した。それを用いてボナック核酸の固相合成の検討を行った（主な反応条件：1 μmol スケールで固相樹脂として多孔質ガラス（CPG：1,000 Å），活性化剤（5-ベンジルメルカプトテトラゾール），縮合時間 140 秒）。

反応後の脱保護は，①濃アンモニア水-EtOH，40℃，4時間，②1 M テトラブチルアンモニウムフルオリド/DMSO，30℃，4時間で実施した。図5に，ボナック核酸の合成例として，nkRNA（RNA 62 量体）固相合成後の反応混合物（未精製）の HPLC を示す。

図5のように，ボナックアミダイトを用いる nkRNA（RNA 62 量体）の固相合成は，その反応混合物の HPLC 純度が 88.1％となった（仮に各縮合収率が 99.7％と想定すると 61 回の縮合で理論収率が 85.8％となる）。従って，後処理のロス等を勘案しても，ほぼ定量的に進行したものと考えている。また，PnkRNA の固相合成は，nkRNA の左右のループ部分にプロリンアミダイト[8]（図4の右図：開発理由は後述）を用いる以外，nkRNA と全く同様に行うことができた。よって，このボナックアミダイトを用いて固相合成を行うことで，50 量体以上のボナック核酸を極めて高収率，高純度で容易に合成することが可能となった。

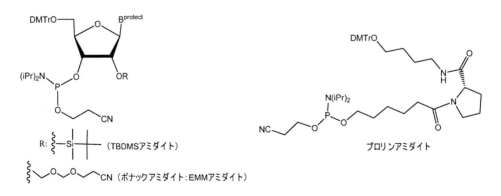

図4　固相合成に用いる，ボナックアミダイトおよびプロリンアミダイトの化学構造

第2章　新規RNA医薬品の創製と開発

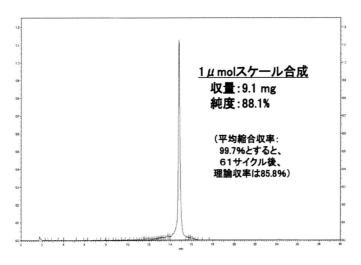

図5　nkRNA（RNA62量体）の反応混合物（未精製）のイオン交換HPLC

3　ボナック核酸の構造上の特徴

　ボナック核酸は，その二次構造中のステム構造に1塩基のデリーションをもつ。このデリーション位置が活性，化学的安定性にどのような効果をもたらすかnkRNAを用いて検討した（図6）。その結果，その1塩基デリーション位置を左側から順次右側の方向にずらしていくと（図6の数字はそのデリーション位置を示す），図7（左図）の遺伝子抑制効果に見られるように，左側から順次，中心に向かうにつれて活性が減弱し，真ん中あたりの11番目のデリーションでは，活性をほぼ失った。また，これを境に右側の方向へデリーションを進めて行くと活性が回復してくることを確認した。この活性のプロファイルは，核酸の化学的安定性の指標となる，Tm値と良い相関を示した（図7の右図）。すなわち，活性が強く現れているものほど，Tm値が高い，化学的により安定であることがわかった。この化学的安定性は，ボナック核酸の活性発現に必要な酵素（例えば，ダイサー）への基質のなりやすさにも関係していると推定している。また，デリーションを含まない，5'末端，3'末端が連結した環状一本鎖RNA（ダンベル型）を

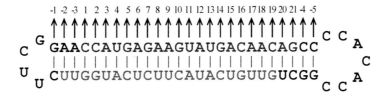

図6　nkRNAの1塩基デリーション位置

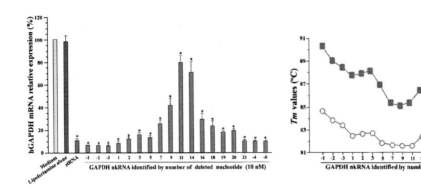

図7 nkRNAの遺伝子抑制活性に及ぼす1塩基デリーション位置の効果（左図）および
それらのTm値（右図上：50 mM PBS, pH7.5, 右図下：50 mM PB, pH7.5）

合成し，nkRNAと活性比較を行ったところ，活性が劇的に減少した[10]。したがって，デリーションおよびその位置がRNAi活性発現の強弱に極めて重要であることを確認した。現在，ボナックでは，ボナック核酸として，デリーション位置が−2番目のものを中心に開発を進めている。

もう一つのボナック核酸であるPnkRNA（構造は前述）は，nkRNAの左右のリンカー部分がアミノ酸であるプロリン誘導体で置換されている。プロリンは，一般的にタンパク質の二次構造を維持するβターンインデューサーとして知られている[11]。この性質をnkRNAのリンカー部分に応用し，考案したのがPnkRNAである。その結果，PnkRNAはTm値がnkRNAに比べ数度上昇し，化学的な安定性が向上した（図8）。

また，PnkRNAはリンカー部分に非ヌクレオシド成分を含むため，RNA分解酵素耐性（図9）やin vivo活性（図10，詳細は後述）がnkRNAよりさらに向上した。したがって，PnkRNAはnkRNAに比べ，化学的および生物学的安定性がより増強したボナック核酸となった。

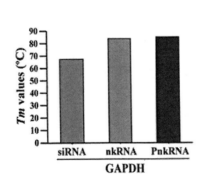
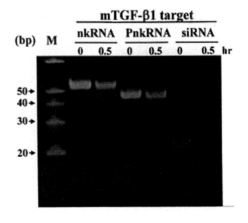

図8 ボナック核酸およびsiRNAのTm値　　図9 S7ヌクレアーゼ存在下 in vitro 安定性

第2章 新規RNA医薬品の創製と開発

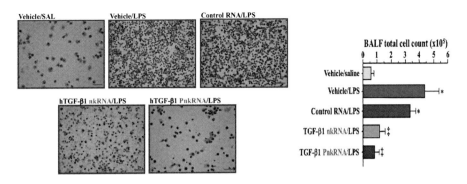

図10 気管支肺胞洗浄液（BALF）中の細胞のギムザ染色図（左図）および細胞数（右図）

4 ボナック核酸の動物モデルでの治療効果[10]

　ボナック核酸の *in vivo* における有効性を証明するため，まず，hTGF-β1 TGマウス（ヒトTGF-β1 トランスジェニックマウス）にLPSを投与することで発症する急性肺傷害モデルを作製した。このモデルマウスに，DDSを用いず，hTGF-β1を標的とするsiRNA，nkRNA，PnkRNAの水溶液をマイクロインジェクションにより経気道的に直接投与し，病態変化を観察した。その結果，nkRNA，PnkRNA投与群はコントロールRNA投与群と比較して炎症性細胞の遊走を顕著に抑制した（図10）。また，その他のパラメータ，hTGF-β1や好中球の減少，さらには動物の表現型なども同様に好結果であった。その作用の強度は，**PnkRNA＞nkRNA≫siRNA** の順になることがわかった。

　この実験結果から，TGF-β1を標的とするボナック核酸が肺の炎症性疾患に極めて有効であるということが示唆された。

5 ボナック核酸による自然免疫反応の回避

　siRNA（短鎖2本鎖RNA）の大きな問題点の一つに，自然免疫系の活性化による副作用があげられる。これは，siRNAが動物の細胞表面にある受容体タンパク質であるToll様受容体-3（TLR3）に認識されるためであり，siRNAの配列に関係なく，2本鎖RNAという構造に起因することが明らかになっている[12]。実際，これが主な要因となって，米国において開発中であったsiRNAの第Ⅲ相試験が中断されたともいわれている。ボナック核酸は，部分的に折り返し構造を有しているが，そもそも1本鎖分子のため，この免疫応答を回避し（未発表データ：図11），また，好都合にも1本鎖RNAを認識するTLR7も回避した。その結果，非特異的な自然免疫応答の回避が可能となり，副作用の少ない新規な核酸医薬品として利用できる可能性を示唆した。この詳細な回避のメカニズムは東京医科大学先端医療寄附講座において解析中である。

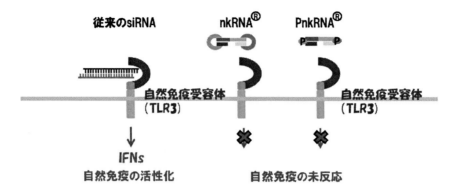

図11 TLR3 に及ぼす RNA の効果（模式図）

6 組織分布の評価手法の開発

ボナックでは，独自な核酸医薬品の薬物動態研究用ツールとして，固相合成上で容易かつ安価に調製できる，核酸の ^{18}O 安定同位体標識法を開発し，特許出願および論文投稿[5]を行った。以下にその手法を簡単に説明する。モノマーアミダイトを用いる固相合成では，モノマーアミダイトが固相担体上のオリゴマーに順次付加し，鎖長が1塩基ずつ伸長する（図12：合成開始時は1ヌクレオシドが結合している）。この合成サイクルの酸化工程は，$I_2/Py/H_2O$ を用い，三価のリン原子は五価に酸化される。ここで前述の H_2O の代わりに ^{18}O からなる水，すなわち $H_2^{18}O$ を用いれば，図13のように五価のリン酸の1つの酸素が ^{18}O 安定同位体になることになる。実際，

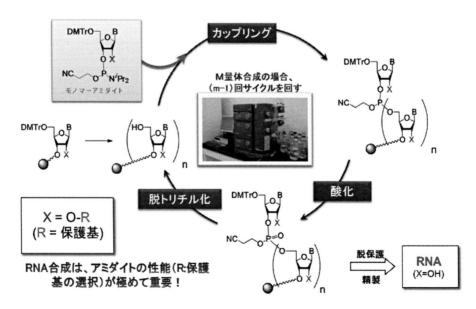

図12 RNA 固相合成サイクル

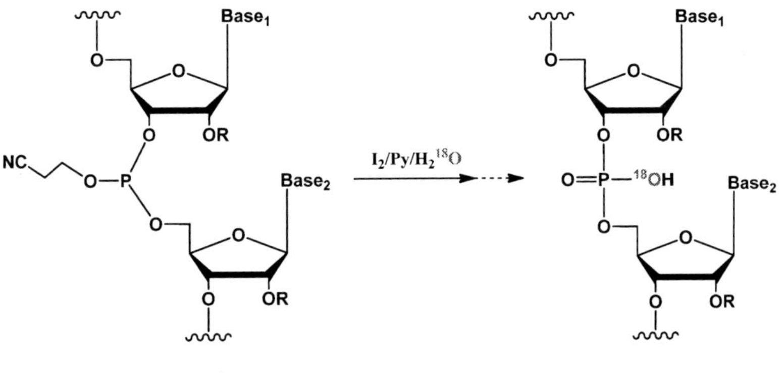

第2章 新規RNA医薬品の創製と開発

図13 ¹⁸O標識核酸の合成
（酸化過程で導入される）

この酸化反応は定量的で，用いた $H_2^{18}O$ の純度に応じた標識化が達成された。

　この新規安定同位体導入法により，オリゴマー中のホスホジエステル結合で糖と結合に関与しない2つの酸素原子の1つを全て ¹⁸O 安定同位体で標識することが容易に可能となった。また，¹⁸O 標識した核酸は，同位体比質量分析を用いて定量することが可能である（図14）。さらに，同位体顕微鏡を活用することにより，細胞内の ¹⁸O 標識核酸のイメージングが初めて可能となった（図15）。

　この安定同位体による標識法は，さらに特徴として①化学的・生物学的物性変化がほとんどない，②標識が安定，③修飾位置がフレキシブル，④被爆の危険性がないため，安全な投与（臨床応用）が可能，等があげられる。現在，これを新規体内動態法として鋭意研究開発を進めているところである。

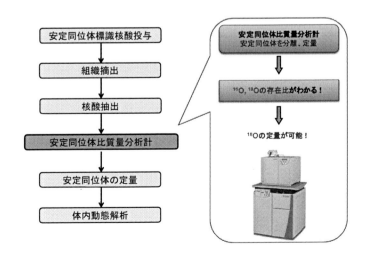

図14　¹⁸O 標識核酸の体内動態解析スキーム

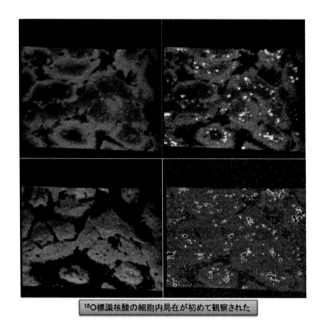

図15 ¹⁸O 標識核酸をトランスフェクションした A549 細胞のイメージング
(同位体顕微鏡利用)

7 おわりに

　以上，ボナックにおいて最近開発した，核酸医薬創製に向けた基盤技術を紹介した。本技術を用いて，先ずは DDS の必要性がより少ない局所投与に照準をあて，できるだけ化学修飾を避け，安全性を考慮しつつ，天然型核酸成分から構成される，ボナック核酸での開発を進めている。また，文頭で記した核酸医薬の開発上の問題点は，本稿で記述した如く，ボナック核酸を用いることにより大筋克服していると認識している。

　ボナック核酸は，今回紹介した肺疾患モデル以外においても共同研究先等で新たな有用性[13〜15]が見出されつつあり，また，欧米の siRNA に対峙する基本骨格をもつ核酸オリゴマーであり，是非次世代の日本初の医薬品として成功させたいと願っている。

第 2 章　新規 RNA 医薬品の創製と開発

文　　献

1) A. Fire *et al.*, *Nature*, **391**, 806（1998）
2) The FANTOM Consortium and RIKEN Genome Exploration Research Group and Genome Science Group, *Science*, **309**, 1559（2005）
3) RIKEN Genome Exploration Research Group and Genome Science Group and the FANTOM Consortium, *Science*, **309**, 1564（2005）
4) 仲矢丈雄ほか, 化学, **67**, 25（2012）
5) T. Hamasaki *et al.*, *Nucleic Acids Res.*, **41**, e126（2013）
6) S. M. Elbashir *et al.*, *Nature*, **411**, 494（2001）
7) JP4968811（2012）---nk
8) JP4965745（2012）, JP5261677（2013）---Pnk
9) JP5554881（2014）, JP5554873（2014）---EMM
10) T. Hamasaki *et al.*, *PLoS One*, **7**, e42655（2012）
11) T. Imanaka *et al.*, *J. Bacteriol.*, **174**, 1423（1992）
12) M. E. Kleinman *et al.*, *Nature*, **452**, 591（2008）
13) Y. Fujita *et al.*, *Sci. Rep.*, **3**, 3325（2013）
14) T. Nakama *et al.*, *Gene Ther.*, **22**, 127（2015）
15) T. Kanazawa *et al.*, *Int. J. Pharm.*, **489**, 261（2015）

第3章 新規液相合成法 AJIPHASE® を用いたオリゴ核酸合成

高橋大輔[*]

1 はじめに

　低分子医薬は古くから開発が続けられてきたが，新薬探索においてはその限界も見え始めてきている。替わって新たな創薬開発の潮流となっているのがバイオ医薬品などの高分子や，ペプチド，オリゴ核酸をはじめとする中分子の創薬開発である。

　核酸創薬も先駆者たちによって目覚ましい発展を遂げ，1998年に Vitravene が米国で上市されたのを嚆矢として，2004年に Macugen，そして2013年に Mipomersen が承認され，その後も数多くのオリゴ核酸医薬品候補化合物が開発され続けている[1~3]。オリゴ核酸医薬には RNA や DNA，あるいは PS 型や PO 型，さらには架橋型核酸やモルフォリノ型などの修飾型核酸等々，多様な配列，構造があり，それら多岐に渡るオリゴ核酸の開発に様々なグループが鎬を削って取り組んでいる[4~6]。そのため，医薬品として上市される段階においては勿論のこと，臨床開発段階においても，大量のオリゴ核酸原薬が必要となる。したがって，核酸創薬が盛んになるにつれ，その効率的合成法の必要性は増すばかりであり，より一層の進化が求められていることは言うまでもない。

　オリゴ核酸の合成法は，これまで固相法を中心として開発され，発展してきた。固相法は，後処理がレジンを濯ぎ洗いするだけという簡便な方法であるため，少量から自動化によって迅速に目的のオリゴ核酸を合成することが可能である。今日では，レジンやリンカー，保護基や活性化剤など合成法に関わる様々な有用な研究知見が活かされ，また，得られるオリゴ核酸の純度も向上し，多様な配列や構造のオリゴ核酸にも合成対応できるような進化を遂げ，核酸創薬に大いに貢献している[3,7]。しかしながら，このオリゴ核酸固相合成法は，特殊な装置を必要とし，高価な原料モノマーや溶媒が過剰に必要であるなど，なおもいくつかの課題を抱えている。また，スケールアップは装置の性質などからも限定的であり，医薬品として，将来の数十キロ，数百キロもの需要に対応するにあたって業界全体で非常に大きな課題として捉えられているのが実状である。そのため，大量のオリゴ核酸原薬の供給には，固相合成設備のスケールアップではなく，少量製造のライン数を増加させるナンバリングアップや，バッチを繰り返すバッチアップでの合成対応が提唱されている。しかし，合成回数を増やして対応することはオリゴ核酸を大量に製造するには効率も悪く，リスクも増加するということになるため，工業スケールでオリゴ核酸を効率

---

　[*] Daisuke Takahashi　味の素㈱　バイオ・ファイン研究所　素材・用途開発研究所
　　　生体機能物質グループ　専任課長

第 3 章　新規液相合成法 AJIPHASE® を用いたオリゴ核酸合成

良く合成できる方法が強く求められていた。

　オリゴ核酸合成のスケールアップに対する解決策の一つとして，液相法での対応を挙げることができる。液相法は反応を均一溶液中で行うため，反応が速く，大過剰の原料や反応試剤，溶媒を必要とせず，また，特殊な装置も不要で，通常の有機合成で使用される反応槽を用いることができる利点がある。しかしながら，液相法では，固相法と異なり，反応後に不要な残原料や試薬を除去するための煩雑な後処理操作が必要になり，パラメーターも多く，プロセス設定に時間を要する。また，液相法では反応工程で完全溶解させることが必須となるため，得られるオリゴ鎖長も限定的であった。

　これら液相法の問題点の解決を試みる，数々の画期的なオリゴ核酸の液相合成がこれまでに報告されている。Bonora らは PEG 化合物を末端保護基として用いて，反応，沈殿を繰り返してオリゴ核酸鎖長の伸長合成を行っている[8]。また，イオン性液体やフルオラス化合物等々，様々な基材を用い，末端保護基の性質を活用し，反応，沈殿，または，分液洗浄を順次繰り返すことで伸長合成している。これらはいずれも伸長オリゴ核酸中間体を，混在する残原料や反応試剤などの夾雑物から精製することをコンセプトとした方法である[9～11]。しかし，これらの方法も依然，各伸長中間体の単離回数や対応できる鎖長（配列）に課題を抱えていた。

　一方，筆者らは，モノマーの縮合，脱保護を繰り返し，次々とアミノ酸残基を伸長していくという，オリゴ核酸合成と同様のオリゴケミストリーであるペプチドの効率的な液相合成法 AJIPHASE® 技術を確立し，報告している[12, 13]。この技術は固相法と液相法の双法の長所を取り入れた方法論であり，既にスケールアップにも成功している。筆者らはこの方法は，既存法に課題があるオリゴ核酸にも応用できる可能性があり，チャレンジすることにより核酸医薬の発展に寄与できるのではないかと考えた。本稿では AJIPHASE® 技術によるオリゴ核酸合成に関して説明することにする。

2　AJIPHASE® について

　AJIPHASE® 技術は固相法のレジンに替えて，長鎖脂肪族を有する「アンカー」と称する化合物をペプチドの C 末端保護基として用い，そのアンカーの親油性を利用してペプチド鎖を伸長合成していくものである（図 1）。一時的保護基は，ペプチドの場合が Fmoc 基，オリゴ核酸の場合が DMTr 基などであり，「一時的保護基＋オリゴ鎖＋アンカー」保護体が溶解し易いクロロホルムや塩化メチレンなどのハロゲン溶媒や，THF 溶媒で均一溶液として縮合や脱保護の反応工程を行う。次いで，アセトニトリルやメタノールなどの極性有機溶媒を貧溶媒として加えることによって，オリゴ鎖伸長アンカー保護体を沈殿単離する。この操作によって，アンカー化合物に結合された分子以外の残原料モノマーや反応試剤などは，沈殿時に母液へ淘汰される。つまり，反応と沈殿操作を繰り返すだけで容易にオリゴ鎖長を伸長合成することができる方法論である。

　筆者らは多様な配列のペプチドに対応可能である種々のアンカー化合物（図 2）を創製し，さ

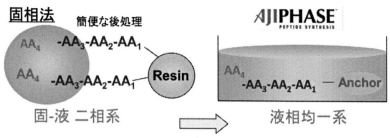

図1 AJIPHASE® 概念図

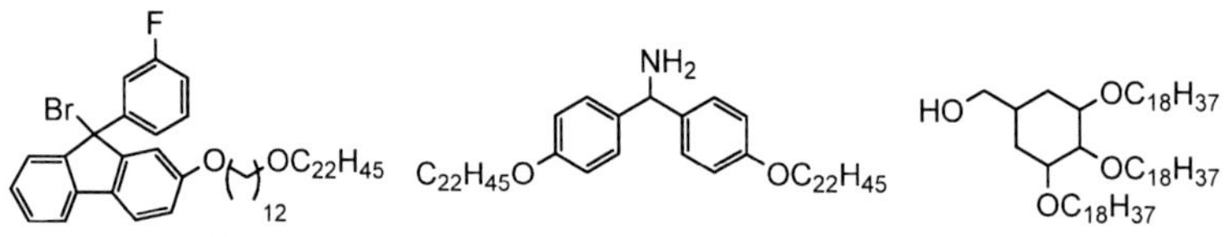

図2 AJIPHASE® アンカー化合物

　らには，アンカー化合物に導入した長鎖直鎖脂肪族を分岐鎖脂肪族に変えることにより，アンカー化合物および，伸長中間体アンカー保護体の溶解性を飛躍的に向上させることに成功した。また，沈殿法から分液洗浄のみで単離一切を省略したワンポットでの連続合成法も開発し，第三世代 AJIPHASE® として報告した[14]。これら新規ペプチド合成法としての AJIPHASE® 技術は，100種を超える配列のペプチド合成の実績を上げ，400 L 程度のスケールアップ実績も積み重ねている。これらの知見から，スケールアップに課題を抱え，将来の需要に応えることが難しいと予想されるオリゴ核酸合成に AJIPHASE® 技術が応用できることを，筆者らは信じて疑わなかった。

3　AJIPHASE® 技術のオリゴ核酸への応用

　オリゴ核酸は様々な構造や配列を有するが，ここでは，DNA や RNA 型のオリゴ核酸への応用について説明する。AJIPHASE® でオリゴ鎖を伸長合成するにあたって，固相法の際と同様のケミストリーを用いて伸長を試みることにした。即ち，固相法のレジンの替わりにアンカー化合物を用い，スクシニル部位を介して 3'-OH 基へローディングさせる。続いて dimethoxytrityl（以下 DMTr）基を有するホスホロアミダイトモノマーを縮合させ，酸化（硫化）を経て一時的保護基の 5' 位の DMTr 基を除去する。そして，次の塩基以降も同様の縮合，酸化（硫化），脱 DMTr 化という操作を繰り返して順次伸長していくというものである[3]。固相法で使用しているホスホロアミダイト法をそのまま AJIPHASE® 技術に応用してオリゴ核酸の伸長を試みたので

第3章　新規液相合成法 AJIPHASE® を用いたオリゴ核酸合成

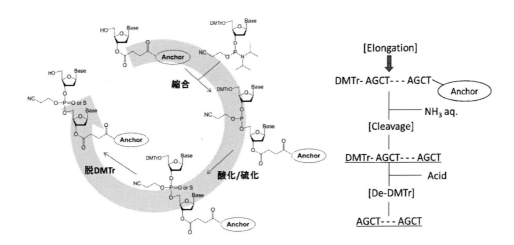

図3　AJIPHASE® 技術でのオリゴ核酸合成スキーム

ある（図3）。アンカー化合物を塩化メチレンに完全溶解させ，3'位にスクシニルリンカーを導入した5'-DMTr-モノマーを縮合剤 HBTU/DIEA 系にてローディングさせた。反応完結後，貧溶媒であるアセトニトリルを加え，沈殿した1残基のアンカー保護体を容易に単離することができた。次いで，ジクロロメタンを加えて再度，溶解させ，TFA にて脱 DMTr 化し，アセトニトリルを加えて脱 DMTr 体を定量的な収率で得た。2残基目にホスホロアミダイトモノマーを活性化剤 BTT 存在下で縮合させ，固相法と同様に短時間で縮合反応が完結することを確認した。その後，PO オリゴ核酸の場合は酸化剤としてヨウ素 / ピリジン，PS オリゴ核酸の場合はDDTT などの硫化剤を用いて，酸化または，硫化反応を行い3価のリンから5価のリン酸へと変換し，5'位の脱 DMTr 化，沈殿単離を同様の手順で実施してオリゴ核酸鎖を伸長させた。これら各段階のすべての反応は均一系で行うことが可能であり，アセトニトリルを加えるだけで容易に各中間体を沈殿単離できることを確認した。比較的分子量が大きく，長鎖脂肪族基を有するアンカーという分子を3'-末端保護基として用いることで，反応を完全溶解系で行うことが可能であり，アンカーに結合した化合物は貧溶媒で容易に沈殿単離できる。その結果，反応系中での高い反応性を確保するとともに，反応系に残存した原料や試薬などの夾雑物は母液側へ淘汰することが可能となる。アンカー化合物を用いることと，溶媒系を変えることによって，オリゴ鎖伸長時の物理的性質の変化をコントロールし，さらにはオリゴ鎖伸長時の煩雑な多段階反応伸長を簡便な操作によって効率的に行うという AJIPHASE® 技術を用いたペプチド合成と同様のコンセプトで，オリゴ核酸合成も実施可能であることを確認したのである。

しかしながら，最初の合成検討においては各反応工程後に沈殿単離しており，合成物の伸長収率は低いものであった。既述した既存の液相合成法においても，単離操作数が多いことは効率性と実用性の観点から大きな課題であり，本技術応用でも同様の課題が挙げられたのは言うまでもない。そこで，筆者らは単離工程を省略するべく，必要に応じてキャッピング化する工程を含め

ると4つの反応を各段階で沈殿単離せず，そのまま次反応に進め，1塩基伸長する毎に1回の沈殿単離に留めるワンポット法を開発した。原料や試薬を残したまま次の反応工程を行うには，残存する夾雑物による副反応を抑制することが必要である。副反応の中でもオリゴ鎖伸長に対して特に深厚な影響を及ぼしたのは，除去したDMTr基の逆反応の結果生じた1残基欠損体の副生であった。これについては，様々な脱DMTr化条件，スカベンジャー種を検討した結果，インドールやピロール系の化合物を脱DMTr化時のスカベンジャーに用いることで副反応を抑制して所望のワンポット法が達成できることを確認した。この方法によって，21残基オリゴ核酸の合成時の伸長収率を82%と飛躍的に向上することができ，操作面でも簡素化することができた（図4）。得られた粗体の純度も89%と高いものであった（図5）。この結果，AJIPHASE® 技術によるオリゴ核酸合成は固相法のような特殊な設備を用いることなく，通常の合成用タンクなどの設備を活用して大量合成できる目途を得たのであった[15]。

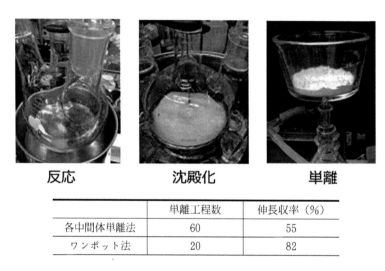

	単離工程数	伸長収率（%）
各中間体単離法	60	55
ワンポット法	20	82

図4　オリゴ核酸伸長実験結果

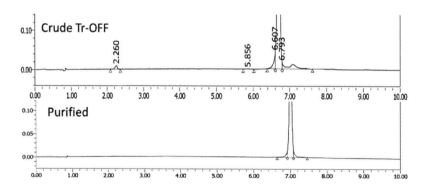

図5　取得オリゴ核酸 HPLC 分析チャート

第 3 章　新規液相合成法 AJIPHASE® を用いたオリゴ核酸合成

4　AJIPHASE® 技術によるモルフォリノ核酸合成大量製造

次にモルフォリノ核酸（PMO；Phosphorodiamidate Morpholino Oligonucleotide）への応用について紹介することにする。モルフォリノ核酸は糖部位をフラノース環からモルフォリノ環構造に置換させた修飾型核酸の一種である。モルフォリノ核酸は，DNA/RNA などのレギュラータイプのオリゴ核酸が有する安定性や特異性の問題を改善し，高い安全性が謳われている。モルフォリノ核酸の創薬開発は現在，AVI BioPharma 社（現 Sarepta Therapeutics 社）や，日本新薬社，国立精神・神経医療研究センターの武田らによって精力的に行われており，新しい筋ジストロフィー治療薬として期待されている[16, 17]。

このモルフォリノ核酸に関しても固相法での対応には，将来の必要原薬量などから課題が大きくのしかかり，ブレークスルーが強く求められていた。そこで，筆者らは AJIPHASE® のモルフォリノ核酸への応用の検討を開始した。

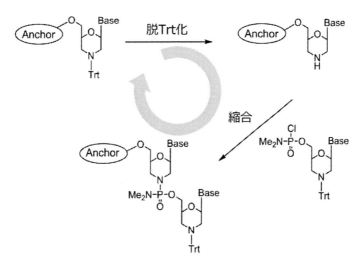

図 6　AJIPHASE® 技術でのモルフォリノ核酸合成スキーム

まず，固相法によるモルフォリノ核酸合成のケミストリーを説明する。糖部位をモルフォリノ環に変換し，3'位窒素原子がトリチル（以下 Tr）化されたモノマーをレジンにローディングし，弱酸性条件で脱 Tr 化する。続いて 3'-Tr-リン酸クロライドモノマーを塩基存在下，縮合させる。次工程以降は脱 Tr 化，縮合を順次繰り返しオリゴ鎖を伸長する。全配列伸長後，アンモニア水条件にて，レジンから切り出し，粗モルフォリノ核酸水溶液を得る。その後，必要に応じた精製を行い高純度のオリゴマーを得る（図 6）。本プロセスの一つの特徴は，モノマー酸クロライドの調製に煩雑な工程を必要とするため，主原料となるモノマーが大変高価になることである。また，DNA/RNA 型オリゴ核酸に使用するホスホロアミダイモノマーと異なり，酸クロライドモノマー自体の反応性が高くない。したがって，固相法では縮合反応を完結させるために，加熱条件や大過剰のモノマーが必要となることが課題の一つである。

モルフォリノ核酸の伸長合成を AJIPHASE® 技術にて試みた。その結果，通常型のオリゴ核酸と同様に，各伸長中間体の溶解性も高く，すべての反応を均一系で行うことができた。沈殿単離工程においても良好な沈殿性を示し，各伸長中間体を残原料などの反応夾雑物から容易に単離可能であることが確認できた。特筆すべきは，固相法で縮合反応の完結に 2～4 当量程度必要となる高価なモノマーを，AJIPHASE® では 1.3 当量程度の小過剰に削減できたことである（表 1）。得られた精製前の粗体純度も固相法と比べ良好であり，精製工程の負荷軽減にもつながっている。各伸長中間体の HPLC 純度をプロットしたものが下図である（図 7）。本プロセスは初回合成時の小スケール実験から，スケールアップしても粗体の品質は同等であった。これは AJIPHASE® 技術により，そのスケールにかかわらず再現性良くモルフォリノ核酸が得られることの左証である。また，長鎖配列，プリン塩基が多い配列など，様々な PMO 配列に対応可能であることも確認した[18]。

表 1　PMO 伸長合成実験でのモノマー使用量

\mer	1	2	3	4	5	6	7	8	9	10	11	12	13	14	15	16	17	18	19	20
	C	G	A	T	X	X	X	X	X	X	X	X	X	X	X	X	T	A	G	C
モノマー量	1.2	1.3	1.3	1.3	1.3	1.2	1.2	1.2	1.2	1.1	1.1	1.1	1.1	1.1	1.1	1.0	1.3	1.2	1.2	1.2 (eq)

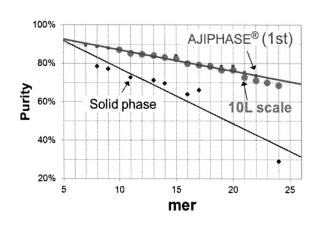

図 7　PMO 伸長合成各中間体の LC 純度

最終的に，我々はこの AJIPHASE® プロセスにて 200 L タンクを使用した，PMO の大規模製造への移行を行い，10 kg 以上の PMO 保護体の合成においても，ラボスケールと同様に，すべての反応工程を均一溶液系で実施でき，モノマーを 1.0～1.3 当量で縮合反応を完結させることができた。操作においても，各伸長中間体の沈殿単離をラボと同様に進められることを確認しており，すでに多くのバッチ数を実施し，安定な GMP 製造を継続している（図 8）。また，本プロセスでは固相法に比べて，合成に使用する溶媒量は約 1/4 となり，高価なモノマーも大幅に低減でき，製造コストは大きく低減した。

第3章　新規液相合成法 AJIPHASE® を用いたオリゴ核酸合成

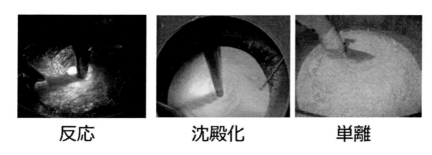

図8　PMO スケールアップ製造時の様子

　以上述べてきた通り，AJIPHASE® プロセスは現在の固相合成法に替わり，近い将来に必要とされる大量の核酸医薬を製造可能な方法として有用であることが実証できた。

5　おわりに

　固相合成でオリゴ核酸末端に用いる固相レジンに替えて，長鎖脂肪族を有する保護基アンカー化合物を使用することによって，効率的に DNA/RNA 型やモルフォリノ型などのオリゴ核酸を合成できる方法論を開発した。本稿で述べたように，既に大規模スケールでの GMP 製造ができることを実証している。医療費低減が叫ばれ，製造コストにもさらなる圧縮が求められる昨今，特に原薬の製造が高コストとなるオリゴ核酸の低コスト化，安定供給が可能な効率的手法の一つになることを示した。一方で，恒常的な信頼性とさらなる効率化が求められる医薬品製造プロセスの実現に向けて，我々に求められる開発課題は少なくない。これらを一つずつ解決していき，核酸創薬企業を通して，期待のオリゴ核酸医薬を患者様に届けられる日が来ることを切に願っている。本技術が核酸創薬の今後の展開，そして，日本がオリゴ核酸大国となる未来に貢献できれば幸いである。

文　　　献

1) (公財)ヒューマンサイエンス振興財団, 核酸医薬品の開発と規制の動向 (2014)
2) ㈱シードプランニング, 世界の核酸医薬品開発の現状と将来展望 (2014)
3) S. T. Crooke (ed.), Antisense Drug Technology: principles, strategies and applications. 2nd ed., CRC Press, Boca Raton (2008)
4) V. K. Sharma et al., Med. Chem. Commun., **5**, 1454 (2014)
5) V. K. Sharma et al., RSC Adv., **4**, 16618 (2014)
6) M. A. Campbell et al., Chem. Soc. Rev., **40**, 5680 (2011)

7) G. M. Blackburn *et al.* (eds.), Nucleic acids in Chemistry and Biology, Royal Society of Chemistry, Cambridge, U.K. (2006)
8) G. M. Bonora *et al.*, *Nucleic Acids Res.*, **18**, 3155 (1990)
9) R. A. Donga *et al.*, *J. Org. Chem.*, **71**, 7907 (2006)
10) N. Oka *et al.*, *J. Fluorine Chem.*, **150**, 85 (2013)
11) S. Kim *et al.*, *Chemistry*, **19**, 8615 (2013)
12) D. Takahashi *et al.*, *Tetrahedron Lett.*, **53**, 1936 (2012)
13) D. Takahashi *et al.*, *Org. Lett.*, **14**, 4514 (2012)
14) 高橋大輔, 遺伝子医学 MOOK 別冊 次世代ペプチド医薬創薬, p.57 (2014)
15) K. Hirai *et al.*, International Patent WO 2012157723.
16) R. M. Hudziak *et al.*, *Antisense Nucleic Acid Drug Dev.*, **10**, 163 (2000)
17) S. Takeda *et al.*, *Hum. Mol. Genet.*, **22**, 4914 (2013)
18) T. Torii *et al.*, International Patent WO 2014189142.

第4章　有機化学的アプローチによる新規核酸合成法

関根光雄[*]

1　核酸合成の現状

　DNA の化学合成法は，M. H. Caruthers によってホスホロアミダイト法が開発されて以来，その本質的な戦略はあまり変わっていない。しかし，核酸医薬が世界的にも次世代の医薬を担う有力候補として，近年一層の注目を集め，医薬品としての基礎研究と臨床研究が益々に盛んになってきた。このような背景のもと，従来の方法では合成しにくい新規機能性核酸を構築する手法や核酸医薬の臨床試験に向けての大量合成のためのより効率の合成技術が必要となり，そのような要請のもと，新しい切り口の研究が活発に展開されている。一方，RNA の合成法は，RNA 干渉が発見され，siRNA のような短鎖二本鎖 RNA が特定のタンパク質の発現制御に利用できることがわかって以来，従来の RNA 合成法が見直され，より効率のよい長鎖 RNA も合成可能な進化した合成法の開発が検討されてきた。また，siRNA に限らず，DNA よりもアンチセンス効果が高い RNA オリゴマーの誘導体の合成も活発に研究が展開されている。本稿では，我々の最近の研究を中心に核酸の化学合成の最近の動向について紹介する。

2　塩基部無保護法による DNA/RNA の化学合成法

　最近，マイクロアレイ上で一度に多数の 100 量体を超える長鎖 DNA フラグメントをホスホロアミダイト法によって構築する新しい DNA の合成法が報告された[1]。この方法では，鎖長伸長のため 5′-DMTr 基の酸による除去の際生じるデプリネーションを抑制することで，最大 150 量体の DNA オリゴマーの構築に成功している。一方，核酸医薬の臨床試験に向けた DNA の大量合成法の開発で液相法による新しい画期的な合成手法が開発され注目を集めている。2013 年に，千葉らは溶媒に対する溶解度差を利用する分離機能をもつタグを活用する液相法によって DNA フラグメントを合成する手法を報告した[2]。味の素らの研究グループは，この方法をさらに詳細に検討して，核酸医薬として有用な，中サイズのホスホロチオエート DNA オリゴマーの合成法を確立することに成功している[3]。また，我々の研究グループでは，DNA の核酸塩基部のアミノ基を保護しない塩基部無保護法を開発した[4〜12]。以下この研究について述べる。

　塩基部位を保護しない DNA の化学合成法は，R. A. Jones らによってはじめ H-ホスホネート法を用いて行われた[13]。しかし，この方法では，縮合剤である塩化ピバロイルが塩基部位のア

---

[*] Mitsuo Sekine　東京工業大学　ライフエンジニアリング機構　コーディネータ／名誉教授

ミノ基をアシル化してしまう問題が報告されている。また，R. L. Letsinger らによってもホスホロアミダイト法で塩基部無保護法を検討しているが，様々な副反応があり，この方法の限界が述べられている[14]。その後，我々は，H-ホスホネート法で最適条件を徹底的に追求し，DNA12量体の合成を達成することができた。しかし，それ以上のオリゴマーは副反応が多くなり，改善の余地が残されていることを報告している[4]。さらに，片岡らによって，1998年ホスホロアミダイト法により60量体のDNAオリゴマーが高収率高純度で合成できる画期的な報告がされた[15]。この方法では，テンタゲルという固相担体が核酸合成で初めて用いられ，塩基部無保護のアミダイトユニットを用いる縮合反応にはイミダゾリウムトリフラート (IMT)，一旦生じてしまうアミノ基がホスファチル化された分枝した鎖の切断反応にはメタノール中ベンゾイミダゾリウムトリフラート (BIT)[16] を活性化試薬として使っている。しかし，この報告以来再現性について確認されていない。我々のCPGゲルを用いた同様な検討では，このような縮合反応と分枝鎖の切断反応をすると，鎖長伸長よりも折角生成したインターヌクレオチド結合自体が51％も切断されてしまい複雑な反応系になってしまうことを明らかにしている[8]。

このような背景もあり，この10年間の中で，我々は，改めてホスホロアミダイト法による塩基部無保護法のDNA合成法を確立するために着手した。最初に考案した方法は，プロトンブロック法と呼んでいる方法で，塩基部位はその名のとおり塩基性がある。一方，有機化学の常識としては，アミノ基は求核性があるが，プロトン化されたアンモニウム塩はまったく求核性がなくなる。そこで，アミダイトモノマーユニットの活性化と同時にこの塩基部位がプロトン化できるような弱酸性の活性化剤の開発を検討した[8]。その結果，5-nitrobenzimidazolium triflate (NBT) を用いると，このコンセプトが実現され，再現性よく12量体のDNAオリゴマーを合成することができた。しかし，この合成戦略では，活性化剤としてやや強い酸性を示すものを使わざるを得ないため，DNA鎖が長くなるにつれて，固相上のDNA鎖の5′-末端のDMTr基が脱離したり，モノマーユニットのDMTr基の脱離も無視できなくなるため，やはり限界があった。そこで，再度改めて，活性化剤を徹底的に見直した。その結果，N-ヒロドキシベンゾトリアゾール (HOBt) 系の活性化剤を用いると，かなり反応系が改善されることを見出した[9]（図1）。

この新しい塩基部無保護法は，分枝したDNA鎖を積極的に切断させる工夫はされていなかったため，それを意識して再度検討を重ねた。その結果，最初に1-ヒドロキシ-5-トリフルオロメチルベンゾトリアゾールで縮合反応を行い，その後ベンゾイミダゾリウムトリフラート (BIT)[16] で処理する工程を含ませたところ，当初の反応系よりもさらに改善できることがわかった。ピリミジンを多く含むDNAの20量体ならあまり副反応も認められず合成できる。4種類の塩基が入ったものでは，20量体程度なら実用的に問題ないレベルまで合成法を改善することができた。

この合成法は，塩基部位を保護していないため，通常のDNAの合成法では最終段階でアンモニア処理をして，塩基部位のアシル系の保護基や固相のリンカーを切断しなければならない。しかし，我々の方法では，リンカーにはシリル系のものを活用することで，フッ化物イオンで中性

第4章 有機化学的アプローチによる新規核酸合成法

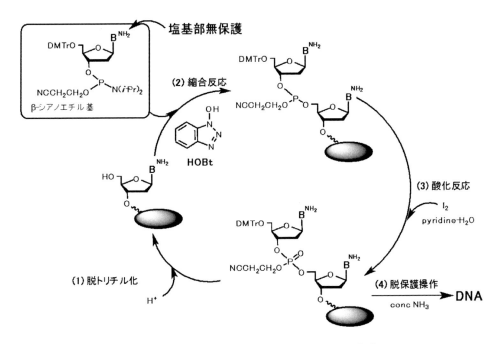

図1 塩基部無保護法によるDNAオリゴマーの合成

条件下切り出せる[10, 11]。インターヌクレオチドの保護基であるシアノエチル基はDBUやトリアルキルアミンで無水条件下選択的に脱保護できるので，アンモニア水のような普通のDNA合成で使われている脱保護条件は必要としない。そのため，アンモニア処理で不安定な官能基が導入されていても，そのようなDNAオリゴマーでも合成できる。例えば，塩基部位のアミノ基をアセチル化したDNAオリゴマーもこの方法で合成できる[10]。

最近，イタリアの研究グループが，我々の塩基部無保護法を活用して脂質を連結したDNAのオリゴマーの合成に成功したことが報告された[17]。この報告では，縮合反応も円滑に進行し，目的物も高収率で得られている。また，我々の塩基部無保護法をRNAの化学合成に試みたところ，21量体のRNA誘導体の合成にも成功している[12]。今後，我々の開発した塩基部無保護法によって，このような塩基性条件下で不安定なエステル基を機能性残基としてもつ様々な修飾DNAやRNAを合成することができると期待されている。

3　RNAの化学合成の新展開

この10年間にRNAの化学合成法は，多くの研究室で再検討がされてきた。その中心的課題は，DNAにはなくRNAに存在する2′-糖水酸基に対する新しい保護戦略である。カスタム会社から入手できるRNAオリゴマーは2′-位がtBDMS基[18]あるいはTom基[19]で保護されたモノマーユニットを用いて合成されている。RNAの合成は，DNAよりもこの2′-水酸基を保護基

で保護しているため，インターヌクレオチド結合形成反応は立体的に影響をうけ，どうしてもより収率が低くなってしまう。そのため，100量体程度のRNAの合成は大変難しい状況であった。この問題を解決するために，より立体的に小さな保護基の開発が精力的に行われた[20〜29]。この中で，日本新薬の研究グループによって，2′-水酸基にシアノエトキシメチル（CEM）基を用いるRNA合成法が開発された[22]。この方法で110量体のRNAが合成できることが示された。その後，メチレン基を介してアセタール骨格をもつ2′-糖水酸基の保護基が次々と開発された（図2）[23〜27]。一方，D. Dellingerらは2′-糖水酸基に1,1-dioxo-1λ^6-thiomorpholine-4-carbothioate（TC）基を導入したRNAモノマーを用いるRNA合成法を報告した[28]。このTC基を効率よく脱保護するためエチレンジアミンの特有な性質を活用して，副反応が少ない合成法を開発した。現在，この方法で200量体のRNAの合成を検討している。

まだ論文にはなってないが，最近注目すべき2つのRNAの新規化学合成法が発表されてい

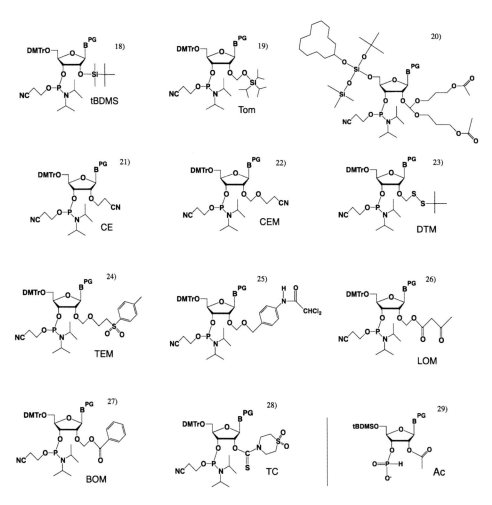

図2　RNAの化学合成のために開発された主なモノマーユニット

第4章 有機化学的アプローチによる新規核酸合成法

る。その一つは，Markiewicz らの 2′-糖水酸基とベンゾイルオキシメチル基を基盤とした保護法である[27]。2014 年にポズナンで行われた C. B. Reese 教授の記念ミニシンポジウムでは，具体的な成果が発表されているので，今後の進展が楽しみである。もう一つは，5′-O-TBDMS 化，2′-(or 3′-)亜リン酸化，亜リン酸基の転位に伴うリパーゼによる 2′-O-アセチル化というわずか 3 工程で RNA 合成ユニットが構築できるもので，PEG タグを利用した液相法による塩基部無保護法の H-ホスホネート法を使うものである[29]。この方法では，20 量体の RNA がほぼ単一のピークとして高純度で合成できるという驚異的な報告がされている。しかし，原料合成に使う 2′ 位あるいは 3′ 位の H-ホスホネート基の転位や，リパーゼによる選択的 2′-O-アセチル化反応も含めて塩基部無保護法を使う H-ホスホネート法には致命的な欠陥があり，モノマーユニットの 2′-位のアセチル基はあまり安定でないなど，これまで蓄積された過去の多くの研究報告と照らし合わせると，このような多くの問題をどう克服できたのか疑問が残る。本論文の詳細がまだ発表されていないので，まだ評価はできない。

　最近 10 年間に報告された上述した方法はより長鎖 RNA 合成に貢献できるかが，今後見守る段階であるが，次の目標は 200 量体を超える RNA 合成法の確立であろう。

4　2′-O-MCE-RNA の合成法

　我々の研究グループも β-シアノエチル基を 2′-糖水酸基の保護基に用いる RNA 合成法を報告した[21]。この β-シアノエチル基は日本新薬の CEM 基と同じように Bu_4NF で除去できるが，塩基部位のアシル型の保護基を脱保護する条件で一部脱離することがわかり，アンモニア水に酢酸アンモニウムを共存させることで，かなり抑制することができた。しかし，現時点では 30 量体程度の RNA の合成法にとどまっている。

　β-シアノエチル基を 2′-糖水酸基の保護基に用いる RNA 合成法は，当初 2′-糖水酸基を β-シアノエチル基で修飾された 2′-O-修飾 RNA の合成を指向して合成が検討されたとき，この β-シアノエチル基が Bu_4NF で除去できることを見出したことが切っ掛けで開拓されたものであった。我々は，この 2′-位に β-シアノエチル基が導入された RNA 分子の合成について詳細に検討した結果，その合成法も確立している[30]（図 3）。

　この分子は，現在アンチセンス RNA として臨床試験で使われている 2′-O-メチル RNA や 2′-O-メトキシエトキシメチル RNA と比べても標的の RNA 鎖に対して，より強く結合できる優れたハイブリダイゼーション能力をもっている。アンチセンス効果はこの標的 RNA 結合力と酵素耐性が大きな要素であるが，酵素耐性に関しても 2′-O-メチル RNA よりは優れている。しかし，筋ジストロフィーのエキソン・スキッピング活性を調べると 2′-O-メチル RNA とほぼ同じ程度であった[30]。そこで，さらにより優れたエキソン・スキッピング活性をもつ 2′-O-修飾 RNA の開発を行った。そのため，2′-O-シアノエチル RNA のモノマーユニットの合成で開発した 2′-糖水酸基へのマイケル付加反応をさらに活用した。3′, 5′-糖水酸基を Markiewicz

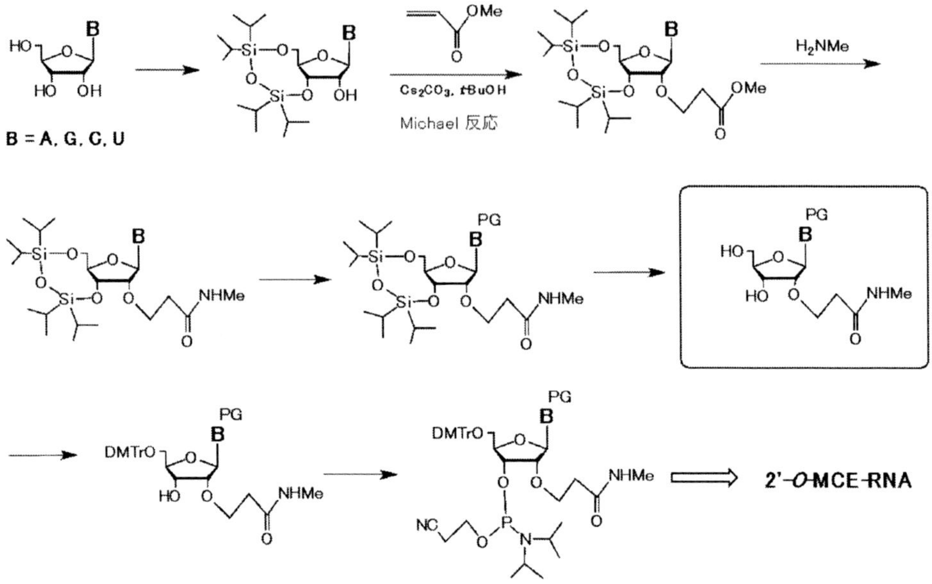

図3 2′-O-MCE-RNA の合成のためのモノマーユニットの合成法

の保護基で保護したリボヌクレオシドに対して，tBuOH 中アクリル酸エステルを Cs_2CO_3 存在下反応させ，N-メチルアミンと反応させると，2-(N-メチルカルバモイル)エチル（MCE）基が 2′-O-糖水酸基に導入することができた[27]。この MCE 基は CE 基とは違い，酸性条件でも塩基性条件でもかなり安定であるため，化学的にもかなり安定な 2′-O-修飾 RNA として核酸医薬の候補化合物になると期待された。また，このマイケル付加反応では，リボヌクレオシドの塩基部位を全く保護しなくても選択的に 2′-糖水酸基に反応が起こることもわかり，ホスホロアミダイトモノマーの合成も短工程で実現できる大きな利点もある。現在，2′-O-修飾 RNA として核酸医薬の候補化合物としては，2′-O-メチル RNA と 2′-O-MEM-RNA 位しか登場していないが，実際に我々が合成したホスホロチオエート体の 2′-O-MCE-RNA はこれらの既存のホスホロチオエート体の 2′-O-修飾 RNA より強いエキソン・スキッピング活性を示すことがわかり[32]，筋ジストロフィー治療薬はもとより他の遺伝子治療薬として期待されている。

第4章 有機化学的アプローチによる新規核酸合成法

文　献

1) E. M. LeProust *et al.*, *Nucleic Acids Res.*, **38**, 2522（2010）
2) S. Kim *et al.*, *Chem. Eur. J.*, **19**, 8615（2013）
3) 平井邦博, 片山智, 特願 2013-515204, WO2012157723
4) T. Wada *et al.*, *J. Am. Chem. Soc.*, **119**, 12710（1997）
5) 大窪章寛ほか, 有機合成化学協会誌, **72**, 899（2014）
6) M. Sekine, *Curr. Protoc. Nucleic Acid Chem.*, **3.10**, 1（2004）
7) A. Ohkubo *et al.*, *Curr. Protoc. Nucleic Acid Chem.*, **3.15**, 1（2006）
8) M. Sekine *et al.*, *J. Org. Chem.*, **68**, 5478（2003）
9) A. Ohkubo *et al.*, *J. Am. Chem. Soc.*, **126**, 10884（2004）
10) A. Ohkubo *et al.*, *Bioorg. Med. Chem.*, **16**, 5345（2008）
11) A. Ohkubo *et al.*, *J. Org. Chem.*, **74**, 2817（2009）
12) A. Ohkubo *et al.*, *Org. Lett.*, **10**, 2793（2008）
13) P.-P. Kung & R. A. Jones, *Tetrahedron Lett.*, **33**, 5869（1992）
14) S. M. Gryaznov & R. L. Letsinger, *J. Am. Chem. Soc.*, **113**, 5876（1991）
15) Y. Hayakawa & M. Kataoka, *J. Am. Chem. Soc.*, **120**, 12395（1998）
16) Y. Hayakawa *et al.*, *J. Org. Chem.*, **23**, 7996（1996）
17) R. Chillemi *et al.*, *Bioconj. Chem.*, **24**, 648（2013）
18) K. K. Ogilvie *et al.*, *J. Am. Chem. Soc.*, **99**, 7741（1977）
19) S. Pitsch *et al.*, *Helv. Chim. Acta*, **84**, 3773（2001）
20) S. A. Scaringe *et al.*, *J. Am. Chem. Soc.*, **120**, 11820（1998）
21) H. Saneyoshi *et al.*, *Tetrahedron*, **63**, 11195（2007）
22) T. Ohgi *et al.*, *J. Org. Lett.*, **7**, 3477（2005）
23) A. Semenyuk *et al.*, *J. Am. Chem. Soc.*, **128**, 12356（2006）
24) C. Zhou *et al.*, *Org. Biomol. Chem.*, **5**, 333（2007）
25) J. Cieslak *et al.*, *Org. Lett.*, **9**, 671（2007）
26) J. G. Lackey *et al.*, *J. Am. Chem. Soc.*, **131**, 8496（2009）
27) W. T. Markiewicz *et al.*, WO2014148928 A1
28) D. J. Dellinger *et al.*, *J. Am. Chem. Soc.*, **133**, 11540（2011）
29) M. Kataoka, WO2014017615 A1
30) H. Saneyoshi *et al.*, *J. Org. Chem.*, **70**, 10453（2005）
31) T. Yamada *et al.*, *J. Org. Chem.*, **76**, 3042（2011）
32) Y. Masaki *et al.*, "RNA Technologies: DNA and RNA Chemical Biology in Science and Medicine", p.497, Springer（2014）

第Ⅲ編　DDS

第1章 核酸のナノ構造化を基盤とする核酸医薬の高機能化とDDS

西川元也[*1]，高倉喜信[*2]

1 はじめに

　核酸医薬は，標的分子に特異的な作用が期待されること，従来の低分子化合物や抗体では標的にできない分子に対しても有効であることなどから，がんをはじめとする種々の難治性疾患に対する新たな治療薬としての開発が期待されている。すでに臨床で用いられている核酸医薬には，アンチセンスオリゴヌクレオチドとアプタマーがあり，これらの他にもsmall interfering RNA（siRNA）や非メチル化CpG配列を含むDNA（CpG DNA）など，構造や物性，作用機序が異なる機能性核酸も核酸医薬としての開発が進められている。これらの機能性核酸を医薬品として開発するには，それぞれの核酸医薬に特化した工夫が必要である。一方で，核酸医薬は核酸あるいは核酸誘導体を主成分とする高分子であることから共通する課題も多い[1]。中でも，分解酵素に対する低い安定性と，生体膜透過性の低さの改善は必須である。これらの課題を解決する方法論の一つとして，生理活性物質の体内動態を最適化することで，「必要な場所に，必要な時間，必要な量だけ送達する」ことを目指す技術であるドラッグデリバリーシステム（DDS）の利用が挙げられる[1]。

　これまでに核酸医薬を対象として様々なDDSが開発されており，代表的なものについては本書でも紹介されている。その多くは高分子あるいは微粒子を利用することで，酵素分解に対する安定性の向上ならびに核酸医薬の生体内挙動の制御を目的とするものである。我々はこうした方法とは異なり，近年研究が精力的に行われているDNAナノテクノロジーを核酸医薬の高機能化とDDSに利用することを考案し，おもに免疫刺激性核酸であるCpG DNAを対象とした研究を進めてきた。本稿では，DNAナノテクノロジーを利用して開発した多足型DNAナノ構造体に関する我々の研究成果を紹介する。

2 DNAナノテクノロジーを利用したDNAナノ構造体の開発

　相補的な配列を有する2本のDNAは，水素結合を介して二重らせん構造を形成する。DNA修復の際などには4本のDNAでホリデイジャンクションと呼ばれるDNA構造が形成されるが，こうした例外を除くと通常DNAは直鎖状である。しかしながら，1本鎖DNAは柔軟な分

---

*1　Makiya Nishikawa　京都大学　大学院薬学研究科　准教授
*2　Yoshinobu Takakura　京都大学　大学院薬学研究科　教授

子であることから,DNA の持つ相補鎖との2本鎖形成能を巧みに利用することで,直鎖状ではなくさまざまな形状の DNA 構造体を構築することが可能である。このように,比較的短い DNA を用いて,ユニークな形状の構造体を設計・構築する技術を DNA ナノテクノロジーと呼ぶ[2]。1990 年代初頭にこの技術が報告されて以来,今日までにさまざまな形状の DNA 構造体が報告されている。

我々はこれまでに,核酸医薬の高機能化および標的細胞へのデリバリー効率の改善を念頭に,DNA ナノテクノロジーの利用による核酸医薬のナノ構造化の可能性について検討してきた。核酸医薬への応用には,DNA オリガミ法で作製されるような非常に複雑な構造体よりも,比較的単純な構造体が適していると考えられる。そこで,30〜60塩基長程度の短い DNA を 3〜8本使うことで形成可能な DNA ナノ構造体を考案し,その形成効率について評価した[3]。図1には評価対象とした DNA ナノ構造体の例を示す。最も単純な構造体の一つは3本の DNA で構成される Y 型 DNA である(図1A)。DNA の本数を増やすことで Y 型 DNA に類似の DNA 構造体も形成可能である(図1B-D)。この一連の DNA 構造体は多足型構造と見なせることから,polypod-like structured DNA(polypodna)と命名した。すなわち,それぞれの足の本数に応じて tripodna, tetrapodna, pentapodna, hexapodna と呼ぶ。ゲル電気泳動の結果から,36塩基長の DNA を用いた場合には,足の数が8の octapodna は形成されるものの,12本足の dodecapodna は形成されないことが示されている。この理由として,polypodna を構成する DNA が多足型構造を形成する際に大きく折れ曲がることが挙げられる。図2には,pentapodna

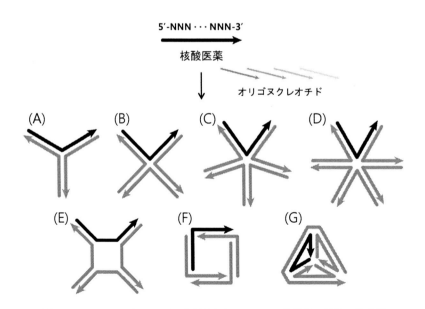

図1　DNA ナノテクノロジーを利用した DNA ナノ構造体の構築の概念図
オリゴヌクレオチドを適宜設計することで核酸医薬を含む DNA ナノ構造体が構築可能である。(A) tripodna, (B) tetrapodna, (C) pentapodna, (D) hexapodna, (E) 中央に非相補的な配列を有する tetrapodna, (F) DNA tetragon, (G) DNA tetrahedron。

第1章　核酸のナノ構造化を基盤とする核酸医薬の高機能化とDDS

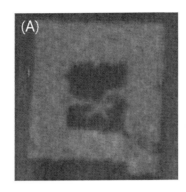
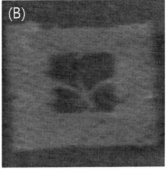

図2　Pentapodnaの原子間力顕微鏡像
DNAオリガミ法で作製したDNAフレームにpentapodnaを固定し，原子間力顕微鏡で撮影した。(A) 隣接する2本の足を介してDNAフレームに固定したpentapodnaの像。(B) 1本空けた2本の足を介してDNAフレームに固定したpentapodnaの像。(A)は漢字の「不」の形，(B)は「大」の形に見える。

をDNAオリガミ法で作製したDNAフレームに固定したときの原子間力顕微鏡像を示す[4]。図2Aは，隣接する2本の足を介してDNAフレームに固定したpentapodnaの像であり，フレームに固体されていない3本の足は同一方向に位置し，漢字の「不」のような形状に見える。一方，図2Bは，1本空けた2本の足を介してDNAフレームに固定したpentapodnaであり，「大」のように足の方向が1本と2本に分かれている。詳細は原著論文[4]をご参照いただきたいが，この結果からDNAは中央部分で交わるのではなく，大きく屈曲する傾向にあることがわかる。

Polypodnaについては図1Eのような部分的に非相補配列を挿入したDNAナノ構造体も構築可能であり，X線小角散乱を用いた構造解析の結果，非相補的配列の挿入により分子のサイズが若干大きくなることが示されている[5]。また，図1F, Gに示す多足型とは異なる構造的特徴のDNAナノ構造体も設計可能である。図1FはDNA四辺形（DNA tetragon），図1GはDNA四面体（DNA tetrahedron）である。これらのDNAナノ構造体は，同様に4本のDNAで形成されるtetrapodnaと比較して，高濃度DNA条件下では単一の構造体が形成されにくくなり，大量調製に問題があることを見出している[6]。

3　DNAナノ構造体を利用したCpG DNAの免疫細胞へのデリバリー

細胞膜表面は負電荷を帯びた糖タンパク質や糖脂質で覆われていることから，負電荷高分子であるDNAと細胞との相互作用は弱い。その一方で，プラスミドDNAを含む多くの負電荷高分子は，血中から速やかに消失し，その大部分が肝臓のKupffer細胞に取り込まれる[7]。この細胞取り込みには，負電荷高分子を認識するスカベンジャーレセプターをはじめとする種々のレセプターや膜タンパク質の関与が指摘されている。培養細胞での検討においても，マクロファージや樹状細胞がDNAを効率よく取り込むことが明らかとなっている[8]。

図3には，Alexa Fluor 488標識オリゴデオキシヌクレオチド（ODN）を含むtripodnaからoctapodnaまでのpolypodnaをマウスマクロファージ様細胞株RAW264.7細胞に添加したときの細胞取り込みを，細胞から産生される腫瘍壊死因子（TNF）αの量とともに示す。この図からも明らかなように，細胞による取り込みは足の数に依存して増大することが見出された[3]。同様の結果は，マウス樹状細胞株DC2.4細胞やマウス脾臓マクロファージ，ヒト末梢血単核球細胞でも認められている[3,9]。また，tetrapodnaやDNA tetragonと比較してDNA tetrahedronは，RAW264.7細胞に効率よく取り込まれることも示されている[6]。こうしたDNAのナノ構造体化による細胞取り込み増大のメカニズムについては現在検討中であるが，DNAナノ構造体と細胞表面との接点の増大が取り込み増大に関与する可能性が考えられる。

CpG DNAはToll-like receptor 9（TLR9）に認識されることで，種々の炎症性サイトカインの産生を誘導する。このサイトカイン産生を含む自然免疫の活性化は，がんをはじめとする疾患治療に有用と考えられることから，CpG DNAの免疫治療への利用が期待されている[10]。CpG DNAを含むpolypodnaは，足の数に依存して非常に効率的にサイトカイン産生を誘導することが示されている（図3）。この理由としては，構造が複雑になることによる細胞取り込みの亢進に加えて，通常の2本鎖DNAよりも熱安定性が低いことで1本鎖CpG DNAが遊離しやすいことも関与すると考えられる[3,5]。

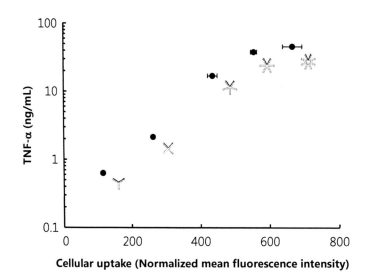

図3　Polypodnaの細胞取り込みとサイトカイン産生との相関
PolypodnaのRAW264.7細胞による取り込み量をAlexa Fluor 488の蛍光強度で，細胞の活性化をTNF-α産生量で評価したときの両者の相関を示す。

4 自己ゲル化核酸技術を利用したデンドリマー型DNA・徐放性DDS開発

　PolypodnaをはじめとするDNAナノ構造体はDNAで構成されることから，DNAナノ構造体から1本鎖のDNAを伸長することで，このDNAに相補的な配列を有する分子・構造体と水素結合を介して連結する構造体に改変することが可能である。Luoらは，Y型DNAの末端に付与した4塩基の突出末端を介してY型DNAをDNAリガーゼを用いて連結することで，樹状構造のDNA（デンドリマー型DNA）が構築できることを報告した[11]。また彼らは，同様のDNAリガーゼを用いる方法で，無数のY型DNAあるいはX型DNAを連結することでDNAハイドロゲルの作製にも成功している[12]。我々は，CpG DNAを挿入したデンドリマー型DNAを設計・構築し，これが非常に効率的にRAW264.7細胞に取り込まれること，さらにはTNF-αなどのサイトカイン産生を効率よく誘導することを見出した[13]。

　デンドリマー型DNAやDNAハイドロゲルは，核酸医薬に対する非常に効率的な機能性DDSになりうることが期待されるが，その実用化に際しては安全性の担保も重要である。国内外のオリゴメーカーは臨床グレードのDNAを供給できる体制にあるが，DNAリガーゼが最終産物中に含まれるとアナフィラキシーショックを惹起することが懸念される。そこで我々は，DNAリガーゼを必要としないデンドリマー型DNAやDNAハイドロゲル作製法の開発を試み，polypodnaの突出末端配列を延長することで自己組織化によりデンドリマー型DNAやDNAハイドロゲルを形成する自己ゲル化核酸技術の開発に成功した[14]。図4に自己ゲル化核酸の設計の概念図を示す。自己ゲル化核酸の単位ユニットは接着性突出末端部分を有するpolypodnaであ

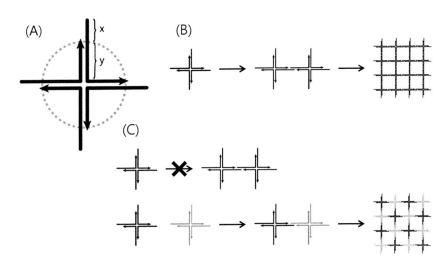

図4　Polypodnaを基盤とする自己ゲル化核酸の設計
（A）自己ゲル化核酸の単位ユニット構造。点線で囲まれた多足型構造を形成する部分（y）と接着性突出末端部分（x）から成る。図はtetrapodnaを例として示す。（B）接着性突出部分が回文配列の自己ゲル化核酸。（C）接着性突出部分が回文配列でない自己ゲル化核酸。接着性突出部分が互いに相補的な単位ユニットの混合によりゲル化する。

り，この突出末端を介して polypodna 同士あるいは別の DNA 分子と水素結合することで，DNA ハイドロゲルなどの高次構造体が形成される。水素結合で連結するユニット数を制御すればデンドリマー型 DNA[15] が，制御しなければ DNA ハイドロゲルが形成される[16]。

CpG DNA を含む DNA ハイドロゲルは，CpG DNA に加えて内包物も徐放可能である。抗原の投与による抗原特異的な免疫応答の誘導を目的とした検討においては，抗原の徐放と自然免疫の活性化が重要とされることから，CpG DNA ハイドロゲルは抗原特異的な免疫応答の誘導に有用と考えられる。実際，我々は，卵白アルブミン（OVA）をモデル抗原として用いた検討において，CpG DNA ハイドロゲルから OVA が徐放されること，OVA 内包 CpG DNA ハイドロゲルをマウスに免疫することで OVA 特異的免疫応答を効率よく誘導可能であることを明らかにしている[16]。

DNA は負電荷高分子であることから，OVA のような負電荷タンパク質の DNA ハイドロゲルからの放出は比較的速やかである。したがって，DNA と相互作用するような機能を抗原に付与することで，抗原のさらなる徐放化が可能である。我々は，エチレンジアミンで修飾することでカチオン化した OVA が，OVA と比較して CpG DNA ハイドロゲルからの放出が遅く，担癌マウスへの投与で高い腫瘍退縮効果を示すことを報告した。さらには，OVA の抗原エピトープに塩基性アミノ酸であるアルギニンを 8 個連続で結合したカチオン性抗原エピトープと組み合わせることで，非常に強力な抗腫瘍効果が得られている[17]。また，自己ゲル化核酸からなる DNA ハイドロゲルは，加圧などの刺激によりゾル化することから，注射投与が可能である。さらには，皮膚表面への塗布や鼻腔内への滴下による投与も可能である。我々は，スギ花粉抗原 Cryj1 を内包した CpG DNA ハイドロゲルをマウス鼻腔内に投与することで，Cryj1 特異的な免疫応答が誘導できることを明らかにしている[18]。

上述のように，ナノ構造化は核酸医薬の高機能化と DDS の実現に有用な方法論である。臨床グレードの DNA の供給体制も確立されていることから，臨床応用への技術的な問題点は少ないと考えられる。しかしながら，核酸の化学合成品は高価であり，DNA ナノ構造体をより安価に作製する方法も臨床応用を考える場合に重要である。我々は，環状の DNA を鋳型とするローリングサークル型増幅（RCA）法と，制限酵素処理とを組み合わせることで，polypodna を効率よく作製する方法を考案した[19]。図 5 にその概略を示すが，接着性突出末端を有する polypodna を作製し，自己組織化による DNA ハイドロゲルの調製が可能であることを示した。

第1章 核酸のナノ構造化を基盤とする核酸医薬の高機能化とDDS

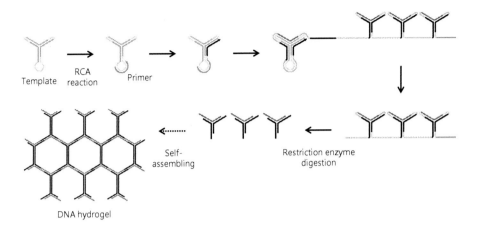

図5 RCA法を利用したpolypodnaの大量合成
RCA法と制限酵素処理の組み合わせによるpolypodnaの大量合成法。制限酵素を適宜選択することで，接着性突出末端を有するpolypodnaを作製し，DNAハイドロゲルの調製が可能である。

5 おわりに

核酸医薬の疾患治療への応用が進むには，高い活性を有する核酸医薬の創製と標的部位への選択的デリバリーの実現が必須である。本稿では，核酸医薬の高機能化とDDSを同時に実現する上で，DNAナノテクノロジーが有用であることを紹介した。こうしたアプローチは，免疫刺激性核酸に限らず，免疫を抑制する核酸にも有効であることが示されている[20]。今後，DNAナノ構造化研究が，幅広い疾患への適用が期待されるアンチセンスオリゴヌクレオチドやsiRNAへも進展することを期待する。

文　　献

1) 西川元也, 医薬品医療機器レギュラトリーサイエンス, **43**, 778（2012）
2) N. C. Seeman, *Mol. Biotechnol.*, **37**, 246（2007）
3) K. Mohri *et al.*, *ACS Nano*, **6**, 5931（2012）
4) T. Shiomi *et al.*, *Nano Res.*, in press（2015）
5) Y. Sanada *et al.*, *J. Phys. Chem. B*, **118**, 10373（2014）
6) S. Ohtsuki *et al.*, *Nucleic Acid Ther.*, **25**, 245（2015）
7) M. Nishikawa & M. Hashida, *Biol. Pharm. Bull.*, **25**, 275（2002）
8) T. Takagi *et al.*, *Biochem. Biophys. Res. Commun.*, **245**, 729（1998）
9) S. Uno *et al.*, *Nanomedicine*, **10**, 765（2014）
10) E. J. Hennessy *et al.*, *Nat. Rev. Drug Discov.*, **9**, 293（2010）

11) Y. Li *et al.*, *Nat. Mater.*, **3**, 38 (2004)
12) S. H. Um *et al.*, *Nat. Mater.*, **5**, 797 (2006)
13) S. Rattanakiat *et al.*, *Biomaterials*, **30**, 5701 (2009)
14) M. Nishikawa *et al.*, United States patent US2014/0,079,738. 2014 Mar. 20
15) K. Mohri *et al.*, *Biomacromolecules*, **16**, 1095 (2015)
16) M. Nishikawa *et al.*, *J. Control. Release*, **180**, 25 (2014)
17) Y. Umeki *et al.*, *Adv. Funct. Mater.*, **25**, 5758 (2015)
18) Y. Ishii-Mizuno *et al.*, *J. Control. Release*, **200**, 52 (2015)
19) T. Yata *et al.*, *Sci. Rep.*, **5**, 14979 (2015)
20) Y. Nishida *et al.*, *Nanomedicine*, **12**, 123 (2015)

第 2 章　高分子集合体に基づく核酸デリバリーシステム

宮田完二郎[*1]，片岡一則[*2]

1　はじめに

　核酸医薬が薬効を発揮するためには，標的とする細胞の細胞質（もしくは核）に到達する必要がある。しかしながら，核酸は生体内で速やかに代謝され，また細胞膜を透過できないことから，その到達効率は非常に低い。そのため，核酸の体内・細胞内動態をコントロールする方法論が求められている。前章までに述べられてきたように，核酸自体の化学修飾や機能化を含め，様々な方法論が提案されている。本章では，全身投与を介して固形がんへと核酸を導入するための方法論として，筆者らの研究成果を中心に高分子ミセル型核酸デリバリーシステムを紹介する。

2　核酸デリバリーシステムに求められる性質・機能

　全身投与による固形がんへの核酸デリバリーにおいて克服すべき障壁と核酸デリバリーシステムに求められる主な性質・機能を図 1 にまとめる。①血流中を安定に循環する機能，②固形がんの血管壁を透過する機能，③がん細胞内に侵入する機能，④エンドソームから細胞質に移行する機能，⑤細胞質において核酸を放出する機能，さらには⑥用いた材料自体が細胞毒性や免疫原性を示さないこと，が核酸デリバリーシステムに求められる[1]。これらに加えて，材料の大量生産が容易ないし安価であることや長期保存ができることなども実用化に向けては重要である。

　図 1 に示されるように，血流中を安定に循環するためには核酸デリバリーシステムの表面の性質を調節する必要がある。強く正ないし負に帯電した高分子量物質（もしくはナノ粒子）は，血流中で反対電荷を帯びたタンパク質や細胞表面に吸着し，マクロファージなどの貪食細胞により捕捉されてしまう。よって，それらの非特異的相互作用を抑制するためには，中性に近い表面電位を有するデリバリーシステムを構築することが望まれる。一方，固形がんへと効率良く核酸をデリバリーするためには，デリバリーシステムのサイズを調節する必要がある。核酸単体と同様に，サイズが 8 nm 以下（もしくは分子量 4 万以下）の物質は，速やかに腎臓から排泄されてしまう[2,3]。よって，デリバリーシステムのサイズはおおよそ 10 nm 以上に設計すれば良いことが

---

* 1　Kanjiro Miyata　東京大学　大学院工学系研究科　マテリアル工学専攻；
　　　　　　　大学院医学系研究科　疾患生命工学センター　准教授
* 2　Kazunori Kataoka　東京大学　大学院工学系研究科　マテリアル工学専攻；
　　　　　　　大学院医学系研究科　疾患生命工学センター　教授

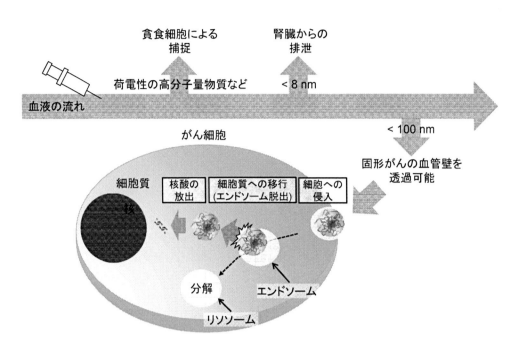

図1　全身投与を介して固形がんへと核酸をデリバリーする際の障壁と核酸デリバリーシステムに求められる性質・機能

わかる。これに加えて，サイズの上限値も考慮しなければならない。固形がん組織の血管壁およびリンパ管は未発達であり，正常組織に比べると高分子量物質の透過性と集積性が亢進していることが知られている。これは enhanced permeability and retention（EPR）効果と名付けられており[4]，直径が 100 nm 以下のナノ粒子は固形がん組織の血管壁を透過できることが報告されている[5]。近年，この腫瘍組織への集積性に関しては，単純な組織全体での集積量のみならず，組織内での分布も重要視されてきている。具体的には，血管密度が低く間質の多い線維性の腫瘍組織（例えば膵臓がんなど）では間質がバリアとして働き，血管壁を通過したナノ粒子の組織内分布（もしくはがん細胞への到達）を妨げることが指摘されている[6]。この間質バリアに関しては，デリバリーシステムのサイズを 50 nm 以下に調節することで突破できる可能性が示唆されている[7]。

腫瘍組織内部へとたどり着いた後は，がん細胞内へと侵入する機能がデリバリーシステムに求められる。核酸単体は負に帯電した高分子であり，同じく負に帯電した細胞膜表面と反発するため，細胞内への侵入効率が非常に低い。よって，表面が正に帯電したデリバリーシステムを構築すれば，吸着エンドサイトーシスにより細胞への侵入効率が改善されるものと予想される。実際に，培養細胞を用いた実験では，強く正に帯電したデリバリーシステムにより効果的な細胞導入が可能となる。しかしながら，ここで注意しなければいけないのは，強く正に帯電したデリバリーシステムは，前述のように血流中でタンパク質などの吸着作用を受け，マクロファージなどにより捕捉されてしまうことである。このようなジレンマを回避するためには，腫瘍組織内で選

第2章 高分子集合体に基づく核酸デリバリーシステム

択的に表面の性質を中性から正へと転換するシステムを構築する必要がある（これに向けた具体的な設計指針に関しては後述する）。一方，静電相互作用よりも高い選択性をもって細胞内へと核酸を導入する方法論として，標的細胞表面の受容体と特異的に結合するリガンド分子を用いる能動的ターゲティングが挙げられる（これと対比して，上述のEPR効果（もしくはサイズ効果）を利用した方法論は受動的ターゲティングと呼ばれる）。例えば，がん細胞表面はトランスフェリン受容体を過剰発現していることから，デリバリーシステムの表面にトランスフェリンを導入することで，がん細胞への積極的な侵入が可能となる。実際に，siRNA医薬によるがん治療に向けて臨床試験が行われていたシクロデキストリンナノ粒子もトランスフェリンリガンドを利用している[8]。また，この方法論はがん以外の正常組織を標的化する際にも非常に有用であり，肝臓のアシアロ糖タンパク質受容体を狙うN-アセチルガラクトサミン（GalNAc）とsiRNAのコンジュゲートは臨床第3相試験にまで進んでいる[9,10]。

エンドサイトーシスにより細胞内に侵入した後の障壁は，エンドソームによる捕捉とリソソームにおける分解である。リソソームでの分解を回避するために，エンドソームから細胞質へと移行する機能がデリバリーシステムに求められる。よって，エンドソーム膜と融合，もしくは壊す機能が求められるが，同時に細胞膜やミトコンドリア膜へ傷害を与えてしまうと重篤な細胞毒性につながる[11]。そこで，エンドソーム内で選択的に膜傷害活性を発揮する材料の設計が試みられている（詳細は後述）。細胞質へと移行した後は，内在性のRNAと相互作用，もしくはRNA-induced silencing complex（RISC）を形成するために，核酸を放出する機能がデリバリーシステムに求められる。したがって，ここでも新たなジレンマが生じる。すなわち，細胞質に到達するまでは核酸を安定に保持する必要があるが，細胞質に到達した後は速やかに核酸を放出する必要がある。以上のように，核酸デリバリーにおいては一見すると相反する機能が必要ということがわかる。表1にまとめられるジレンマをいかにして克服するかが核酸デリバリーシステムの開発に取り組む研究者のチャレンジである。

3 核酸デリバリーのプラットフォームとなる高分子ミセル

上述の機能を満たしうる核酸デリバリーシステムとして，筆者らは高分子ミセルの開発と機能化に取り組んできた。図2に示すように，親水性かつ非イオン性のポリエチレングリコール

表1 核酸デリバリーシステムに求められる相反する機能

細胞外	細胞質
核酸を安定に保持する	核酸を放出する
標的組織外	標的組織
細胞に侵入しない	細胞に侵入する
エンドソーム外	エンドソーム内
脂質二重膜に傷害を与えない	脂質二重膜を傷害する

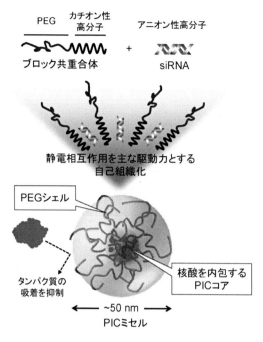

図 2　PEG-カチオン性高分子のブロック共重合体と核酸の間で形成される PIC ミセル

(PEG) とカチオン性高分子が連結されたブロック共重合体を水溶液中で核酸と混合すると，高分子ミセルが形成される[12〜14]。この場合，ミセル形成の駆動力として高分子電解質間の静電相互作用が関与しているため，特にポリイオンコンプレックス（PIC）ミセルと呼ばれる。得られた PIC ミセルは，核酸とカチオン性高分子からなる PIC コアの周囲を PEG シェルが覆うコア-シェル構造を有する。このコア-シェル構造を通じて，内包された核酸は分解酵素から保護され，またマクロファージによる貪食などの生体内における異物認識機構を回避することができる。さらに，PIC ミセルの粒径は 50 nm 前後となることから，腎臓からの排泄を回避でき，かつ EPR 効果を介して固形がんへと集積する能力を備えている。よって，PIC ミセルは全身投与を介した核酸デリバリーにおける有用なプラットフォームといえる。

4　ジレンマの克服に向けた PIC ミセルの機能化

表 1 にまとめたように，全身投与を介して固形がんへと核酸をデリバリーするためには一見すると相反する機能が必要となる。これを実現する方法論として，生体内の局所環境に応答して機能を発現する（構造を変化させる）スマートマテリアルが注目されている。以下に，表 1 の各項目への回答となるスマートマテリアル，およびそれにより形成されるスマートミセルの設計指針を具体的に述べる。

第2章　高分子集合体に基づく核酸デリバリーシステム

4.1　細胞外での安定化と細胞内での核酸放出に向けて

　細胞外でのPICミセルの安定化と細胞質での核酸放出を実現するスマートマテリアルを創製するためには，細胞外と細胞質でどのような環境の違いがあるのかに注目する必要がある．最も広く知られている環境の違いとして，酸化還元ポテンシャルが挙げられる．細胞質は，細胞外と比べて還元環境であることが知られている．これは，還元型グルタチオンの細胞質濃度が，細胞外の100～1,000倍近く高いことに由来する[15]．よって，還元環境に応答する化学構造をブロック共重合体に組み込むことで，細胞質環境応答性をPICミセルに賦与することが可能となる．実際に筆者らは，ブロック共重合体のカチオン性高分子側鎖にチオール（SH）基を導入し，PICミセルのコアをジスルフィド（SS）結合で架橋した（図3）[16]．このSS架橋形成を通じて，PICミセルは非還元環境では高い安定性を示す一方で，細胞質を模倣した還元環境では，SS結合の開裂を通じて内包された核酸が放出されることが確認されている[17～19]．

　グルタチオン以外の生体物質として，アデノシン三リン酸（ATP）の細胞質濃度も細胞外と比べて10倍近く高いことが知られている．そこで筆者らは，ATPに応答性を示す化学構造としてボロン酸基に着目し，カチオン性高分子側鎖へと組み込んだ[20]．ボロン酸はpHに応答して3価と4価の構造をとることが知られており，4価のボロン酸は cis 型のジオールとボロン酸エステルを形成する．したがって，4価のボロン酸はATPの cis-ジオールに対して反応性を有することがわかる．もう1つの重要な点は，RNAの末端リボースも cis-ジオールを含むことである．

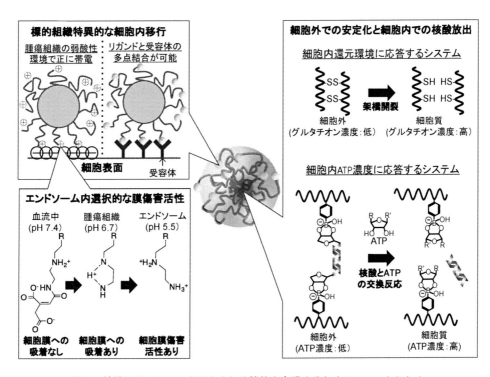

図3　核酸デリバリーに必要とされる機能を実現するためのスマートミセル

よって，ボロン酸基を含むブロック共重合体を用いて調製されたミセルコアでは，カチオン性高分子とRNAがボロン酸エステルを介して直接結合し，ミセル構造を安定化する（図3）。その一方で，ATPが高濃度で存在する細胞質に移行すると，RNAのcis-ジオールとATPのcis-ジオールの交換反応が生じてRNAが放出されるものと予想される。実際に，ATP濃度を変えながらPICミセルの安定性を評価したところ，細胞外に対応する0.5 mM以下のATP濃度では非常に安定であったが，細胞質に対応する5 mM以上のATP濃度ではミセルの解離が確認されている[20]。

4.2 標的細胞特異的な細胞内侵入に向けて

標的細胞選択的に薬物をデリバリーするための方法論として最も広く検討されているのは，前述のようにリガンド分子を用いた能動的ターゲティングである。これまでに，低分子から，ペプチド，抗体，核酸アプタマーに至るまで，非常に多様なリガンド分子が報告されている[21, 22]。筆者らは，固形がんの能動的ターゲティングを指向して，上述のSS架橋型PICミセルの表層に環状RGDペプチドリガンドを導入した[23]。RGDペプチドは，がん細胞や腫瘍血管内皮細胞に過剰発現している$\alpha_v\beta_3$および$\alpha_v\beta_5$インテグリン受容体に親和性を有することが知られており，がん細胞表面への吸着とエンドサイトーシスを促進する[24]。実際に，環状RGDペプチドを装着したPICミセルを用いて培養子宮頸がん（HeLa）細胞へと核酸を導入したところ，細胞内への移行が劇的に促進される様子が観測された[25]。さらに，子宮頸がんの皮下移植モデルを構築し，全身投与を介してPICミセルを投与したところ，環状RGDを装着したミセルは，環状RGDなしのミセルと比べて有意に高い腫瘍集積性を示した[25]。同様の効果は，$\alpha_v\beta_3$および$\alpha_v\beta_5$インテグリン受容体を過剰発現する肺がん（A549）モデルでも確認されている[26]。

このリガンド搭載PICミセルに関して強調すべきこととして，多価結合効果がある。すなわち，リガンド分子をミセル表層（細かくはPEGの先端）に導入することで，1つのミセル当たり複数箇所のリガンド-受容体結合が可能となり，結合定数が飛躍的に上昇する（図3）[27]。よって，1分子当たりの結合定数がそれほど大きくない分子であっても，ミセル表層での多価結合効果を利用することで，優れた選択性が実現される。上述の環状RGDを搭載したPICミセルにおいても，リガンド数（もしくは密度）の増加に伴う核酸導入効率の上昇が見られている[25]。その一方で，リガンド数が多くなり過ぎると，受容体を少量発現している細胞をも認識することになり，選択性が低下する可能性があることも考慮しておくべきである。また，リガンド数（密度）に加えて，リガンド分子の運動性も多価結合効果における重要なパラメーターである。図4Aに示されるように，ナノ粒子の表層に同一分子量のPEGを高密度で配向すると，隣接するPEGの立体反発効果によりリガンド分子を含めたPEGの運動性は低下する。これにより，リガンドと受容体の積極的な多価結合が成立しにくくなる。筆者らは，この問題を解決する方法論として，長さの異なるPEGを用いたスペーサー効果を検討した。具体的には，リガンドが導入されたPEGと比して十分に短いPEGをフィラーとしてナノ粒子表層に導入することで，リガン

第2章　高分子集合体に基づく核酸デリバリーシステム

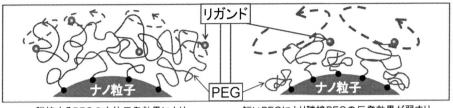

図4　異なる分子量の2種類のPEGを用いることで改善される多点結合効果

ド搭載ナノ粒子と受容体配向表面との結合力が飛躍的に上昇することを見出した[28]。これは，短いPEGを用いることで隣接するPEGからの立体反発効果が弱まり，リガンド分子（と長鎖PEG）の運動性が上昇し，結果として多価結合が効果的に生じたためと考察される（図4B）。

特定のリガンド分子を用いない方法論としては，表面電位の変化を利用するものがある。前述のように，細胞表面は負に帯電していることから，PICミセルの表層を正に帯電させれば吸着エンドサイトーシスを促進させることができる。この場合もやはり，標的とする組織周辺部において特徴的な生理環境を利用する必要がある。例えば腫瘍組織は，低酸素環境下にあるがん細胞から排出される乳酸により弱酸性環境（pH～6.7）であることが知られている[29]。よって，弱酸性環境に応答する化学結合を利用することで，腫瘍組織環境応答性が実現される。これに関して筆者らは，マレイン酸アミド結合が弱酸性環境下で解離することに注目し，カチオン性ポリアミノ酸のアミン（すなわち正電荷サイト）に対するキャッピング分子として適用した（図3）[30,31]。このキャッピングされたポリアミノ酸は，中性環境ではわずかに負に帯電しているが，弱酸性環境ではマレイン酸アミドが解離し，元のカチオン性ポリアミノ酸へと変換される（筆者らはこれを電荷反転型ポリマーと名付けた）。この電荷反転型ポリマーを表層に搭載したPICミセルは，腫瘍組織内選択的に正に帯電し，がん細胞への吸着エンドサイトーシスを促進するものと期待される。実際に，無触媒クリックコンジュゲーション反応を利用して電荷反転型ポリマーをPICミセル表層へと導入したところ，中性環境と比較して，弱酸性環境では細胞内移行効率が大幅に上昇することが確認されている[32]。

4.3　エンドソーム膜選択的な膜傷害に向けて

エンドサイトーシスを通じて細胞内に侵入したPICミセルは，そのままではリソソームへと送られて代謝されてしまう。よって，エンドソーム膜を選択的に傷害する機能が求められる。エンドソーム膜を傷害する高分子材料としては，アミノエタンユニット（-NHCH$_2$CH$_2$-）が繰り返されたポリエチレンイミン（PEI）が最も有名である[33]。PEIがエンドソーム膜を壊すメカニズムとしては，以下の2つが提唱されている[1]。1つは，細胞外の中性pH（～7.4）でプロトン化していないアミンがエンドソーム内酸性pH（～5.5）でプロトン化し，それに伴い水素／塩

化物イオンがエンドソーム内へと流入し，イオン浸透圧の上昇によりエンドソームが破裂するという仮説（プロトンスポンジ効果）である．もう1つは，エンドソーム内でのアミンのプロトン化に伴いPEIの正電荷密度が増大し，エンドソーム膜と直接相互作用して傷害する，という仮説である．いずれのメカニズムにおいても，重要なのはエンドソーム酸性環境でのアミンのプロトン化効率である．pH 7.4とpH 5.5でのプロトン化効率（言い換えるとエンドソーム内でプロトン化するアミン数）を大きくすることができれば，エンドソーム膜に対する膜傷害の選択性を高めることができるものと考えられる．ここで，PEI（重合度約500）のプロトン化効率に関して調べてみると，約0.1と算出された．すなわち，PEIに含まれるアミンのうち約10％がエンドソーム内でプロトン化する，ということである．

筆者らは，大きなプロトン化効率を示すカチオン性ポリアミノ酸の設計を目指し，PEIの構成ユニットであるアミノエタンに着目した．アミノエタンユニットのプロトン化効率を調べてみると，繰り返し数（もしくは重合度）の増加に伴い，偶奇性を示しながらPEIの値に収束することを見出した（図5）．これより，繰り返し数を2とすることで，プロトン化効率が最大となることがわかる．そこで，ポリアミノ酸の側鎖に繰り返し数が2となるアミノエタンユニットを導入したところ（得られたカチオン性ポリアミノ酸をPAsp(DET)と命名），PEIと比較して，エンドソーム膜選択性の高い膜傷害活性が得られることが明らかになった[34, 35]．そこで，このPAsp(DET)をsiRNA内包PICミセルへと組み込むことにした．具体的なスキームとしては，前述の電荷反転型ポリマーの方法論を利用した．図3に示されるように，PAsp(DET)のアミノ基をマレイン酸アミドで修飾し，ミセル表層へと導入することで，腫瘍組織弱酸性環境における吸着エンドサイトーシスに続いて，エンドソーム膜傷害による高効率細胞質移行が期待される．実際に，培養がん細胞を用いた実験において，PAsp(DET)を主鎖とする電荷反転型ポリマーを搭載したPICミセルにより，優れたsiRNA導入効果が得られることが確認されており[32]，今後の in vivo への展開が期待されるところである．

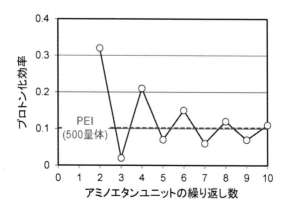

図5　アミノエタンユニットの繰り返し数とプロトン化効率の関係

第 2 章 高分子集合体に基づく核酸デリバリーシステム

5 おわりに

　核酸デリバリーシステムの開発は長らく苦戦を強いられてきた感は否めないが，デリバリー技術が着実に進歩していることは紛れもない事実である。上述の環状 RGD ペプチドリガンド搭載 PIC ミセルに関しては，血管内皮増殖因子（VEGF）や polo-like kinase 1 (PLK1) を標的とする siRNA をデリバリーすることで，皮下移植腫瘍モデルに対する有意な抗腫瘍効果を得ることに成功している[25, 26]。さらには，血液脳腫瘍関門を突破して脳腫瘍同所移植モデルにも集積できる可能性が示唆されている[36]。本書に記載されているように，より高い治療効果が見込まれる標的遺伝子の探索，核酸自体の効き目を高める化学修飾体，それを高効率で標的組織へとデリバリーする技術が三位一体となることで，次世代医薬品としての核酸医薬が社会実装されるものと筆者らは期待する。

文　　献

1) K. Miyata *et al.*, *Chem. Soc. Rev.*, **41**, 2562 (2012)
2) L. W. Seymour *et al.*, *J. Biomed. Mater. Res.*, **21**, 1243 (1987)
3) H. S. Choi *et al.*, *Nat. Biotechnol.*, **25**, 1165 (2007)
4) Y. Matsumura *et al.*, *Cancer Res.*, **46**, 6387 (1986)
5) Y. Anraku *et al.*, *Chem. Commun.*, **47**, 6054 (2011)
6) M. R. Kano *et al.*, *Proc. Natl. Acad. Sci. USA*, **104**, 3460 (2007)
7) H. Cabral *et al.*, *Nat. Nanotechnol.*, **6**, 815 (2011)
8) M. E. Davis *et al.*, *Nature*, **464**, 1067 (2010)
9) J. K. Nair *et al.*, *J. Am. Chem. Soc.*, **136**, 16958 (2014)
10) A. Wittrup *et al.*, *Nat. Genet.*, **16**, 543 (2015)
11) S. M. Moghimi *et al.*, *Mol. Ther.*, **11**, 990 (2005)
12) A. Harada *et al.*, *Macromolecules*, **28**, 5294 (1995)
13) K. Kataoka *et al.*, *Macromolecules*, **29**, 8556 (1996)
14) K. Kataoka *et al.*, *Adv. Drug Deliv. Rev.*, **47**, 113 (2001)
15) G. Saito *et al.*, *Adv. Drug Deliv. Rev.*, **55**, 199 (2003)
16) Y. Kakizawa *et al.*, *J. Am. Chem. Soc.*, **121**, 11247 (1999)
17) K. Miyata *et al.*, *J. Am. Chem. Soc.*, **126**, 2355 (2004)
18) S. Matsumoto *et al.*, *Biomacromolecules*, **10**, 119 (2009)
19) R. J. Christie *et al.*, *Biomacromolecules*, **12**, 3174 (2011)
20) M. Naito *et al.*, *Angew. Chem. Int. Ed.*, **51**, 10751 (2012)
21) J. H. Jeong *et al.*, *Prog. Polym. Sci.*, **32**, 1239 (2007)
22) J. H. Jeong *et al.*, *Bioconjugate Chem.*, **20**, 5 (2009)
23) M. Oba *et al.*, *Bioconjugate Chem.*, **18**, 1415 (2007)
24) W. Arap *et al.*, *Science*, **279**, 377 (1998)

25) R. J. Christie *et al.*, *ACS Nano*, **6**, 5174 (2012)
26) H. J. Kim *et al.*, *Drug Deliv. Transl. Res.*, **4**, 50 (2014)
27) E. Jule *et al.*, *Langmuir*, **18**, 10334 (2002)
28) T. Ishii *et al.*, *Chem. Commun.*, in press (DOI: 10.1039/C5CC06661A)
29) P. Carmeliet *et al.*, *Nature*, **407**, 249 (2000)
30) Y. Lee *et al.*, *J. Am. Chem. Soc.*, **129**, 5362 (2007)
31) H. Takemoto *et al.*, *Angew. Chem. Int. Ed.*, **52**, 6218 (2013)
32) M. Tangsangasaksri *et al.*, *Biomacromolecules*, in press (DOI: 10.1021/acs.biomac.5b01334)
33) O. Boussif *et al.*, *Proc. Natl. Acad. Sci. USA*, **92**, 7297 (1995)
34) K. Miyata *et al.*, *J. Am. Chem. Soc.*, **130**, 16287 (2008)
35) H. Uchida *et al.*, *J. Am. Chem. Soc.*, **133**, 15524 (2011)
36) Y. Miura *et al.*, *ACS Nano*, **7**, 8583 (2013)

第3章　エクソソームによる核酸医薬デリバリー

竹下文隆[*1], 落谷孝広[*2]

1　はじめに

　がん細胞はがん細胞同士だけではなく，非がん細胞である間質の細胞や，血管内皮細胞との細胞相互作用を，増殖や進展に利用していると考えられている。このがん細胞と近傍あるいは遠隔組織の細胞との相互作用は，サイトカインや増殖因子などの可溶性メディエイターによって，パラクライン作用で構築されているものだけではなく，タンパク質やRNA，非コードRNAを含むエクソソームをはじめとする細胞外顆粒によっても仲介されている。特に近年ではこのエクソソームによる細胞間相互作用が，幅広い研究領域で注目されており，生体内の核酸輸送システムであることから，核酸医薬への応用が期待されている。

2　エクソソームの歴史

　近年，様々な研究領域で，exosome（エクソソーム），あるいはextracellular vesiclesと呼ばれる細胞が分泌する顆粒が注目を集めている。呼称に関しては，国際的な会議でも議論され，核内タンパク質の一つであり，全く別の物質であるが同じ単語のexosomeと区別するため，extracellular vesiclesに統一したほうが良いとする意見が多いものの，エクソソームという呼称も広く使われている。なお，国内では以前からエキソソームと記載する本が多かったが，海外の研究者はエグゾゾームと濁音で発音する場合が多いようである。

　エクソソームの存在は古くから示唆されてきたが，単に細胞膜から剥がれたもの，または細胞が不要になった物質を入れて放り出す機構であると考えられていた[1]。しかし，Tramsらのグループが，グリオーマ細胞株から分泌されるextracellular vesiclesが，5'-nucleotidase活性を有することを見出し[2]，これらのextracellular vesiclesが，"エクソソーム"としてドナー細胞からレシピエント細胞への，細胞内物質の輸送に利用されていると推測した[2]。その後1983年，HardingおよびPanらは網状赤血球が成熟する際にmicro vesiclesを介してトランスフェリンレセプターを放出することを見出した[3,4]。他のグループらも同様の現象に注目し，彼らは電子

---

*1　Fumitaka Takeshita　国立研究開発法人　国立がん研究センター研究所　機能解析部門　部門長
*2　Takahiro Ochiya　国立研究開発法人　国立がん研究センター研究所　分子細胞治療研究分野　主任分野長

顕微鏡でカップ状の顆粒の写真を撮ることに成功し，直径 50 nm の顆粒が，細胞膜に融合した大きな multivesicular elements（MVEs，現在では multi vesicular bodies：MVB，多胞体と呼ばれている）に内包されていることを示した[5]。その 2 年後，同グループである Johnstone らは，vesicles が膜タンパクの活性を示すことを最初に見出し，vesicles をエクソソームと再び定義付けた[6]。しかし，その後，RNA の分解に関与する，3'→5' エキソリボヌクレアーゼ活性を持つ複合体も exosome（エクソソーム）として定義され[7]，同じ綴で全く異なる物であることから，研究者においても誤解を生じることがある。また，細胞からは，エクソソーム以外の小胞も分泌されるため，エクソソームを研究する際には，注意が必要である。エクソソームの粒子の直径は 40～100 nm であるとされており，他の小胞よりも小さい[5, 8]。例えば，直径が 100～1,000 nm の粒子は，microvesicles（マイクロベシクルズ）と呼ばれ細胞膜が発芽するように分泌され，50～500 nm の粒子はアポトーシス小体とみなされ，アポトーシスを起こし死んだ細胞の残骸で，death signal（デスシグナル）を含んでおり[8, 9]，両者の生成メカニズムはエクソソームと明らかに異なっている。エクソソームの生成と分泌はエンドソーム経路を介し，この起源が細胞内であることが，エクソソームの主な特徴の一つである。エクソソームの定義はまだ厳密には決定されていないが，前述の粒子径の他の特徴として一般的な見解では，塩素セシウムによる密度勾配超遠心法において，1.13～1.19 g/mL に分画される[10]。しかし多くの研究では，エクソソームに存在する，特定のタンパク質やマイクロ RNA に着目するが，これらが前述の密度範囲以外の分画にも存在する場合もあるため，密度も絶対的な指標にはならない。よって，近年のエクソソーム研究では，フィルトレーションと超遠心法を組み合わせてヘテロではあるが，回収量の多い方法によってエクソソームを精製し，解析に供する場合が多い[11]。そして，エクソソームであることの確認は，粒子径計測，膜表面抗原（CD63，CD9 など）の検出（図 1），電子顕微鏡による形態観察によって行われる。

3　エクソソームの生合成経路

　エクソソームの生合成のメカニズムは，未だ解明されていない部分が多いが，ここでは報告数の多い説で概説する。エクソソーム形成の最初の過程で，まず，細胞膜が，膜成分の脂質や受容体等の分子を含んだまま細胞質内へ出芽し，初期エンドソームの形成が起こる[12]（図 2）。エンドソームが成熟する過程で，エンドソーム膜が内側に出芽し，エンドソーム内に多数の内腔が形成され，この状態のエンドソームは, multivesicular endosomes（MVEs，多胞エンドソーム）または multivesicular bodies（MVBs，多胞体）と呼ばれる。MVB はリソソームによる分解を受けるものもあるが，その他は細胞膜に融合し，内部の粒子がエクソソームとしてエクソサイトーシスにより細胞間隙に放出される[13, 14]。この MVB がリソソームの分解を免れる機序については，まだ不明であるが, endosomal sorting complex required for transport（ESCRT）と呼ばれる複合体を構成する分子や，脂質であるセラミドの合成が，エンドソーム内の出芽に重要とされている[15]。

第3章 エクソソームによる核酸医薬デリバリー

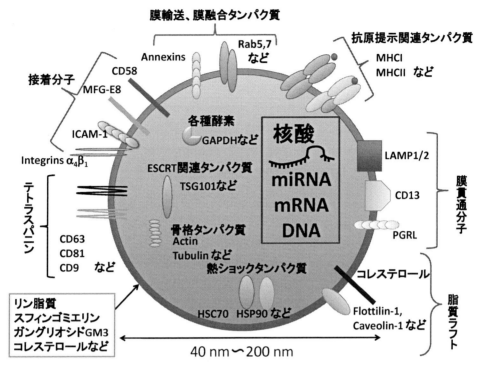

図1 エクソソームの内包物

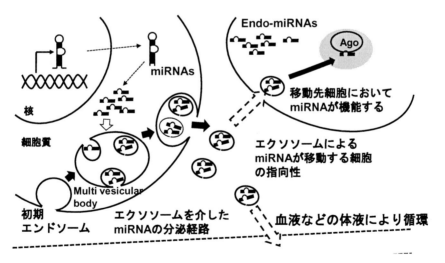

図2 エクソソームの合成経路と，核酸（miRNA）のエクソソームを介した細胞間輸送

4 エクソソームの機能

エクソソームは赤血球，上皮細胞，免疫細胞そしてがん細胞と多くの種類の細胞で分泌される[16]。前述のように，エクソソームに受容体や抗原などの細胞膜成分が存在し，分泌されたエクソソームが他の細胞に取り込まれ，細胞間連絡を媒介するであろうことは推測されてきたが，エクソソームの生物学的な重要性について議論するためには，機能に関する報告がまだ少な過ぎた。しかし2007年，Valadi, Lotvall らのグループは，マウスおよびヒトの肥満細胞が分泌するエクソソームを解析し，エクソソーム中には mRNA や microRNA（miRNA）が存在することを報告した[17]。興味深いことに，検出された mRNA の多くは，エクソソームを分泌した細胞内では発現がみられなかったことから[17]，エクソソームと細胞内で存在する mRNA が異なることが示唆された。さらに，マウス肥満細胞由来エクソソームに存在する RNA は，ヒト肥満細胞へマウスエクソソームを添加することでヒト細胞内に伝達され，翻訳されてマウスタンパク質を産生することを示した[17]。また小坂らは，サル腎臓由来細胞の COS-7 に，ヒト miRNA-146a 発現プラスミドベクターを導入して培養上清を回収し，ヒト前立腺がん細胞株に添加すると，細胞増殖が抑制され，miRNA-146 の標的分子である ROCK1 が抑制されることを発表し[11]，ドナー細胞から，miRNA をエクソソームを介してレシピエントへ送達し，RNAi 効果を発揮させることが可能であることを示唆した。さらにその後の研究では，ヒト前立腺上皮細胞由来エクソソームには，前立腺がん細胞株で発現が低下している miRNA-143 が存在し，上皮エクソソームをがん細胞に添加すると，細胞増殖を抑制し，miRNA-143 の標的分子の一つとされる KRAS の発現を抑制することを示した[18]。この報告によって，非がん細胞ががん細胞にエクソソームを介してがん抑制性の miRNA を送達し，がんの発生，悪性化を制御している可能性が示唆された。また，前立腺上皮細胞由来エクソソームを，前立腺がん細胞を移植したマウスに投与すると，移植細胞の増殖が抑制されたことから，エクソソームを介した miRNA 治療についての可能性が期待された[18]。この報告の数年前から，世界の複数のグループで，エクソソームに任意の small interfering RNA（siRNA）や miRNA などの短鎖 RNA を搭載させ，標的とする細胞・組織へ送達させる，エクソソームによる核酸医薬のための新しいデリバリー方法開発が試みられ始めた。

5 エクソソームによる siRNA デリバリー研究

エクソソームを用いて，siRNA のデリバリー効果を *in vivo* の実験で成功させた報告で，最もインパクトがあったのが，Alvarea-Erviti, Wood らの報告であろう。彼女らはマウス骨髄前駆細胞の初代培養を行い，樹状細胞に分化させ，エクソソーム膜タンパク質の一つである Lamb2 に，rabies viral glycoprotein（RVG）ペプチドを融合させたコンストラクトを導入し，RVG-エクソソームを分泌させた[19]。RVG ペプチドは，アセチルコリン受容体に特異的に結合することから，以前より siRNA の神経細胞への特異的デリバリーに応用されてきた[20]。さらに

Alvarea, Wood らは RVG-エクソソームに，GAPDH に対する siRNA をエレクトロポレーション法によって導入し，マウスへ投与し，脳神経細胞特異的に，GAPDH の抑制作用が誘導されることを示した[19]。また，この RVG-エクソソームによる siRNA のデリバリー方法は頻回投与が可能であること，さらにアルツハイマー病の標的となりうる BACE1 に対する siRNA でも検討を行い，核酸医薬として有望であることを示した[19]。

　エクソソームが細胞に取り込まれる機序については，まだ不明な点が多いが，上記の例のように，エクソソームが取り込まれる細胞の指向性は，エクソソーム表面と細胞表面に存在する，リガンド，受容体などの分子の親和性に依存すると予想されている。がん治療をめざした研究では，大野，黒田らは，乳がん細胞で高発現している epidermal growth factor receptor（EGFR）を標的分子として選択し，EGFR に結合するペプチド GE11 を HEK293 細胞に導入し，細胞膜およびエクソソーム膜に GE11 を局在して発現させた[21]。さらに，がん抑制性マイクロ RNA の一つである，Let-7a 発現プラスミドを導入し，分泌されるエクソソームに Let-7a を内包させた。この Let7 内包 GE11-エクソソームを，ヒト乳がん細胞を移植したマウスに経尾静脈投与を行った結果，乳がん細胞へのエクソソームの集積は GE11 を導入したエクソソームのほうが未修飾のエクソソームを投与した場合よりも高く，がん細胞の増殖抑制効果も発揮した[21]。また，他の研究では，脳転移能をもつ乳がん細胞が，血液脳関門を通過するために，miR-181 を含むエクソソームを脳血管に送り込み，細胞間タイトジャンクションを抑制することや[22]，がん細胞由来エクソソームの表面上のインテグリンの分子種によって，取り込まれる組織が決定し，その後転移巣が形成されることなどからも[23]，エクソソームには取り込まれる細胞・組織に指向性が存在し，細胞特異的デリバリーへの応用が期待されている。

6　エクソソームによるデリバリー方法の課題

　前述の例などからも，siRNA，miRNA どちらもエクソソームによってデリバリーが可能であると思われるが，課題としては，①エクソソームへの核酸医薬分子の内包方法とエクソソームの量，②エクソソームの不均一性などがあげられる。エクソソームに siRNA，miRNA を内包させる方法としては，前述の Alvarea らのようにエレクトロポレーション法によって行う方法があるが[19]，エレクトロポレーションによって siRNA が凝集し，siRNA がエクソソームに内包されるというよりは，エクソソーム表面上に不均一に付着する可能性も示唆されており[24]，siRNA のエクソソームへの導入効率を高めるためには，慎重な条件検討が必要であると考えられる。一方，大野らのように，エクソソームのドナー細胞へ，siRNA や miRNA の発現プラスミドをトランスフェクションする方法は，エレクトロポレーション法よりも確実に，siRNA，miRNA をエクソソームに内包させることが可能であると考えられる。しかし，細胞室内の siRNA，miRNA が，エクソソームに内包される機序についてはほとんど不明であり，導入効率を向上させる方法もない。細胞が分泌するエクソソームの量は，細胞の種類や，環境によって大きく異な

るが，培養細胞による実験でレシピエントとなる細胞に，エクソソームを介してsiRNA，miRNAを導入する場合，レシピエント細胞の5〜10倍の数のドナー細胞が必要になる。ちなみに，合成siRNA，miRNAをリポソームなどにより過剰発現させた場合，細胞内に取り込まれず，培養上清中に残存する核酸／リポソーム複合体も，ドナー細胞由来エクソソームと共に回収されてしまい，その後レシピエント細胞に添加した際，エクソソームを介さずに核酸／リポソーム複合体が取り込まれる可能性があるので，適切な方法ではない。以上のことから，エクソソームを核酸医薬のデリバリーに応用するためには，高効率に任意の核酸をエクソソームに内包させる方法と，ドナー細胞からより大量のエクソソームを産生させる方法などの開発が急務となっている。また，上記②のエクソソームの不均一性について，この問題が本邦においてエクソソームの核酸医薬におけるデリバリー担体としての応用に，大きな障壁になると懸念されている。1種類の細胞株が分泌するエクソソームでも，直径に関しては，ピークは100 nm前後でも，50 nm前後から百数十nmを超えるものまで混在し，エクソソーム表面上の分子についても，発現パターンの多様性が存在すると予想される。さらに，核酸分子を内包させた場合，核酸の含有量もエクソソーム間で差が生じることが予想される。よって，サイズ，表面分子，核酸の含有量などを如何に均一にするかが，重要な課題である。

7　おわりに

エクソソームに関する様々な機序は解明されておらず，また均一なエクソソームを精製する技術も確立されていない現状では，核酸医薬のデリバリーへの応用には時間がかかると予想される。エクソソーム膜の構成に必要な脂質，細胞標的性に関与するリガンド，任意の核酸などから人工的に合成した核酸／エクソソームが機能すれば，核酸医薬として理想形に近いが，海外においては，培養細胞由来エクソソームを用いた臨床試験が既に行われており[25]，基礎研究，前臨床研究の進展，慎重な安全性の検討により，本邦においても近い将来医薬応用が期待される。

文　献

1) P. Wolf, *Br. J. Haematol.*, **13**, 269 (1967)
2) E. G. Trams *et al.*, *Biochim. Biophys. Acta*, **645**, 63 (1981)
3) B. T. Pan & R. M. Johnstone, *Cell*, **33**, 967 (1983)
4) C. Harding *et al.*, *J. Cell Biol.*, **97**, 329 (1983)
5) B. T. Pan *et al.*, *J. Cell Biol.*, **101**, 942 (1985)
6) R. M. Johnstone *et al.*, *J. Biol. Chem.*, **262**, 9412 (1987)
7) P. Mitchell, *et al.*, *Cell*, **91**, 457 (1997)

第3章 エクソソームによる核酸医薬デリバリー

8) H. F. G. Heijnen *et al.*, *Blood*, **94**, 3791 (1999)
9) C. Thery *et al.*, *J. Immunol.*, **166**, 7309 (2001)
10) G. Raposo *et al.*, *J. Exp. Med.*, **183**, 1161 (1996)
11) N. Kosaka *et al.*, *J. Biol. Chem.*, **285**, 17442 (2010)
12) D. J. Katzmann *et al.*, *Nat. Rev. Mol. Cell*, **3**, 893 (2002)
13) C. Thery *et al.*, *Nat. Rev. Immunol.*, **9**, 581 (2009)
14) N. Chaput *et al.*, *Semin. Immunopathol.*, **33**, 419 (2011)
15) A. de Gassart *et al.*, *Traffic*, **5**, 896 (2004)
16) K. Trajkovic *et al.*, *Science*, **319**, 1244 (2008)
17) H. Valadi *et al.*, *Nat. Cell Biol.*, **9**, 654 (2007)
18) N. Kosaka *et al.*, *J. Biol. Chem.*, **287**, 1397 (2012)
19) L. Alvarez-Erviti *et al.*, *Nat. Biotechnol.*, **29**, 341 (2011)
20) P. Kumar *et al.*, *Nature*, **448**, 39 (2007)
21) S. Ohno *et al.*, *Mol. Ther.*, **21**, 185 (2013)
22) N. Tominaga *et al.*, *Nat. Commun.*, **6**, 6716 (2015)
23) A. Hoshino *et al.*, *Nature*, **527**, 329 (2015)
24) S. A. Koojimans *et al.*, *J. Control Release*, **172**, 229 (2013)
25) T. Lener *et al.*, *J. Extracell. Vesicles*, **4**, 30087 (2015)

第4章 シクロデキストリンを基盤分子とした核酸医薬デリバリー

有馬英俊[*1], 本山敬一[*2], 東 大志[*3]

1 はじめに

　2014年度，世界の医薬品売上トップ10の中に，バイオ医薬品は8品目に増え，低分子医薬品の低迷とバイオ医薬品の進展が続いている。一方，抗体医薬と比較すると，核酸医薬品はまだ3製品のみが市販されただけで，実用化は始まったばかりである。核酸医薬品は，アンチセンス核酸（ASO），アプタマー，siRNA，マイクロRNA（miRNA），デコイ核酸，アンチジーン，リボザイムなどが知られている。これまで市販されたアンチセンス医薬品は2製品で，エイズ患者のサイトメガロウイルス（CMV）性網膜炎治療薬のアンチセンス医薬品「Vitravene」(Fomivirsen)と米国でホモ型家族性高コレステロール血症（HoFH）を適応として承認された「Kynamro」(Mipomersen)である。また，アンチセンス医薬品の中で，エキソンスキッピング作用を利用して，デュシェンヌ型筋ジストロフィー（DMD）を対象とした共同開発が実施されている。残りの1製品は，アプタマー医薬品で，VEGFを特異的に認識する配列をセレックス法にて選び出された加齢黄斑変性症治療薬のペガプタニブ（pegaptanib）である。

　核酸医薬は従来の医薬品では標的化が困難であったmRNAやmiRNAなどに配列依存的に結合し，その機能を特異的に抑制できるユニークな性質を有するとともに，化学合成も可能であり，規格化や品質管理が容易，物理化学的性質や体内動態などの特徴は類似していることから，一度，プラットフォームが完成すれば短時間で開発可能という魅力的な特徴を有する。しかし，核酸医薬品は生体内でDNaseやRNaseにより分解される，標的RNAとの結合が不十分，標的組織へのターゲティング能が低い，細胞内に取り込まれにくい，などの欠点を有する。そのためこれらの性質を改良すべく核酸医薬品の化学的修飾やドラッグデリバリーシステム（DDS）が様々検討されている。

　核酸医薬品の中で一本鎖DNAまたはRNAであるASOは，他の核酸医薬に比べて，キャリアの必要性は低いとされている。例えば，ASO自体にN-アセチルガラクトサミンや脂溶性リガンド（コレステロールおよびトコフェロール）を修飾することにより，全身投与後，肝臓に集

---

* 1　Hidetoshi Arima　熊本大学　大学院生命科学研究部（薬学系）　製剤設計学分野　教授
* 2　Keiichi Motoyama　熊本大学　大学院生命科学研究部（薬学系）　製剤設計学分野　准教授
* 3　Taishi Higashi　熊本大学　大学院生命科学研究部（薬学系）　製剤設計学分野　助教

第4章　シクロデキストリンを基盤分子とした核酸医薬デリバリー

積し，アンチセンス効果を発現できることが報告されている。一方，核酸医薬品の中で，二本鎖RNAおよびDNAであるそれぞれsiRNAやデコイDNAは，二本鎖の維持，細胞膜透過やヌクレアーゼ耐性が必要であることから，標的とする臓器や細胞へsiRNAやデコイ核酸を効率よく送達するキャリア技術の確立が重要とされている。また，siRNAやデコイ核酸はそれぞれ細胞質に存在するRISC（RNA-induced silencing complex）および転写因子が標的部位であるため，細胞内導入だけでなく，エンドソーム脱出などの細胞内動態も最適化する必要がある。これまで核酸医薬品の体内動態の制御や機能の向上を目指して様々なキャリアが開発されてきた。これらのキャリアについては本書の中の他の章をご参照頂きたい。

著者はこれまでシクロデキストリン（CyD）の医薬への応用に関する研究を長年行ってきた[1]。CyDはD-グルコースが α-1,4-グルコシド結合によって連なった環状構造をとり，分子内の空洞内に種々のゲスト分子を取り組んで包接複合体を形成する環状オリゴ糖である（図1）。このようなCyDの超分子的な包接特性は，食品，トイレタリー商品，化粧品，臨床検査，医薬品など様々な分野で利用されている。しかし，CyDは水溶液中で電荷的に中性であり，水溶性，高分子かつ負に帯電した核酸との相互作用も極めて弱いため，CyD自体を遺伝子や核酸医薬へのDDSキャリアに有効利用することは，カチオン性CyD誘導体を除き一般に困難である。一方，CyDは生体膜成分であるリン脂質やコレステロールなどと空洞サイズ依存的に相互作用することで，薬物の生体膜透過性を向上させたり，また，脂質ラフトの構造や機能を変化させたりすることが知られている[2]。そこで，著者らはこれまでCyDの生体膜に対する作用を核酸医薬のエンドソーム脱出に利用できないかと考え，他のキャリアとの結合体の構築を試みた。すなわち，核酸医薬と相互作用し，細胞内に導入可能で，かつプロトンスポンジ効果によりエンドソーム脱出能を有するポリアミドアミンデンドリマー（デンドリマー）に注目し，CyD/デンドリマー結

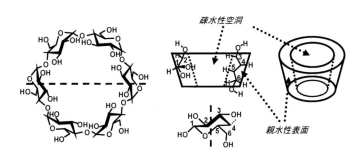

CyD	構成グルコース数	分子量	空洞径（Å）	空洞体積（Å³）	水への溶解度（g/100 mL at 25℃）
α-CyD	6	972	4.7～5.3	～174	14.5
β-CyD	7	1135	6.0～6.5	～262	1.85
γ-CyD	8	1297	7.5～8.3	～427	23.2

図1　天然シクロデキストリンの構造と物理化学的性質

合体を構築し,遺伝子・核酸医薬キャリアとしての有用性について検討した。その結果,α-CyD,β-CyD,γ-CyD の中で,α-CyD とデンドリマーとの結合体(α-CDE)が,α-CyD のエンドソーム膜破壊効果とデンドリマーのプロトンスポンジ効果との共作用により,優れた遺伝子・siRNA 導入能を有することを明らかにした。しかし,α-CDE(G3)は細胞特異性を有していない。そこで著者らは,α-CDE に種々の機能性素子を導入したアクティブターゲッティング能を有するα-CDE 誘導体の構築を行っている[3,4](図2)。その概要を以下に述べる。

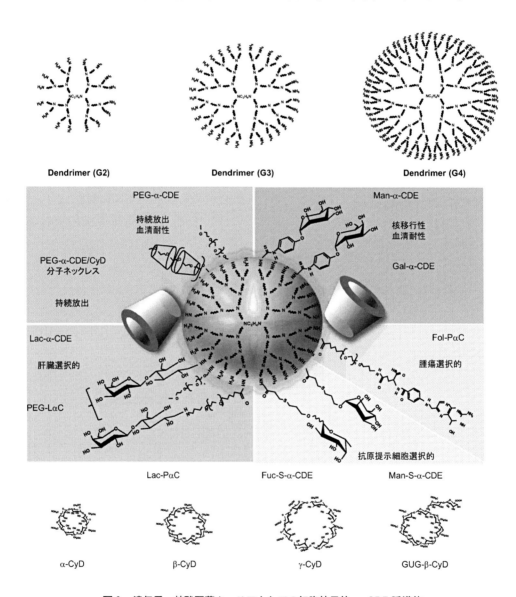

図2　遺伝子・核酸医薬キャリアとしての細胞特異的α-CDE 誘導体

2　ラクトシル化α-CDE（Lac-α-CDE(G3)）

著者らはこれまで肝実質細胞膜上のアシアロ糖タンパク質レセプター（ASGPR）に対する結合能を付与するため，α-CDE分子中のデンドリマー分子の1級アミノ基にフェニル基を介してガラクトースを導入したGal-α-CDE(G2)を構築した。Gal-α-CDEはガラクトースレクチンであるピーナツレクチンに認識されるものの，HepG2細胞を用いた検討では，ASGPR非依存的に細胞内に取り込まれることが示された[5]。しかし興味深いことに，細胞内に取り込まれた後，ガラクトース残基依存的に核内に移行し，優れた遺伝子導入能を示すことを明らかにした。しかし，Gal-α-CDEは肝実質細胞選択性を有していない。そこで著者らは，次にα-CDE(G3)のデンドリマー分子の1級アミノ基にガラクトースとグルコースの2糖からなるラクトースを結合したラクトシル化α-CDE(G3)を構築した。Lac-α-CDE(G3)は，ラクトース分子中のガラクトース分子が肝実質細胞膜上に高発現するASGPRに結合し，遺伝子・siRNAの導入が可能となることを明らかにした[6,7]。次に著者らは患者フォーカスが熊本県にも存在する遺伝子疾患であるトランスサイレチン型家族性アミロイドポリニューロパチー（TTR-FAP）の治療薬の開発を目的に，肝実質細胞で産生されるトランスサイレチン（TTR）に対するsiRNA（siTTR）とLac-α-CDE(G3)との複合体のRNAi効果に関する検討を行った。マウスの静脈内に投与されたLac-α-CDE(G3)/siTTR複合体（投与量siTTRとして5 mg/kg）は，血漿中で一部解離するものの肝実質細胞内に送達され，肝臓内の*TTR* mRNAの発現量は約30%低下した。またその際，血液生化学検査値に異常は認められなかった。これらのことから，Lac-α-CDE(G3)は肝臓選択的siTTRキャリアとして有用である可能性が示された[7]。しかし，米バイオ医薬品会社アルナイラム・ファーマシューティカルズ（アルナイラム）社は，脂質ナノ粒子との複合体の静脈内投与製剤であるPatisiran（ALN-TTR02）が非臨床および臨床試験において長期間に渡りTTR産生を90%以上抑制するという結果を報告している。このことを踏まえて，著者らもLac-α-CDE(G3)のsiTTRデリバリー効率の向上を図るために，次にLac-α-CDE(G3)中のデンドリマーの一級アミノ基にPEG鎖を導入したPEG-LαC(G3)を構築した。PEG-LαC(G3)はsiRNAとの複合体形成能は維持したまま，血清耐性能が著しく向上し，肝臓におけるsiRNA導入能が上昇した（図3）。また他の方法として，Lac-α-CDE(G3)/siRNA複合体にスイゼンジノリ由来のアニオン性の多糖体であるサクランとの三元複合体がRNAi効果を改善することを明らかにした。このように，PEG-LαC(G3)は，Lac-α-CDE(G3)よりも肝臓選択的遺伝子・siRNAキャリアとして有用である可能性が示唆された（論文投稿中）。しかしながら，これらのRNAi効果はPatisiran（ALN-TTR02）に比べて劣っていることからさらなる改良が必要である。

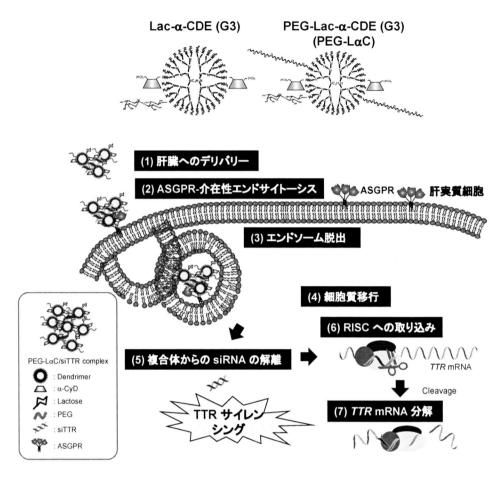

図3 肝実質細胞選択的キャリアとしてのLac-α-CDE(G3)/siTTR複合体のTTR遺伝子発現抑制効果（推定図）

3　マンノシル化α-CDE（Man-S-α-CDE(G3)）

　自然免疫および獲得免疫において，プロフェッショナル抗原提示細胞（APC）であるマクロファージ，B細胞，樹状細胞の中で，ナイーブなT細胞を刺激することができるのは樹状細胞のみである。樹状細胞はユビキタスに存在し，末梢組織で外来性の異物および自己成分を取り込み所属リンパ節に移動し，主要組織適合抗原（MHC）上に提示することにより特異的T細胞を活性化し，種々の免疫応答を惹起する。しかしながら，非感染性の外来物質や自己成分に対しても応答し，自己免疫疾患や慢性の免疫関連疾患などを引き起こすことも知られている。このように炎症に伴い組織に集積する炎症性マクロファージとは異なり，組織には常在性マクロファージが存在する。例えば，肝臓および肺にはそれぞれクッパー細胞および肺胞マクロファージが存在し，全身および局所の炎症に関わっている。

　著者らはこれまでAPC膜上のマンノースレセプター（MR）に対する結合能を付与するため，

第4章　シクロデキストリンを基盤分子とした核酸医薬デリバリー

α-CDE（G3）中のデンドリマー分子の1級アミノ基にフェニル基を介してマンノース基を導入したMan-α-CDE（G3）を調製した。Man-α-CDE（G3）は in vitro 実験においては，確かにマンノースレクチンであるコンカナバリンAに認識されるものの，ラット肺胞マクロファージ株化細胞であるNR8383細胞を用いた検討では，MR非依存的に細胞内に取り込まれた。その後，Man-α-CDE（G3）/プラスミドDNA（pDNA）複合体はマンノース残基依存的に核内に移行し，優れた遺伝子導入能を示すことを明らかにした[8,9]。しかしながら，Man-α-CDE（G3）はAPC細胞特異性を有していない。そこで著者らは，APC標的リガンドであるマンノースをチオアルキル化し，α-CDE（G2）に導入したMan-S-α-CDE（G2）を新規に調製した。その結果，Man-α-CDE（G3）とは異なり，Man-S-α-CDE（G2）とpDNAとの複合体は，MRやdendritic cell-specific ICAM-3-grabbing nonintegrin（DC-SIGN）などのマンノース認識レクチンを介してAPC選択的に取り込まれることが示唆された。そこで次に，肝常在性マクロファージであるクッパー細胞を標的とするsiRNAキャリアとして，Man-S-α-CDE（G3）に着目した。ここでは劇症肝炎を対象疾患とした。siRNAとしては，急性・慢性炎症などの免疫反応において中心的役割を果たす転写因子NF-κB分子中のp65に対するNF-κB p65 siRNA（sip65）を用いた[10,11]。以下にその結果を示す。Man-S-α-CDE（G3）とsiRNAとの複合体形成能は，α-CDE（G3）と比較して弱いものの，Man-S-α-CDEs（G3）/siRNA複合体の平均粒子径は，チャージ比50において約130〜340 nmの値を示し，ζ-電位はいずれの複合体も弱い正電荷を示した。また，興味深いことに，Man-S-α-CDE（G3）のマンノース認識レクチンへの認識能はsiRNA複合体を形成することによって高くなることが示唆された。これはサブミクロン粒子化によって糖クラスター効果が発揮されたためと推定される。実際，Man-S-α-CDE（G3）/siRNA複合体はマンノース認識レクチン（主にMR）を介してNR8383細胞（MR（+））およびJAWSII細胞（MR（+））内に取り込まれ，核内よりも細胞質に局在することが示唆された。またNR8383細胞（MR（+））において，Man-S-α-CDE（G3）は優れたRNAi効果を示す一方，MR非発現Colon-26細胞ではその効果は減弱した。加えてMan-S-α-CDE（G3）/siRNA複合体は，FBS 30%および50%添加時でもRNAi効果を示した。In vitro 安全性に関して，Man-S-α-CDE（G3, DSM4）/siRNA複合体はNR8383細胞（MR（+））において，チャージ比100まで細胞障害性を示さず，安全性に優れるキャリアであることが示唆された。リポ多糖（LPS）刺激NR8383細胞（MR（+））において，Man-S-α-CDE（G3, DSM4）/sip65複合体は，コントロールに比べて有意な p65 mRNA 産生抑制効果を示した。LPS刺激NR8383細胞（MR（+））において，Man-S-α-CDE（G3）/sip65複合体は一酸化窒素レベルを約70%まで抑制した。JAWSII細胞（MR（+））において，Man-S-α-CDE（G3）/sip65複合体は，LPS刺激によるTNF-α産生を有意に抑制することが示唆された[10]。さらにLPS/D-ガラクトサミン（GalN）の腹腔内投与により誘発したLPS誘発性劇症肝炎モデルマウスにMan-S-α-CDE（G3）/sip65複合体をLPS投与の48時間前に静脈内投与すると，肝炎の重症化を抑制し，延命効果を示すことが示唆された。同時に類洞内への好中球の浸潤が著しく抑制され，ま

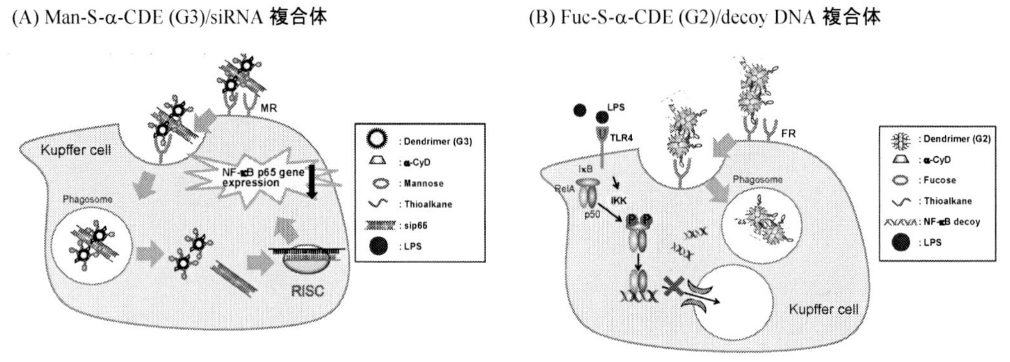

(A) Man-S-α-CDE (G3)/siRNA 複合体　　　　　(B) Fuc-S-α-CDE (G2)/decoy DNA 複合体

図4　クッパー細胞選択的キャリアとしての（A）Man-S-α-CDE(G3)/sip65 複合体と（B）Fuc-S-α-CDE(G2)/NF-κB decoy 複合体の遺伝子発現抑制効果（推定図）

た，劇症肝炎モデルマウス肝臓内 p65 mRNA，TNF-α mRNA および IL-1β mRNA の発現を抑制することが示唆された[11]。その際，血清中 TNF-α 産生，AST および ALT レベルの上昇を抑制し，肝炎の重症化を抑制することが強く示唆された。さらに，Man-S-α-CDE(G3)/sip65 複合体は in vivo において，安全性に優れることが示唆された。このように，Man-S-α-CDE(G3) は，クッパー細胞選択的な siRNA 導入用キャリアとして有用であることが示唆された。また，Man-S-α-CDE(G3)/siRNA 複合体による遺伝子発現抑制効果には，優れた血清耐性能，マンノース認識レクチンとの結合による siRNA 複合体のクッパー細胞への取り込みの増大，エンドソームからの siRNA の放出促進作用，さらに siRNA の細胞質への局在化などの要因が総合的に関与しているものと推察された（図4）。しかし本複合体の欠点として，劇症肝炎に対する抑制効果を発現するためには，LPS/GalN 刺激 48 時間前に投与する必要があり，全身性急性炎症に対する siRNA 療法の限界が示唆された。

4　フコシル化α-CDE（Fuc-S-α-CDE(G3)）

前述のように，クッパー細胞表面には，マンノースレセプター（MR）が高発現しているが，それ以外のレクチン受容体としてフコースレセプター（FR）も高発現していることが知られている。Higuchi らは，フコース修飾カチオン性リポソーム（Fuc-liposome）を調製し，NF-κB decoy との複合体を LPS 誘発性肝炎モデルマウスに静脈内投与したところ，肝臓内 NF-κB の活性化および炎症性サイトカインの産生が有意に抑制されることを明らかにした[12]。また，Opanasopit らはフコース修飾タンパク質をマウスに投与後，肝臓への高い集積性が認められ，さらに肝細胞内分布評価およびガドリニウムクロライド（$GdCl_3$）前処理による肝集積の減少により，フコース修飾体がクッパー細胞内へ効率良く取り込まれることを報告している[13]。したがって，劇症肝炎治療におけるクッパー細胞標的リガンドとしてフコースは有効であるものと考えられる。そこで著者らは，前項と同様に劇症肝炎の治療を目的に，フコース修飾α-CDE で

第4章 シクロデキストリンを基盤分子とした核酸医薬デリバリー

あるFuc-S-α-CDE(G2)を調製した。本研究では，劇症肝炎治療を核酸医薬としてsiRNAよりも即効性が期待されるNF-κB decoy DNA（NF-κB decoy）を用いた。なおここではNF-κB decoyキャリアとしてFuc-S-α-CDE(G3)より高い安全性を有するFuc-S-α-CDE(G2)を使用した。Fuc-S-α-CDE(G2)とNF-κB decoyとの静電的相互作用の強さは，α-CDE(G2)と比較して弱いものの，複合体を形成することが示唆された。またその複合体の粒子径は，チャージ比20および50において，α-CDE(G2)/NF-κB decoy複合体と比較して上昇する傾向を示し，ζ-電位はいずれもわずかに正電荷を示した。また本複合体は，フコース認識レクチンであるヒイロチャワンタケレクチン（Aleuria aurantia lectin）を介した赤血球の凝集を顕著に抑制したことから，本複合体はFRと相互作用することが示唆された。また，NR8383細胞において，Fuc-S-α-CDE(G2)/NF-κB decoy複合体の細胞内取り込みは，フコースの添加濃度依存的に低下し，FR依存的な取り込みを示した。また本複合体の一酸化窒素産生抑制効果はチャージ比の増加に伴い増大した。さらに，前述した劇症肝炎モデルマウスを用いた検討において，Fuc-S-α-CDE(G2)/NF-κB decoy複合体をLPS/GalNの腹腔内投与1分前に静脈内投与すると，血清中TNF-α，ASTおよびALTの上昇が抑制され，有意な延命効果が確認された。また，FITC-NF-κB decoyは，肝実質細胞よりも肝非実質細胞へ多く集積し，その取り込みにクッパー細胞が関与することが示唆された。一方，安全性の観点では，Fuc-S-α-CDE(G2)/NF-κB decoy複合体は，市販のマクロファージ選択的遺伝子導入用キャリアであるjetPEI™-Macrophage/NF-κB decoy複合体に比べて，細胞障害性が極めて低く，安全性に優れることが示唆された。また本複合体は，健常マウスにおいて，安全性に優れることが示唆された。以上述べたように，Fuc-S-α-CDE(G2)は，FRを介してクッパー細胞選択的にNF-κB decoyを送達可能なキャリアであり，劇症肝炎治療に有用であることが示唆された[14]（図4）。このように本劇症肝炎モデルマウスにおいて，Fuc-S-α-CDE(G2)/NF-κB decoy複合体はFuc-S-α-CDE(G2)/sip65複合体に比べて即効性に優れることが示された。今後，核酸医薬としてNF-κB decoy DNAを用いて，クッパー細胞選択的キャリアとしてのMan-S-α-CDE(G3)とFuc-S-α-CDE(G2)の有用性を比較検討する予定である。

5 PEG化葉酸修飾α-CDE（Fol-PαC(G4)）

著者らは，がん細胞選択的遺伝子・siRNAキャリアの構築を目的として，α-CDE(G3)にPEG鎖を介して葉酸を導入したFol-PαC(G3)を調製した。Fol-PαC(G3)は，葉酸レセプター-α（FR-α）高発現細胞選択的に遺伝子やsiRNAを導入可能であり，in vivoにおいても腫瘍へ遺伝子やsiRNAをデリバリー可能であることを報告した[15,16]。しかしながら，Fol-PαC(G3)/siRNA複合体は，血中で一部解離するため，in vivoにおけるRNAi効果は十分でなかった。

そこで著者らは次に，Fol-PαC(G3)/siRNA複合体の血中での安定性および滞留性の改善を企図して，Fol-PαC(G3)のジェネレーションをG3からG4に上げたFol-PαC(G4)を調製

し，がん細胞特異的なsiRNAキャリアとしての有用性を評価した。その結果，Fol-PαC(G4)/siRNA複合体はColon-26細胞（FR-α発現細胞）移植担がんマウス尾静脈内投与後，高い血中滞留性を維持し，腫瘍組織へ移行することが示唆された。また，ルシフェラーゼ遺伝子安定発現Colon-26-luc細胞移植担がんマウスに静脈内投与した際も，本複合体はG3複合体よりも高いRNAi効果を示した。次に抗腫瘍効果をポロ様キナーゼ1（PLK1）に対するsiRNA（siPLK1）とFol-PαC(G4)との複合体を用いて検討した。ここでPLK1は，サイクリン依存性キナーゼ1-サイクリンB1複合体とオーロラキナーゼと協調して，多くの重要な細胞周期イベントを調節しているため，その阻害剤は有望な抗がん剤候補と考えられている。さらに，Fol-PαC(G4)/siPLK1複合体を担がんマウスの尾静脈に週2回投与すると，その腫瘍体積は，コントロール群と比較して有意に減少し，腫瘍中の*PLK1* mRNAレベルは約40％まで低下したが，control siRNA複合体では抑制効果は認められず（図5），優れたRNAi効果が示唆された。さらに本複合体は，同マウスの血液生化学検査値に異常な変化を与えなかったことから，安全性に優れることが示唆された。これらの結果より，Fol-PαC(G4)は，Fol-PαC(G3)と比較して，安定性および血中滞留性に優れるがん細胞特異的な全身投与型siRNAキャリアとして有用であることが示唆された[17]（図6）。

以上のように，α-CDE(G2, G3, G4)に様々な機能性素子を導入することにより，目的に応じた多機能型遺伝子・核酸医薬導入用キャリアの構築が可能となる。また，今回は詳細を省略するが，デンドリマーにグルクロニルグルコシル-β-CyD（GUG-β-CyD）を導入したGUG-β-CDE(G2, G3)においても優れた遺伝子・siRNA導入能を示すことが見出された。なおこれは，α-CDE(G3)やLac-α-CDE(G2)と共に，コスモ・バイオ社から発売されている（商品名SAFETRANS）。今後，細胞特異性と安全性をさらに高めたCyDを基盤とするキャリア開発を試みる予定である。

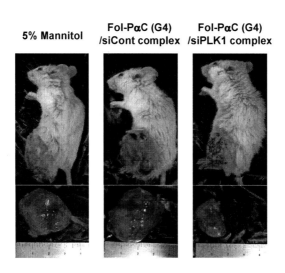

図5　がん細胞特異的siRNAキャリアとしてのFol-PαC(G4)とsiPLK1との複合体の抗腫瘍効果

第4章 シクロデキストリンを基盤分子とした核酸医薬デリバリー

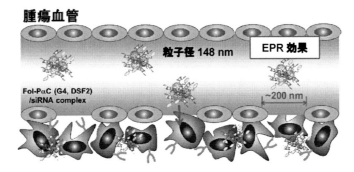

図6 Fol-PαC(G4)/siPLK1複合体の抗腫瘍機構（推定図）

文　　献

1) H. Arima *et al.*, *Expert Opin. Drug Deliv.*, **12**, 1425（2015）
2) T. Irie *et al.*, *J. Pharm. Sci.*, **86**, 147（1997）
3) H. Arima *et al.*, *Curr. Top. Med. Chem.*, **14**, 465（2014）
4) H. Arima *et al.*, *Adv. Drug Deliv. Rev.*, **65**, 1204（2013）
5) K. Wada *et al.*, *Biol. Pharm. Bull.*, **28**, 500（2005）
6) H. Arima *et al.*, *J. Control. Release*, **146**, 106（2010）
7) H. Arima *et al.*, *Mol. Pharm.*, **9**, 1645（2012）
8) K. Wada *et al.*, *J. Control. Release*, **104**, 397（2005）
9) H. Arima *et al.*, *J. Control. Release*, **116**, 64（2006）
10) K. Motoyama *et al.*, *AAPS J.*, **16**, 1298（2014）
11) K. Motoyama *et al.*, *Mol. Pharm.*, **12**, 3129（2015）
12) Y. Higuchi *et al.*, *Biomaterials*, **28**, 532（2007）
13) P. Opanasopit *et al.*, *J. Drug Target.*, **9**, 341（2001）
14) C. Akao *et al.*, *J. Control. Release*, **193**, 35（2014）
15) H. Arima *et al.*, *Cancer Gene Ther.*, **19**, 358（2012）
16) H. Arima *et al.*, *Mol. Pharm.*, **9**, 2591（2012）
17) A. Ohyama *et al.*, *Bioconjug. Chem.*, in press（2016）

第5章　多糖核酸複合体による核酸医薬デリバリー

伊藤大貴[*1]，宮本寛子[*2]，望月慎一[*3]，櫻井和朗[*4]

1　はじめに

近年注目されている核酸医薬には自然免疫を活性化するCpG-DNAや標的配列に特異的に作用するアンチセンス核酸（AS-ODN）やRNAiを利用したsiRNA，転写因子に作用するデコイ核酸があり，標的に対して特異的に作用するため副作用なく治療効果を発揮できる。しかし，核酸医薬は患部に到達する前に体内の分解酵素により容易に分解されてしまうという問題がある。現在，この問題を解決し，薬剤を必要な場所に，必要な量だけ送達する薬物送達システム（DDS）の研究が広く行われており，核酸医薬の実用化にはDDSの開発が不可欠であると考えられる。本稿では，1本鎖のDNAと複合化能を有し，さらにそれ自体が抗原提示細胞への標的性も併せ持つ多糖を用いた核酸医薬デリバリーについて紹介する。

2　シゾフィラン（SPG）/核酸複合体

筆者らは*Schizophyllum commune* Fries（和名：スエヒロタケ）というキノコから抽出される天然の多糖シゾフィラン（SPG）がDDSキャリアになりえることを見出した。SPGはβ-1,3グルカンの一種であり地球上に豊富に存在する多糖である。β-1,3グルカンは，グルコースのβ-1,3結合の繰り返しからなる主鎖が還元端を同じ方向に3本撚り合わさって，天然状態で右巻きの3重らせん構造をとっている。β-1,3グルカンは菌類の細胞壁に多く存在しており，自然免疫の活性化により，抗がん作用[1]や抗HIV作用[2]を持つことから古くから研究されてきた。本稿で紹介するSPGは，主鎖のグルコース3個に1個の割合で側鎖グルコースが1つ結合している（図1a）[3]。筆者らは主としてSPGと核酸の相互作用に注目して研究を行ってきた[4~6]。天然状態のSPGをジメチルスルホキシド等の極性有機溶媒に，あるいは強塩基性水溶液に溶解させると，3重らせんが解離してランダムコイル状の単一鎖となる[7,8]。この状態から溶媒を中性水溶液に戻すと，疎水性相互作用と水素結合により分子間（もしくは分子内）の結合が生じ，3重らせん構造が再生される[9]。この再生過程に1本鎖核酸，とりわけpoly(dA)やpoly(C)が

---

* 1　Daiki Ito　北九州市立大学　大学院国際環境工学研究科
* 2　Noriko Miyamoto　北九州市立大学　大学院国際環境工学研究科
* 3　Shinichi Mochizuki　北九州市立大学　大学院国際環境工学研究科　准教授
* 4　Kazuo Sakurai　北九州市立大学　大学院国際環境工学研究科　教授

第5章　多糖核酸複合体による核酸医薬デリバリー

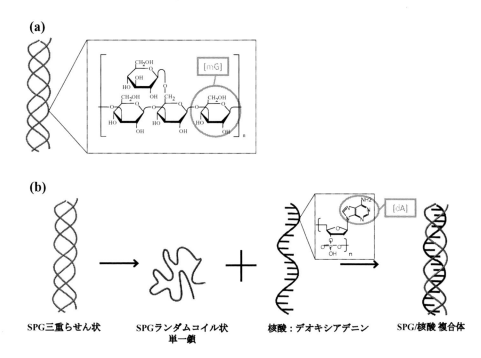

図1　(a) 多糖シゾフィランの化学構造，(b) 核酸と SPG からなる複合体

存在すると，3重らせんの1本の鎖が核酸によって置き換わった核酸/SPG複合体ができることを見出した（図1b）。核酸/SPG複合体は，β-1,3グルカン主鎖グルコース2分子と核酸1分子からなる3重らせん構造を形成している。

　また，我々の核酸/SPG複合体の発見と時を同じくして，Gordonらは，マクロファージや樹状細胞などの抗原提示細胞上にデクチン-1と呼ばれるβ-1,3グルカン受容体が発現していることを報告した[10~12]。真菌の細胞壁はマンナンやβ-1,3グルカンを含む場合が多く，免疫系はこれらの細胞壁多糖を特異的に認識する様々な受容体分子を使って真菌に対する防御反応を行っている。つまり，抗原提示細胞はデクチン-1を介してβ-1,3グルカンを認識していること，SPGは核酸と複合体を形成することから，筆者らはSPGが抗原提示細胞特異的な核酸医薬のキャリアになりうると考えた。本稿では，この新たな核酸/SPG複合体を用いた核酸医薬のデリバリーを紹介する。

3　SPGによる核酸医薬デリバリー

　AS-ODNやRNAiを利用したsiRNAはmRNAを標的とする核酸医薬である。AS-ODNは15~25塩基ほどの1本鎖のオリゴデオキシヌクレオチドで，核内から細胞質へ出たmRNAの一部に相補的に結合することで標的タンパク質の翻訳を阻害し細胞の機能を調整する[13]。siRNAは21~23塩基ほどの2本鎖のオリゴヌクレオチドからなり，細胞質内でタンパク質/

核酸複合体（RNA-induced silencing complex：RISC）を形成し，標的とする mRNA を切断する[14]。本稿では，SPG をキャリアとした AS-ODN のデリバリーについて報告する。

3.1 AS-ODN/SPG 複合体を用いた腫瘍懐死因子（TNF-α）発現抑制への応用[15]

TNF スーパーファミリーは，初期の炎症反応，細胞生存，アポトーシスなどにおけるシグナル経路を活性化する多機能な炎症誘発性サイトカインである[16]。

TNF-α をコードした mRNA に対するアンチセンス配列に SPG と複合化能を有すデオキシアデニン（dA_{60}）を連結した核酸（AS-TNF-α）を設計した。設計した AS-TNF-α と SPG の複合化を流動場分画法（FFF）を利用した核酸の UV 吸収から評価した（図2）。AS-TNF-α と SPG の反応後の溶出時間は AS-TNF-α の溶出時間より遅く検出された。このことから，反応物は AS-TNF-α より分子量が増加しているため，AS-TNF-α が SPG と複合体を形成したことが示された。反応後のピークには未反応 AS-TNF-α のピークが全く検出されないことから，AS-TNF-α が SPG と完全に複合体を形成していることが分かった（以後，AS-TNF-α /SPG）。

SPG のデクチン-1 に対する被認識能が複合化した後でも維持されるかどうか水晶発振子マイクロバランス測定法（QCM）を用いて評価した。QCM は一定の振動数で振動している水晶発振子の電極表面を持つ。この電極表面に物質が付着することによる振動数変化を測定する。リコンビナントデクチン-1（r-デクチン-1）をコートした電極表面にサンプルを添加した結果，SPG では振動数変化があったが，ヘパリン，デキストランでは何の変化もなかった（図3a）。このことより，r-デクチン-1 は，SPG を特異的に認識することが分かった。

また，核酸との複合体である dA_{60}/SPG を添加した場合にも同様に振動数変化が観察され，dA_{60} では，振動数変化はなかった（図3b）。このことから SPG のデクチン-1 に対する被認識能は，核酸との複合化によらず維持されることが分かった。

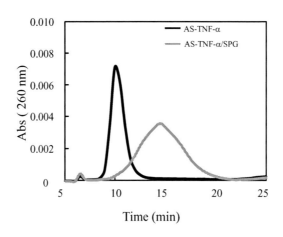

図2　FFF による AS-TNF-α と SPG の複合化

第5章　多糖核酸複合体による核酸医薬デリバリー

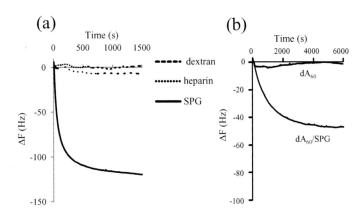

図3　(a) r-デクチン-1を用いたSPGの被認識能，(b) 複合体の被認識能

　作製したAS-TNF-α/SPGのTNF-α抑制をマウス腹腔マクロファージを用いて評価した（図4）。腹腔マクロファージに，AS-TNF-α/SPGを添加し，24時間後にリポポリサッカライド（LPS）を添加した培地に産生されるTNF-αを定量した。複合体は濃度依存的にTNF-αの発現を抑制したがAS-TNF-αのみの添加ではTNF-αの抑制効果は見られなかった。また，興味深いことに，AS-TNF-α/SPGは通常の in vitro で報告されているAS-TNF-αの濃度[17]よりも極めて低い10 nMにおいてTNF-αの発現抑制効果を示した。

　LPS-Dガラクトサミン（LPS/D-GalN）投与で誘導されるマウス劇症肝炎モデル[18]を用いて劇症肝炎の治療効果を評価した。劇症肝炎は，肝臓の非実質細胞中のマクロファージであるKupffer細胞によるTNF-αの産生が強く関与することが知られている[19]。LPS/D-GalN投与後の肝臓の実質細胞，非実質細胞にデクチン-1が発現しているかRT-PCRで評価したところ

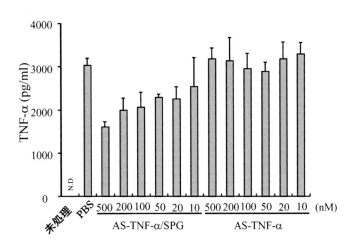

図4　複合体によるTNF-α抑制

非実質細胞にのみ存在していることが分かった（図5a）。そこで、実際に投与したAS-TNF-α/SPGがデクチン-1を有する細胞に送達されるのか評価した（図5b）。FITC修飾AS-TNF-α/SPGを投与したところ実質細胞より非実質細胞に多くの蛍光が観察された。一方で、FITC修飾AS-TNF-αでは両細胞に非特異的に取り込まれていた。よって、AS-TNF-α/SPGはデクチン-1を有する細胞に特異的に送達されることが示唆された。

AS-TNF-α/SPGを投与した後、劇症肝炎を誘発させたマウスの血清中に含まれる治療効果を評価した（図6a）。PBSを投与した群では12時間以内に80％の死亡が確認され、AS-TNF-αをマウスに投与した群においても同様の結果が得られた。しかし、興味深いことに、AS-TNF-α/SPGを投与した群では80％の生存が確認された。またこのとき、PBSと比べてわずか1時間でTNF-αの血清レベルが著しく減少していることが分かった。さらに、マウスの肝臓の組織観察から、PBSやAS-TNF-αをマウスに投与した群では、細胞の壊死が目立ち、出血も起こしていたが、複合体を投与した群ではそれらが観察されなかった（図6b）。これらの結果から、劇症肝炎に対するAS-TNF-α/SPGは高い治療効果を示すと考えられる。

3.2 PEG修飾SPGを用いたAS-ODN/PEG-SPG複合体によるエンドソーム膜脱出[20]

多くの高分子キャリアは、エンドサイトーシス経路で取り込まれる。しかし、AS-ODNやsiRNAは細胞質中のmRNAを標的としているため、エンドソームからの脱出が必要となるが、SPGにはエンドソーム脱出を促すような機能はない。本稿では、SPGの核酸デリバリー機能のさらなる向上を目指すため、エンドソーム脱出機能を付加させた。

エンドソーム脱出を促す機能としてはプロトンスポンジ効果が挙げられる。この効果は、ポリエチレンイミン等の大量のアミノ基を持つカチオン性キャリアがpH低下に伴いプロトンや塩を吸収することで、エンドソーム内の浸透圧が上昇し膜崩壊を促進させる。しかし、カチオン性キャ

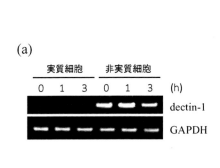 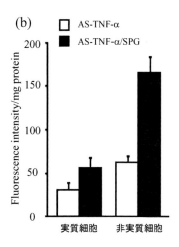

図5 (a) RT-PCRを用いたデクチン-1の発現，(b) デクチン-1を有する細胞へのAS-TNF-αの送達

第5章　多糖核酸複合体による核酸医薬デリバリー

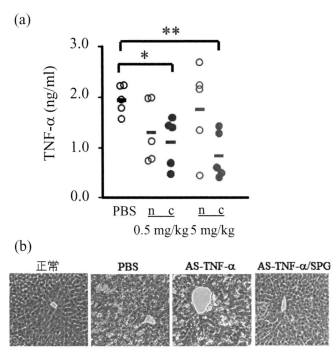

図6　(a) LPS/D-GalN 投与後の血中 TNF-α 濃度（n；AS-TNF-α/SPG, c；AS-TNF-α/SPG, *P<0.05, **P<0.01），(b) LPS/D-GalN 投与後の肝臓の組織観察

リアは細胞毒性が懸念される。また，エンドソーム脱出を促す手法として親水性高分子であるポリエチレングリコール（PEG）が期待される。一般に PEG は，DDS において膜融合による細胞取り込みを阻害するためのリポソーム表面修飾や PEG をタンパク質に修飾することで分解を阻害することを目的として使用される[21〜23]。一方で，分子量 2,000〜1 万程度の PEG において，高濃度で細胞融合を誘起することが知られている。この現象は，PEG が細胞表層の負電荷による細胞間反発を緩和，あるいは脂質膜を攪乱することによるものであると考えられる[24]。本稿では，PEG の膜融合機能によるエンドソーム脱出を期待し，PEG 修飾 SPG（PEG-SPG）を作製した。

SPG への修飾方法は側鎖グルコースを過ヨウ素酸酸化しアルデヒド基に変換後，アミノ基を持つ分子量 5,000 の PEG との還元アミノ化反応を行い，PEG-SPG を作製した。

作製した PEG-SPG と c-myb（増殖因子）に対するアンチセンス核酸（AS-c-myb）を複合化し（AS-c-myb/PEG-SPG），がん細胞の細胞増殖率を評価した。ヒト皮膚がん細胞株 A375 に各複合体を添加し，生存細胞数を計測した（図7）。AS-c-myb/SPG＋PEG と AS-c-myb/SPG は約 10％の増殖抑制効果を示し，AS-c-myb/PEG-SPG はさらに高い約 50％の増殖抑制効果を示した。このことより，増殖抑制効果を向上させるためには PEG 修飾が必要であることが示された。また，PEG＋SPG には増殖抑制効果が見られなかったため，PEG-SPG

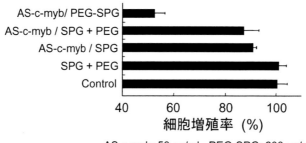

図7 SPG の PEG 修飾によるアンチセンス効果の増強

をキャリアとして用いることで細胞質中に，より多くの AS-c-myb を送達できていると考えられる。以降，本稿では図を示していないが，我々は，AS-c-myb/PEG-SPG の細胞内動態を評価するために，細胞取り込みの阻害試薬を用いた実験から PEG-SPG が単純な膜透過による細胞取り込みではないことが分かった。また，共焦点レーザー顕微鏡を用いた細胞内の観察より，リソソームに至る前にエンドソーム経路を脱出することを明らかにしている。以上より，PEG-SPG は，エンドサイトーシス経路で取り込まれリソソームと結合する前に脱出できることが明らかとなった。

これらの結果から，SPG に PEG 修飾を施すことでエンドソーム脱出機能が付加され，より多くの AS-ODN を細胞質に送達できたことが示唆された。PEG によるエンドソーム脱出に関しては，実験的には多くの実例があるが，そのメカニズムに関しては不明な点が多く，今後の研究が待たれる。

4 おわりに

筆者らは機能性 ODN キャリアとして，細胞標的性を有する天然多糖を用いたデリバリーに焦点を当てて述べた。今回紹介した，天然多糖から成るキャリアが核酸医薬デリバリーの一つのブレークスルーとなることを願いたい。加えて，細胞への標的性だけでなく，取り込まれた後の細胞内の動態を制御することで核酸医薬の効果を向上させることができた。細胞内の動態を制御した核酸キャリアの開発は，今後の核酸医薬デリバリー研究において一層重要になると言えるだろう。核酸医薬は医学をはじめ，今後様々な分野でさらなる技術の発展が期待される。ここで紹介した研究成果が少しでも他の研究分野に役立つことができたら幸いである。

謝辞
多糖と核酸の複合体の発見は新海征治先生（現：崇城大学）との研究であり，これまでのご指導に感謝したい。

第5章　多糖核酸複合体による核酸医薬デリバリー

文　　献

1) P. P. Jagodzinski et al., *Virology*, **202**, 735 (1994)
2) N. R. di Luzio et al., *Int. J. Cancer*, **24**, 773 (1979)
3) K. Tabata et al., *Carbohydr. Res.*, **89**, 121 (1981)
4) K. Sakurai & S. Shinkai, *J. Am. Chem. Soc.*, **122**, 4520 (2000)
5) K. Sakurai et al., *Biomacromolecules*, **2**, 641 (2001)
6) K. Miyoshi et al., *Chem. Biodivers.*, **1**, 916 (2004)
7) Y. Kashiwagi et al., *Macromolecules*, **14**, 1220 (1981)
8) T. Norisuy et al., *J. Polym. Sci. b*, **18**, 547 (1980)
9) T. Sato et al., *Macromolecules*, **16**, 185 (1983)
10) G. D. Brown & S. Gordon, *Nature*, **413**, 36 (2001)
11) G. D. Brown et al., *J. Exp. Med.*, **196**, 407 (2002)
12) P. R. Taylor et al., *J. Immunol.*, **169**, 3876 (2002)
13) E. Uhlmann & A. Peyman, *Chem. Rev.*, **90**, 543 (1990)
14) V. E. Nambudiri & H. R. Widlund, *J. Invest. Dermatol.*, **133**, e15 (2013)
15) S. Mochizuki & K. Sakurai, *J. Control. Release*, **151**, 155 (2011)
16) 渋谷正史ほか, がん生物学イラストレイテッド, p.272, 加藤文明社 (2011)
17) E. C. LaCasse et al., *Clin. Cancer Res.*, **12**, 5231 (2006)
18) V. Lehmann et al., *J. Exp. Med.*, **165**, 657 (1987)
19) K. Thompson et al., *Hepatology*, **28**, 1597 (1998)
20) R. Karinaga et al., *Biomaterials*, **26**, 4866 (2005)
21) L. Y. Song et al., *Biochim. Biophys. Acta*, **1558**, 1 (2002)
22) O. Meyer et al., *J. Biol. Chem.*, **273**, 15621 (1998)
23) R. Gref et al., *Colloids Surf. B Biointerfaces*, **18**, 301 (2000)
24) M. E. Haque & B. R. Lentz, *Biochemistry*, **41**, 10866 (2002)

第6章　新規ペプチドによるsiRNAの無毒性細胞導入

藤井政幸[*]

　DNA結合モチーフとしてヘリックス-ターン-ヘリックス，ロイシンジッパー，ジンクフィンガーなどが知られている。我々のグループは二重鎖DNA，三重鎖DNAを安定化するペプチドを探索する中で，逆平行βシート構造が二重鎖DNAおよび二重鎖RNAのらせん構造と相補性が高く，グルーブに沿って巻きつくように結合することを知るに至った[1, 2]。Kraut等の計算結果によれば，核酸塩基対の間隔は逆平行βシート構造のアミノ酸2残基分にほぼ等しく，核酸塩基またはリン酸骨格とアミノ酸残基が連続して広い領域にわたってコンタクトできる構造であることが示されている。そして，我々は(KL)nまたは(RL)n配列を有するペプチドが二重鎖DNA存在下に，逆平行βシート構造をとることを見出した。そして，核酸医薬として期待されるsiRNAの細胞導入に応用できるかに興味を持ち，検討することとした。

　その結果，アルギニン(R)とロイシン(L)の繰り返し配列を持つペプチドが2重鎖DNAおよびRNAと静電相互作用により複合体を形成するとき，ペプチドは逆平行βシート構造を取り，アルギニン側鎖はRNAのリン酸と静電相互作用により引き合い，ロイシン側鎖は複合体の外側の面に並ぶため，複合体は疎水性表面を形成することを見出した。siRNA存在下にペプチド**RL7**が逆平行βシート構造をとることを示す円二色性スペクトルを図1に示した[3]。siRNA

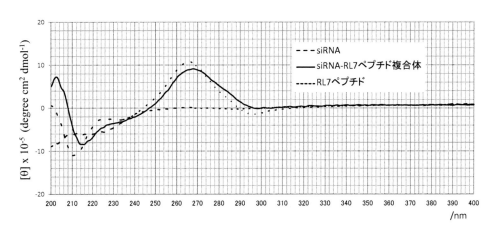

図1　siRNA-RL7複合体のCDスペクトル

---

*　Masayuki Fujii　近畿大学　産業理工学部　教授

第6章 新規ペプチドによるsiRNAの無毒性細胞導入

単独のCDスペクトルを黄色で，**RL7**単独のスペクトルは黒色で示すが，両者の混合溶液でははっきりと215 nm付近に強い負の極大がみられるようになり，逆平行βシート構造を取っていることが示された。

その複合体をJurkat細胞およびHeLa細胞の培養液に添加したところ，その複合体は細胞膜透過性を有し，siRNAに対して**RL7**を20当量用いると，市販導入試薬と同等のトランスフェクション効率を有することが分かった。図2の写真はJurkat細胞に対して4時間後の導入を共焦点レーザ顕微鏡で観察したものである。同様に，図3ではHeLa細胞に対して4時間後の導入を共焦点レーザ顕微鏡で観察したものである。HeLa細胞へも効率よくトランスフェクションされ，15当量から20当量のペプチド**RL7**を使用することにより，導入効率が向上していることが分かった。

また，この複合体は10% FBS中での酵素分解からsiRNAを保護し，半減期を48時間以上に伸ばすことも確認された。siRNAのみの場合やRNAiFect存在下でもsiRNAは数時間以内に分解されてしまったが，**RL7**，**RL8**，**RL9**，**RL10**とsiRNAとの複合体ではヌクレアーゼによる分解が阻害され，**RL7**の場合には半減期が48時間以上に伸びた（図4）。

さらに，**RL7**-siRNA複合体は細胞毒性がほとんどなく，市販導入試薬に比べてかなり高濃度でも毒性を示さないことが証明された（図5）。縦の点線は，それぞれの使用濃度を示すが，市販導入試薬では使用範囲内で濃度依存的に毒性を示したが，ペプチド（RL）nはかなりの高濃度でもほとんど毒性を示さなかった。

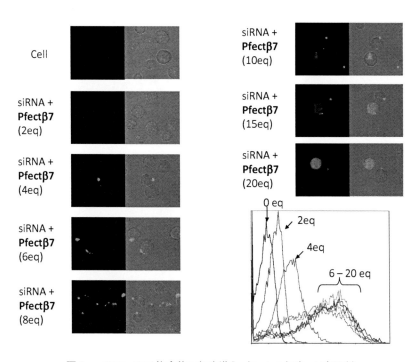

図2 siRNA-RL7複合体の細胞導入（Jurkat細胞，4時間後）

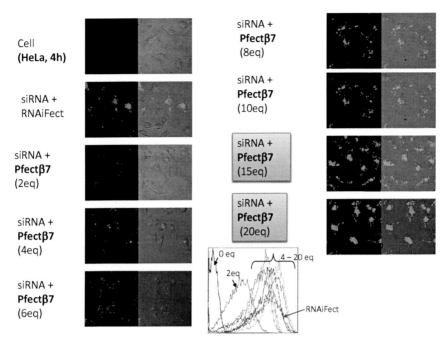

図3　siRNA-RL7複合体の細胞導入（HeLa細胞，4時間後）

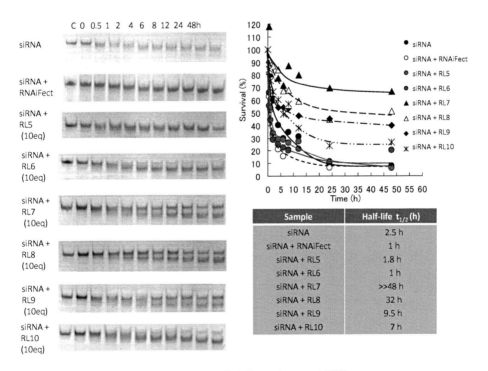

図4　siRNA-RL7複合体のヌクレアーゼ耐性

第6章 新規ペプチドによるsiRNAの無毒性細胞導入

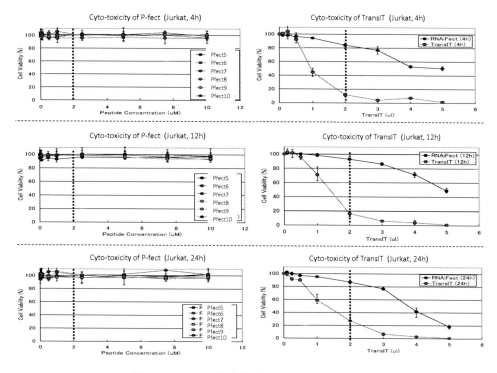

図5 siRNA-RL7複合体の細胞毒性（Jurkat細胞）

　RL7-siRNA複合体を用いてhTERT遺伝子のサイレンシング効果を評価した（図6）。siRNA濃度200 nMをRNAiFectを用いて導入した場合には62.1%のサイレンシングであったが，**RL7**を20当量用いて導入した場合には92.6%のサイレンシング効果を示した。

　これとは別に，我々のグループでは，細胞内への取り込み効率の向上，細胞内でのヌクレアーゼ耐性の向上，標的遺伝子への結合親和性の向上，標的遺伝子のサイレンシング効果の向上など複合的な効果を狙って，様々な機能性ペプチドをコンジュゲートした核酸分子の開発を行ってきた。その中で，アンチセンスDNAに核局在化シグナル（NLS）ペプチドをコンジュゲートさせたDNA-NLSコンジュゲートはリポソーム等の遺伝子導入剤を用いることなく細胞内に効率よく取り込まれ，細胞内では細胞核に局在化することを見出した（図7 b-d）[4]。さらに，anti-hTR sDNA-NLSコンジュゲートはヒト急性リンパ性白血病細胞中でヒトテロメラーゼを95%以上抑制することを証明した。また，アンチセンスDNAに核外輸送シグナル（NES）ペプチドをコンジュゲートさせたDNA-NESコンジュゲートはやはり遺伝子導入剤を用いることなく細胞内に取り込まれ，細胞内では細胞質（核外）に局在化することを見出した（図7 e-g）。さらに，anti-bcr/abl DNA-NESはヒト慢性骨髄性白血病細胞K562中に発現するbcr/abl遺伝子を85%以上抑制することを証明した[5]。

　さらに，これらの結果を踏まえて，TF III AおよびHIV-1 REVの核外輸送シグナル（NES）ペプチドをセンス鎖5'-末端にコンジュゲートしたsiRNAを合成し，慢性骨髄性白血病細胞

核酸医薬の創製と応用展開

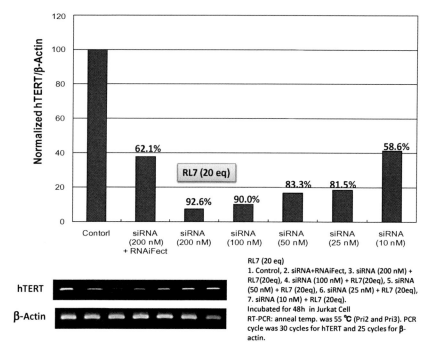

図6　siRNA/RL7複合体によるhTERT遺伝子のサイレンシング（Jurkat細胞）

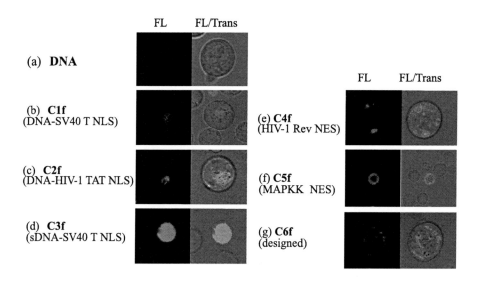

図7　DNA-シグナルペプチドコンジュゲートの細胞核（b-d），細胞質（e-g）局在化制御

K562に発現するbcr/ablキメラ遺伝子のb3a2転写産物のジャンクション部位の21nt（361-381）を標的として，サイレンシング効果を評価した[6]。

第6章 新規ペプチドによる siRNA の無毒性細胞導入

bcr/abl mRNA（355-390）の標的配列

  5'-ggauuuaagcagaguucaa/aagcccuucagcggcca-3'

siRNA（anti bcr/abl mRNA361-381）

  sense：**NES**-5'-GCAGAGUUCAAAAGCCCUUTT-3'

  antisense：3'-TTCGUCUCAAGUUUUCGGGAA-5'

NES Peptides

  C1：H$_2$NCH$_2$CH$_2$CH$_2$CO-LPVLENLTL-OH（TFIIIA NES）

  C2：Ac-LPPLERLTL-KG-OH（HIV-1 REV NES）

C1 および C2 の評価の結果をそれぞれ図8および図9に示す。図8に示す通り，天然型 siRNA（siRNA1）を用いた場合には bcr/abl 遺伝子の発現は 200 nM においては 30.2％，

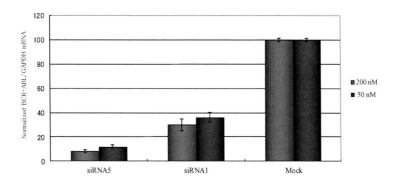

図8　siRNA5（TFIIIA NES）による bcr-abl 遺伝子のサイレンシング（K562 細胞）
Lipofectamine 2000™ により導入，24 時間後発現量

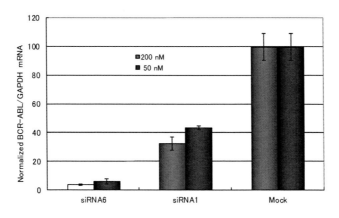

図9　siRNA6（HIV1 REV NES）による bcr-abl 遺伝子のサイレンシング（K562 細胞）
Lipofectamine 2000™ により導入，24 時間後発現量

50 nM においては 36.3% にそれぞれ抑制された。一方，siRNA-NES コンジュゲート **C1** および **C2** を用いた場合には著しいサイレンシング効果の向上が見られ，siRNA-TFIIIA NES コンジュゲート（**C1**）では 200 nM において 8.3%，50 nM において 11.6% にまで抑制され，siRNA-HIV-1REV NES コンジュゲート（**C2**）では 200 nM において 4.0%，50 nM において 6.3% までそれぞれ抑制された。これらのサイレンシング効果の向上は先のアミノ基で修飾した siRNA の結果と併せて考えると，NES で修飾したことによる効果であることは明らかである。上述のアンチセンス DNA-HIV-1 REV NES ペプチドコンジュゲートがヒト急性リンパ性白血病細胞 Jurkat の細胞質に局在化することを考慮すると [4, 5)，siRNA-NES コンジュゲートによりサイレンシング効果が著しく向上したのは siRNA-NES コンジュゲートが細胞質に局在化し，RNA 干渉機構により標的とする mRNA をより効率的に分解したためと推測できる。また，**C1** および **C2** はいずれもセンス鎖 5'-末端を修飾しており，センス鎖が RISC に取り込まれることを阻害して，off-target 効果を低減した結果とも考えることができる。DNA-NES コンジュゲートはリポフェクション試薬などの導入剤を使用することなく単独で細胞内に取り込まれたが，残念ながら，siRNA-NES コンジュゲートは単独では細胞膜を透過できず，何らかの導入試薬を必要とした。siRNA の 2 重鎖構造が細胞膜透過を阻害していると考えられる。

そこで，単独では細胞に導入できなかった siRNA-NES コンジュゲートをこの **RL7** と組み合わせて，細胞導入を行うことを試みた。その結果，毒性の強いリポフェクション試薬を使うことなく siRNA-NES コンジュゲートを細胞導入することに成功し，高い遺伝子サイレンシング効率を観測することができた。図 10 に示す通り，siRNA-NES と **RL7** との複合体を用いると bcr/abl 遺伝子を 100 nM で 95.2% サイレンシングできた。同濃度で市販導入試薬

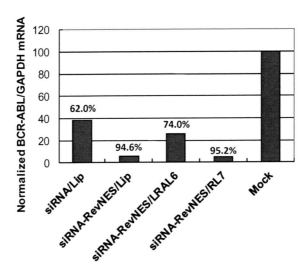

図 10　siRNA-NES/RL7 複合体による bcr-abl 遺伝子のサイレンシング（K562 細胞）
Lipofectamine 2000™ により導入，24 時間後発現量

第6章 新規ペプチドによるsiRNAの無毒性細胞導入

Lipofectamine 2000™を用いた場合には94.6％であったので，ほぼ同等の効果が得られたと言える。ここに，siRNAコンジュゲートとペプチド複合体の融合により，より高機能な遺伝子サイレンシングが達成された。これをベースとして，様々な機能性生体分子の機能を融合して，より高次元な核酸医薬分子をデザインすることを目指している。

以上のとおり，デザインペプチド**RL7**によりsiRNAを毒性なく細胞内に導入することができた。これまでに我々が得た結果としてはRL7/siRNA-NESコンジュゲートの組み合わせが最も良い結果を与えた。今後，生物学的分子基盤に立脚した化学修飾，多機能コンジュゲート，複合体の組み合わせを探求して，siRNAを核酸医薬として応用するためのベストミックスを見出すことを目指したい。

文　　献

1) C. W. Carter, Jr. & J. Kraut, *Proc. Natl. Acad. Sci. USA*, **71**, 283 (1974)
2) G. M. Church *et al.*, *Proc. Natl. Acad. Sci. USA*, **74**, 1458 (1977)
3) M. Fujii *et al.*, Non-toxic Cellular Uptake of siRNA by Small Peptides, In: Peptide Science 2012, p.233, The Japanese Peptide Society (2012)
4) T. Kubo *et al.*, *Org. Biomol. Chem.*, **3**, 3257 (2005)
5) S. Murao & M. Fujii, *Curr. Org. Chem.*, **13**, 1366 (2009)
6) M. Fujii & I. Diala, *Progress in Drug Delivery Systems*, **10**, 91 (2011)

第7章　カチオン性人工分子を用いる核酸医薬の安定化とデリバリー

原（岩田）倫太朗[*1]，前田雄介[*2]，和田　猛[*3]

1　はじめに

　DNA や RNA は，生体内の種々のヌクレアーゼによって迅速に分解されてしまう不安定な分子である[1,2]。また，核酸医薬として用いられるような 10〜30 量体程度の核酸オリゴマーは，分子量が数千〜数万程度と大きく，かつポリアニオン性であることから，細胞膜透過性が低い。したがって，天然型の DNA や RNA を，「そのまま」核酸医薬として用いることは困難である。これらの問題を解決するためのアプローチの一つに，カチオン性のキャリア分子を用いて，DNA や RNA と複合体を形成させる手法が多数報告されている[3〜9]。核酸医薬は，基本的にポリアニオン性の分子から成るため，特にカチオン性の分子との親和性が高い。これまでに，脂質，リポソーム，ポリマー，デンドリマーなどをベースとした，様々なカチオン性分子が，DNA や RNA のキャリアとして報告されている。これらのカチオン性キャリアは多くの場合，DNA や RNA の細胞内導入効率を向上させるだけでなく，生体内安定性を向上させる。

　一方，このような既存のカチオン性キャリア分子は，多くの場合，十分な性能を発現するために，過剰量の投与が必要とされる。複合体のカチオン性官能基数とアニオン性官能基数の比は，N/P 比で表記されるが，通常，生体内で十分な核酸の安定性を確保するためには，2 以上の N/P 比が必要である[10〜12]。このような，カチオン性化合物と核酸医薬の複合体を形成させる場合，結合の強さと，結合特異性は，極めて重要な要素である。弱い結合では，複合体の形成に過剰量の投与が必要となる上，生体内で希釈された際に，薬効を発現する前に解離してしまう。一方，結合が強すぎると，核酸医薬本体の活性を阻害する可能性があるため，適切な結合の強さが求められる。結合選択性が低い場合，当然ながら，他の生体分子に結合することによる副作用発現の可能性が高くなる。

　このような背景から，我々は，特定の高次構造を有する核酸分子を特異的に認識し，かつ強固に結合する分子の開発を行っている。特に，siRNA（short interfering RNA）や DNA/RNA ヘテロ二本鎖核酸（HDO）[13]といった，二本鎖型核酸医薬への適用を展望し，このような二本鎖核酸に特有な高次構造を認識して特異的に結合するカチオン性人工分子（カチオン性人工オリゴ糖とカチオン性人工ペプチド）の開発を行ってきた。本章ではその概要を説明する。

---

*1　Rintaro Hara-Iwata　　東京理科大学　薬学部　生命創薬科学科　助教
*2　Yusuke Maeda　　東京理科大学　薬学部　生命創薬科学科　ポストドクトラル研究員
*3　Takeshi Wada　　東京理科大学　薬学部　生命創薬科学科　教授

第7章　カチオン性人工分子を用いる核酸医薬の安定化とデリバリー

2　カチオン性人工オリゴ糖

2.1　A型二重鎖核酸を認識するための分子デザイン

siRNAのような，RNA二重鎖からなる核酸医薬は，多くの場合，A型のらせん構造を形成する。DNA二重鎖のようなB型らせんは，広く浅いメジャーグルーブ，狭く深いマイナーグルーブを有するのに対し，A型らせんは，狭く深いメジャーグルーブと，広く浅いマイナーグルーブを有する[14]。RNAのリン酸基は，これらのメジャーグルーブの内側に配向している。そこで，本研究では，カチオン性官能基が，メジャーグルーブの両側に位置する複数のリン酸基と協同的に相互作用し，メジャーグルーブの「幅」を認識できるような分子設計を試みた。著者らは，湾曲した高次構造を有し，RNA二重鎖のメジャーグルーブの両側のリン酸部位と効率的に相互作用できる分子として，ピラノース環の2,6位にアミノ基を有するオリゴジアミノグルコース（以下ODAGlc, 図1A）を設計，合成した[15]。実際にこの分子は，期待したとおり，種々の配列，鎖長のRNA二重鎖に対し強く結合した。この結果を踏まえ，同様の概念から，オリゴジアミノマンノース（ODAMan）[16]，オリゴジアミノガラクトース（ODAGal）[17] などの，種々の湾曲した構造を有するカチオン性オリゴ糖を合成し，その性質を詳細に調べた。次項で，その実験結果の一部を紹介する。なお，これらの化合物を，以下，オリゴジアミノ糖と総称する。

2.2　オリゴジアミノ糖と，12量体核酸二重鎖との相互作用

まず，12量体の核酸二重鎖を用いて，合成したオリゴジアミノ糖の性質を評価した。12量体の核酸二重鎖は，メジャーグルーブの中で向き合うリン酸基が4対程度存在し，3〜4量体のオリゴジアミノ糖がちょうど1分子結合することが可能である。

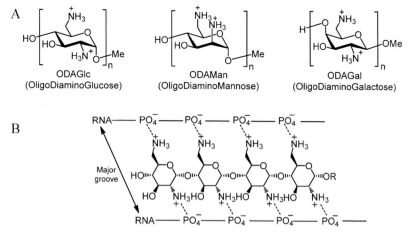

図1　A）オリゴジアミノ糖の化学構造，B）想定しているオリゴジアミノ糖-RNA二重鎖の相互作用様式

2.3 融解温度解析

核酸の二重鎖の熱力学的安定性を評価するために,融解温度(T_m)解析が一般的に用いられる。pH 7.0 のリン酸緩衝液(100 mM NaCl)中,自己相補的な配列を有する 12 量体 RNA(5'-rCGCGAAUUCGCG-3')$_2$ に対し,各種オリゴジアミノ糖4量体を1当量加えたところ,融解温度の顕著な上昇が観測された。特に,ODAGal では $\Delta T_m > 10\,^\circ\text{C}$ であり,ODAGlc,ODAMan よりも2倍以上高い値を示した(図2A)。これは,RNA 二重鎖に対して結合することが知られているネオマイシンやトブラマイシン等の天然分子と比較しても,極めて高い値であった。RNA 二重鎖に対するこの安定化能は,ある程度の配列依存性があったものの,検討した範囲ではあらゆる 12 量体 RNA 二重鎖に対して,融解温度を上昇させる効果が確認できた。次に,A 型らせん構造を有する DNA/RNA 二重鎖を用いて,同様の実験を行ったところ,これらに対しても ΔT_m の上昇が確認できた。一方,特筆すべき点として,これらの化合物は,DNA 二重鎖に対しては,全く融解温度を上昇させる効果はなかった(図2B)。すなわち,オリゴジアミノ糖は,あらゆる核酸高次構造を安定化するのではなく,少なくとも,RNA 二重鎖や DNA/RNA 二重鎖のような A 型らせん構造と DNA 二重鎖のような B 型らせん構造の違いを区別し,A 型らせん構造のみを選択的に安定化することが示された。

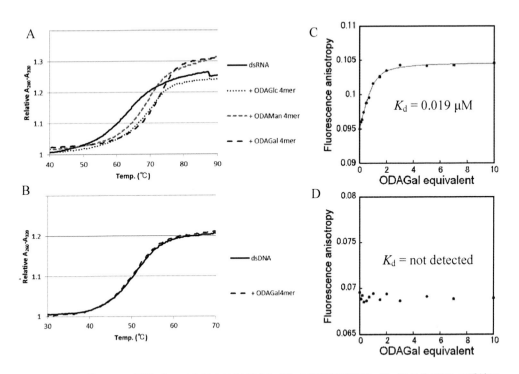

図2 A) 12 量体 RNA 二重鎖(5'-rCGCGAAUUCGCG-3')$_2$ の融解温度曲線,B) 12 量体 DNA 二重鎖 5'-d(ACTG)$_3$-3'/5'-d(CAGT)$_3$-3' の融解温度曲線,C) RNA 二重鎖 FAM-5'-r(ACUG)$_3$-3'/5'-r(CAGU)$_3$-3' に ODAGal 4 量体を加えた際の蛍光異方性変化,D) DNA 二重鎖(FAM-5'-rCGCGAATTCGCG-3')$_2$ に ODAGal 4 量体を加えた際の蛍光異方性変化

第7章　カチオン性人工分子を用いる核酸医薬の安定化とデリバリー

2.4　解離定数の評価

次に，蛍光基を導入した12量体核酸二重鎖の溶液に対し，オリゴジアミノ糖溶液を滴下し，蛍光異方性の変化を測定することで，解離定数の算出を試みた。

図2Cは，同一の条件下（[duplex] = 100 nM）において，蛍光基を有する12量体RNA二重鎖（FAM-5'-r(ACUG)$_3$-3'/5'-r(CAGU)$_3$-3'），DNA二重鎖（FAM-5'-rCGCGAATTCGCG-3'）$_2$に4量体のODAGalを滴下した際の蛍光異方性変化を示す実験結果である。融解温度解析同様，ある程度の配列依存性はあったものの，いずれの場合でもRNA二重鎖に対しては$K_d <$ 20 nMという，強い結合を示す結果が得られた。一方，DNA二重鎖あるいは一本鎖RNAに対しては，$K_d >$ 1 μMとなり（図2D），A型二重鎖核酸に対する高い結合特異性が明らかとなった。この特異性は，ODAGalの構造が，A型RNA二重鎖のメジャーグルーブの形状と電荷分布に適合しており，グルーブの両側のリン酸基と協同的に多点静電相互作用および水素結合ネットワークを形成可能であるためと考えられる。また，これらの実験においても，各種オリゴジアミノ糖の中で，ODAGalが最もRNA二重鎖に対する結合が強いという結果が得られた。

2.5　siRNAとオリゴジアミノ糖の相互作用

実際に核酸医薬として用いるsiRNAは，21～23量体の二本鎖RNAであり，さらに，多くの場合，3'末端にオーバーハングを有する。そこで，ホタルルシフェラーゼを標的とした21量体のsiRNAを用いて，融解温度解析や，蛍光異方性測定等を行ったところ，12量体RNAの場合と同様に，T_mの上昇，および蛍光異方性の変化が観測された。これらの実験結果から，ODAGalはsiRNAに対しても強く結合し，その熱力学的安定性を大きく向上させることがわかった。そこで，ODAGalがヌクレアーゼによるsiRNAの分解に及ぼす影響を調べた。

siRNAの血清中における不安定性の主要因は，RNase Aと類似した活性を有するリボヌクレアーゼによるものといわれている[18, 19]。RNase Aは本来，一本鎖RNAを切断するエンドヌクレアーゼである。しかしながら，二本鎖RNAであっても，その末端部分では，塩基対の形成-解離の平衡状態にあり，その局所的な一本鎖部分をRNase Aが認識し，分解すると考えられている[18]。実際，siRNAをRNase A（0.5 μg/mL）で処理すると，12時間後に，多数の分解物が観測された（図3B）。一方で，4量体のODAGalを3当量添加した系では，siRNAがほとんど分解されずにそのまま残存していることがわかった（図3C）。

既存のカチオン性キャリア分子では，siRNAに十分なヌクレアーゼ耐性を付与するために，2以上のN/P比が必要であることは先に述べた。今回示した，ODAGal（4量体）を3当量加えた系は，N/P = 24/40 = 0.6であり，既存の系とは異なり，アニオン過剰の系である。このことは，siRNAにヌクレアーゼ耐性を付与するには，リン酸基と等量のカチオン基（N/P = 1）すらも必要でないということを意味している。

この効率的なRNase A阻害効果は，siRNAに結合したオリゴジアミノ糖が，RNase Aによる認識部位やその周辺に位置していることで，RNase Aの接近を立体的に阻害している可能性

核酸医薬の創製と応用展開

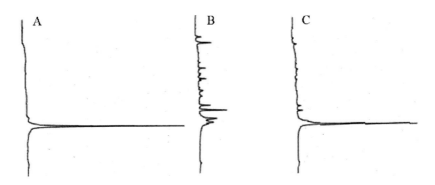

図3　ホタルルシフェラーゼ siRNA の逆相 HPLC，A) ODAGal(−), RNase A(−), B) ODAGal(−), RNase A(+), C) ODAGal(+), RNase A(+)

が考えられる。一方，RNase A が一本鎖 RNA を基質とする酵素であるという観点からは，オリゴジアミノ糖が siRNA 二重鎖の熱力学的安定性を向上させることで，末端における塩基対の解離が起こりづらくなった，という説明も可能である。現時点で，詳細な機構は解明されていないが，我々は後者が主な要因ではないかと考えており，これを踏まえた上での新たな分子設計を現在試みている。

2.6　RNA 結合分子とリガンド分子を組み合わせた siRNA キャリアの開発

核酸医薬を標的組織，標的細胞に送達するための一つの手法として，核酸医薬に，リガンド分子を共有結合に連結させる方法が多数試みられている[20〜22]。このようなアプローチは極めて有望な方法だが，一方で，核酸医薬として作用する際には，連結させたリガンド分子が，相補鎖の mRNA や，活性発現のためのタンパク質との相互作用を阻害する可能性が懸念される。一方，非共有結合は共有結合と異なり，結合/解離が可逆的であるため，リガンド分子が核酸に対して，非共有結合的に結合していれば，同じリガンド分子を用いながらも，上述した阻害効果を軽減することが期待できる。

そこで我々は，RNA 結合分子を利用して，リガンド分子と siRNA を，非共有結合的に複合体を形成させ，siRNA を肝臓へ送達するようなキャリア分子を設計した。肝臓を標的としたデリバリーでは，コレステロール，ビタミン E (VE) が，リガンド分子として有効である[22]。そこで，RNA 結合分子であるネオマイシンを RNA 二重鎖に対する結合部位として用い，デリバリーのためのリガンドとしてビタミン E アナログ，さらに，細胞膜透過性を向上させるための工夫として，長鎖アルキル基を導入した化合物を複数合成した[23]。

次に，apoB-mRNA を標的とした Cy3-siRNA と，これらの VE-ネオマイシン誘導体（2 当量）を，複合体を形成させ，さらにこれを HDL に取り込ませた後，マウス肝癌細胞 (Hepa1-6) に対して加え，細胞内導入効率を調べた。Cy3-siRNA のみ，あるいは Cy3-siRNA にネオマイシンを加えた系では，細胞内および周辺に，Cy3 シグナルが全く観測されなかったのに対

第7章　カチオン性人工分子を用いる核酸医薬の安定化とデリバリー

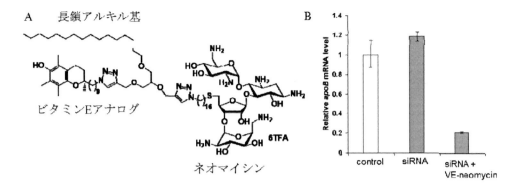

図4　A）VE-ネオマイシン誘導体の化学構造，B）LDL受容体を過剰発現させたMcA-TTP細胞にsiRNAとVE-ネオマイシン誘導体を導入した際のRNAi活性

し，VE-ネオマイシン誘導体を加えた系では，細胞内，および周辺に多数のCy3シグナルが確認された。これにより，VE-ネオマイシン誘導体が，siRNAの細胞送達を促進していることが明らかとなった。次に，LDL受容体を過剰発現させたα-TTP発現ラット肝癌細胞（McA-TTP細胞）に対してこれらの複合体を導入し，RNAi活性の評価を試みた。図4Aに示す誘導体を加えた系において，効果的なRNAi活性が認められ，約80％の遺伝子発現が抑制された（図4B）。以上の実験結果から，VE-ネオマイシン複合体は，効果的なsiRNAのキャリア分子として機能することが示された。これらの実験において，VE-ネオマイシン誘導体は2当量しか添加していない。すなわち，N/P = 0.22という低い値であっても，有望な結果が得られたことは，特筆すべき点である。

3　カチオン性人工ペプチド

3.1　A型二重鎖を認識するカチオン性ペプチドの分子デザイン

前項までに述べたように，オリゴジアミノ糖はsiRNAのキャリア分子として有用な性質を有するが，さらに筆者らは，糖誘導体と比較して合成がより簡便であるペプチドによるA型二重鎖核酸を認識する分子の設計を行った。オリゴジアミノ糖と同様に，メジャーグルーブの両側に位置するリン酸基と結合するように，カチオン性アミノ酸が連続するペプチドを設計した[24]。天然の塩基性アミノ酸のリシン（Lys）やアルギニン（Arg）は，核酸結合タンパク質中の相互作用部位に多く存在するが，Lys，Argの連続配列がβシート様の高次構造を形成する際に，カチオン性官能基の間隔は13〜15 Åと，A型らせん構造のメジャーグルーブの幅よりも長くなる。そこで，側鎖長を短くした非天然アミノ酸であるジアミノブチル酸（Dab）やアミノグアニジノプロピオン酸（Agp）などからなるペプチドを設計した（図5）。著者らはこれらのカチオン性ペプチドを合成し，その性質を詳細に調べた。次項で，その実験結果の一部を紹介する。

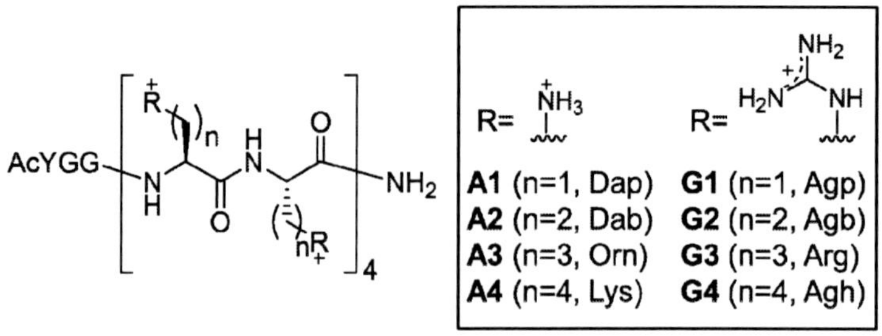

図5 カチオン性ペプチドの構造

3.2 カチオン性ペプチドと，12量体核酸二重鎖との相互作用

オリゴジアミノ糖と同様に，12量体の核酸二重鎖を用いて，合成したカチオン性ペプチドの性質を評価した。ODAGal 4量体と同じく，8価のカチオン性ペプチドも，12量体 RNA 二重鎖に対し，ちょうど1分子結合することが可能である。

オリゴジアミノ糖の場合と同様の条件を用いて，カチオン性ペプチドの核酸の二重鎖の熱力学的安定化能を評価したところ，融解温度の顕著な上昇が観測された。特に側鎖の短い Dab や Agp からなるペプチドは，RNA 二重鎖に結合し，Lys や Arg と比較して高い ΔT_m を示した。さらに，オリゴジアミノ糖と比較しても4〜5℃程度高い ΔT_m を示し，A型二重鎖に対する優れた熱力学的安定化能を有することが示された（図6，表1）。

一方，DNA 二重鎖に対しては，側鎖長が短くなるにつれ熱力学的安定化能が小さくなり，カチオン性ペプチドの側鎖長を制御することで A 型二重鎖選択的に熱安定性を上昇させることが示された。蛍光異方性測定の結果からも，カチオン性ペプチドは ODAGal 4量体と同程度の結合力で RNA 二重鎖に結合することが確認されている。

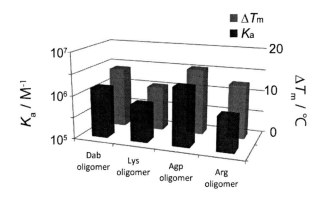

図6 RNA 二重鎖（5'-rCGCGAAUUCGCG-3'）$_2$ にカチオン性ペプチドを加えたときの融解温度変化および結合定数

第7章 カチオン性人工分子を用いる核酸医薬の安定化とデリバリー

表1 RNA二重鎖（5'-rCGCGAAUUCGCG-3'）$_2$ にカチオン性ペプチドを加えたときの融解温度変化

	ΔT_m/℃ for dsRNA
Dab oligomer（A2）	14.0
Lys oligomer（A4）	10.3
Agp oligomer（G1）	15.3
Arg oligomer（G3）	12.4
ODAGal 4 mer	10.1

3.3 カチオン性ペプチドと二本鎖RNAのヌクレアーゼ耐性

次に，カチオン性ペプチドが二本鎖RNAのヌクレアーゼ耐性にどのような影響を及ぼすかをRNase Aを用いて評価した[25]。蛍光基を有する12量体RNA二重鎖（FAM-5'-r(ACUG)$_3$-3'/5'-r(CAGU)$_3$-3'-Dabcyl）をRNase A（0.5 μg/mL）で処理すると速やかに分解されるのに対し，1当量のカチオン性ペプチドを加えた系では二本鎖RNAの分解が顕著に抑制された。特にDabオリゴマーやAgpオリゴマーを加えた系では，ほぼ完全に二本鎖RNAの分解が抑制された。このペプチドは，二本鎖RNAと比較して分子量が1/5程度の小さい分子であり，メジャーグルーブに存在する一部のリン酸基としか結合していないにもかかわらず，1分子のペプチドが効果的に二本鎖RNAのヌクレアーゼ耐性を向上させることがわかった。これは，ヌクレアーゼ耐性が二本鎖RNAのT_m値と相関がみられることから，ペプチドが二本鎖RNAに結合し，二本鎖の熱力学的安定性を向上させることで，ヌクレアーゼによる分解を阻害していると考えられる。

3.4 カチオン性ペプチドとsiRNAの相互作用

apoB-mRNAを標的としたsiRNAを用いて，融解温度解析や，蛍光異方性測定等を行ったところ，カチオン性ペプチドは，12量体RNA二重鎖の場合と同様に，siRNAに対しても，強く結合し，熱力学的安定性を向上させ，ヌクレアーゼ耐性を向上させる性質を示した。しかし，siRNAは12量体RNAより長いメジャーグルーブをもつため，十分な熱力学的安定性やヌクレアーゼ耐性を示すには3当量以上のペプチドが必要であった。一方，ペプチドがRNAi活性に及ぼす影響を検討するため，ペプチド-siRNA複合体をリポフェクタミンで細胞内に導入した際のRNAi活性を比較した。Dabオリゴマーは1〜5当量添加してもRNAi活性が保持されていたのに対し，Agpオリゴマーでは，ペプチドの当量の増加に伴うRNAi活性の阻害効果が確認された。以上の性質から，カチオン性ペプチド，特にDabオリゴマーはsiRNAの活性を損なわずに生体内での安定性を向上させることから，siRNAのDDSに有用なキャリア分子として期待される。

3.5 カチオン性ペプチドとヘテロ二本鎖核酸の相互作用

近年横田らにより考案されたDNA/RNAヘテロ二本鎖核酸（HDO）は，siRNAよりもさらに高い活性を示す核酸医薬として注目されている[13]。このHDOはsiRNAと同じくA型二重らせん構造を形成すると考えられる。そこで，12量体RNAの場合と同様に，12量体のDNA/RNAヘテロ二本鎖核酸の融解温度解析や蛍光異方性測定を行ったところ，カチオン性ペプチドによるT_mの向上と蛍光異方性の増加が確認された。これらの結果より，カチオン性ペプチドはHDOに対しても強固に結合し，熱力学的安定性を大きく向上させることがわかった。さらに，1当量のカチオン性ペプチドを加えることでHDOのヌクレアーゼ耐性が大きく向上することも確認された。

一方，HDOは細胞中で相補鎖RNAがRNase Hにより切断されることでアンチセンスDNAが遊離し，活性を示す作用機序が提唱されている。そこで，ペプチドがHDOの相補鎖RNAを切断するRNase H活性に及ぼす影響を評価した。その結果，驚くべきことにペプチド存在時の方がRNA鎖の分解物が多く観測された。つまり，DNA/RNA二本鎖核酸に対してカチオン性ペプチドが結合することで，RNase H活性は阻害されず，むしろ活性が向上することが確認された。これは，RNase HがDNA/RNA二本鎖核酸のマイナーグルーブに結合するのに対し[26]，カチオン性ペプチドは反対側のメジャーグルーブに結合するため，RNase H活性を阻害しなかったと考えられる（図7）。むしろ，ペプチドが結合し，RNase Hが認識する二本鎖の構造が安定化したことで，切断活性が向上したのではないかと考えている。

上記のように，核酸二重鎖の特定の構造を認識し，選択的に結合するカチオン性ペプチドは，RNase Aのような核酸分解酵素の活性を選択的に阻害し，RNase Hのような特定のヌクレアーゼの活性を逆に向上させる機能を有することがわかった。本研究で開発したカチオン性ペプチドを用いれば，核酸医薬の安定化と高活性化を実現する有用な手法が開発できると期待される。

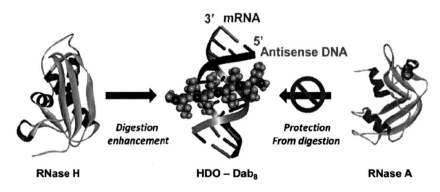

図7　HDOに結合したカチオン性ペプチドのヌクレアーゼ活性に及ぼす影響

第7章 カチオン性人工分子を用いる核酸医薬の安定化とデリバリー

4 まとめと今後の展望

　核酸医薬のキャリアとなるカチオン性分子は本質的に細胞毒性につながる可能性が常にある上、そもそも、核酸医薬の活性本体ではない。その意味で、こういった「無駄な」分子は、極力添加量が少ない方がよいのは明らかである。本章で述べてきたように、当研究室で開発してきたオリゴジアミノ糖、およびカチオン性ペプチドは、既存のカチオン性キャリア分子と異なり、1を大きく下回るN/P比で、二本鎖核酸に高いヌクレアーゼ耐性を付与することができる。このような分子の開発により、核酸医薬実用化の可能性が高まっていくことを強く願っている。また、本研究を進める過程で、予想外にも、カチオン性分子がDNA/RNAヘテロ二本鎖核酸に結合することにより、RNase H活性を向上させる効果があることが明らかとなった。これは、適切な構造を有するカチオン性分子を設計すれば、核酸医薬を安定化するだけでなく、そのものの活性を向上させることが可能であることを意味している。このような、実験結果を踏まえた新たな観点も常に取り入れながら、核酸医薬の実現に向けて研究を進めていく予定である。

文　　献

1) D. Bumcrot et al., *Nat. Chem. Biol.*, **2**, 711 (2006)
2) T. Dowler et al., *Nucleic Acids Res.*, **34**, 1669 (2006)
3) N. M. Rao, *Chem. Phys. Lipids*, **163**, 245 (2010)
4) Z. Ma et al., *Biochem. Biophys. Res. Commun.*, **330**, 755 (2005)
5) B. Urban-Klein et al., *Gene Ther.*, **12**, 461 (2005)
6) M. Sioud et al., *Biochem. Biophys. Res. Commun.*, **312**, 1220 (2003)
7) M. L. Patil et al., *Biomacromolecules*, **10**, 258 (2009)
8) M. L. Patil et al., *Bioconjug. Chem.*, **19**, 1396 (2008)
9) S. C. Semple et al., *Nat. Biotech.*, **28**, 172 (2010)
10) J. Zhou et al., *Chem. Commun.*, 2362 (2006)
11) R. M. Schiffelers et al., *Nucleic acids Res.*, **32**, e149 (2004)
12) S. Plianwong et al., *Biomed. Res. Int.*, **2013**, 574136 (2013)
13) K. Nishina et al., *Nat. Commun.*, **6**, 7969 (2015)
14) W. ゼンガー, 核酸構造 下, p.211, シュプリンガー・フェアラーク東京 (1987)
15) R. Iwata et al., *J. Org. Chem.*, **76**, 5895 (2011)
16) R. Iwata et al., *Org. Biomol. Chem.*, **13**, 9504 (2015)
17) 岩田倫太朗ほか, 日本化学会第94春季年会
18) J. Haupenthal et al., *Biochem. Pharmacol.*, **71**, 702 (2006)
19) J. J. Turner et al., *J. Mol. BioSyst.*, **3**, 43 (2007)
20) A. Akinc et al., *Nature*, **432**, 173 (2004)
21) K. Nishina et al., *Mol. Ther.*, **16**, 734 (2008)

22) J. K. Nair *et al.*, *J. Am. Chem. Soc.*, **136**, 16958 (2014)
23) R. Iwata *et al.*, *Bioorg. Med. Chem. Lett.*, **25**, 815 (2015)
24) Y. Maeda *et al.*, *Bioorg. Med. Chem.*, **21**, 1717 (2013)
25) 前田雄介ほか, 日本化学会第94春季年会
26) M. Nowotny *et al.*, *Mol. Cell*, **28**, 264 (2007)

第IV編　応　用

第1章　核酸医薬のレギュラトリーサイエンス

井上貴雄*

1　はじめに

　アンチセンス，siRNA，アプタマーに代表される核酸医薬品は，抗体医薬品に続く次世代医薬品として注目を集めている。現在，製薬業界では創薬シーズの枯渇が大きな問題となっているが，核酸医薬品は従来の低分子医薬品や抗体医薬品では標的にできなかった新規分子（RNA，DNA等）をターゲットにできる点において魅力的である。これまで核酸医薬品は生体内における易分解性等の問題が指摘されていたが，修飾核酸技術やキャリア開発が著しく進展したことから，安定で，有効性の高い候補品が次々と開発されている。特筆すべきは，2013年にアンチセンス医薬品 Kynamro®（ApoB-100 の mRNA を標的とする家族性高コレステロール血症治療薬）が全身投与の核酸医薬品として初めて上市された点であり，2015年現在，上市された核酸医薬品は3品目（表1），臨床試験段階が約130品目（うち，Phase 3 は約20品目）という状況である。核酸医薬品は薬効本体がオリゴ核酸で構成されるという共通の特徴を有すること，有効性の高いオリゴ核酸（配列）のスクリーニングが低分子医薬品と比較して容易であることなどから，一つのプラットフォームが完成すれば短期間のうちに新薬が誕生すると考えられている。

　以上のように開発が大きく進展している核酸医薬品であるが，開発の指針となるガイドラインは国内外で存在しておらず，規制当局が個別に対応しているのが現状である。この背景から，ガイドラインの策定，品質・安全性を評価する試験法の確立，審査指針の根拠となる実験データの創出など，開発環境を整備するレギュラトリーサイエンス研究の重要性が指摘されている。この

表1　上市された核酸医薬品

商品名	一般名	分類	承認国 承認年	標的	適応	投与 ルート
Vitravene	Fomivirsen	アンチセンス	米 1998 EU 1999	サイトメガロウイルス (CMV) 遺伝子 IE2 mRNA	CMV 性網膜炎 (AIDS 患者)	硝子体 内局注
Macugen	Pegaptanib	アプタマー	米 2004 EU 2006 日 2008	Vascular endothelial growth factor (VEGF) 165 蛋白質	滲出型 加齢黄斑変性症	硝子体 内局注
Kynamro	Mipomersen	アンチセンス	米 2013	ApoB100 mRNA	ホモ接合型家族性 高コレステロール 血症	皮下注

---

　*　Takao Inoue　国立医薬品食品衛生研究所　遺伝子医薬部　第二室（核酸医薬室）　室長

状況を踏まえ，本稿では核酸医薬品の規制を考える上で重要となる核酸医薬品に特有の性質を概説すると共に，レギュラトリーサイエンスに関連する動き・情報を整理したい。

2　レギュラトリーサイエンスとは

レギュラトリーサイエンスについては，1987年に当時国立衛生試験所（現 国立医薬品食品衛生研究所）の副所長であった内山充博士によって，「科学技術の進歩を真に人と社会に役立つ最も望ましい姿に調整（レギュレート）するための，予測・評価・判断の科学」として初めて提唱された。その概念は医薬品，医療機器，再生医療等製品，食品，化学物質など幅広い分野で用いられるが，核酸医薬品については，「実用例が少ない先端的医薬品の品質・有効性・安全性を予測・評価・判断するための科学」と捉えることができる。「予測・評価・判断するための科学」には，①予測／評価法を確立し，その手法を標準的法として一般化する科学（Wet研究）と，②確立された予測／評価法を用いて得られたデータから品質・有効性・安全性をどのように判断するかの科学（Dry研究）が含まれる。後者については，現在の科学技術では予測できない「未知の有害作用のリスク」が存在することを考慮しつつ，医薬品が実用化されないことによる「患者が新たな治療機会を失うリスク」とのバランスを勘案して，品質・安全性担保の判断をどこで線引きするか，の観点が重要である。

3　核酸医薬品の特徴

化学合成で製造される核酸医薬品は低分子医薬品と同様の規制を受けることが多いと考えられているが，一方で，標的に対して特異的な配列を持つ高分子であることから，抗体医薬品と共通する点もあると考えられる。核酸医薬品に特有の品質・安全性評価が必要な項目を整理するためには，核酸医薬品に特有の性質を理解することが重要である。核酸医薬品の特徴としては，以下のような点が挙げられる。

① 核酸医薬品の明確な定義は存在しないが，一般には「核酸あるいは修飾型核酸が直鎖状に結合したオリゴ核酸を薬効本体とし，蛋白質発現を介さず直接生体に作用するもので，化学合成により製造される医薬品」を指す。核酸医薬品を大別すると，細胞内でRNAに作用するアンチセンス，siRNA（small interfering RNA），蛋白質（転写因子）と結合して転写段階を抑制するデコイが挙げられる。また，細胞外で標的蛋白質と結合して機能を阻害するアプタマー，さらには，Toll様受容体9（TLR9）に作用して自然免疫を活性化させるCpGオリゴ（CpG oligodeoxynucleotides）がある[1]。核酸医薬品は構造や標的，作用機序の違いから様々な種類が存在することから，それぞれの核酸医薬品の性質を踏まえて，品質・安全性評価を考える必要がある。例えば，アプタマーは適切な三次元構造を取ることが薬効発現に必須である

ことから,その品質管理においては,正しい立体構造が形成されていることを示す(あるいは推定させる)データが求められる可能性がある。また,siRNAは二本鎖で構成されることから,一本鎖の段階で求められる試験とアニーリングさせた後の二本鎖で求められる試験の2つの段階を考える必要がある[2]。図1,図2および表2にそれぞれの核酸医薬品の特徴をまとめた。簡略化しているため,各項目には例外が含まれる場合があるのでご留意願いたい。

② 上述のように核酸医薬品は化学合成により製造されるが,分子量は一般的な低分子医薬品より遥かに大きい(3,000〜15,000程度)。また,リン酸部に負電荷を有するポリアニオンであることから細胞膜を通過しにくい(オリゴ核酸がエンドサイトーシスにより細胞内に取り込まれた後,エンドソーム内から細胞質側に移行する必要があるが,この効率が低い)。一般的には,一本鎖のアンチセンスはキャリアなしで細胞内に到達/機能することが可能であり,二本鎖のsiRNAはリポソーム等の何らかのキャリアが必要である。組織レベルの分布を考えると,全身投与された核酸医薬品は肝臓,腎臓,脾臓,骨髄,固形癌等に集積する特徴的な体内分布を示す。この分布は主に組織内血管の内皮細胞の構造に起因すると考えられ,血中から血管の外への移行が容易な臓器にオリゴ核酸が集積する傾向があると解釈できる。キャリアが必要な核酸医薬品の品質・安全性の評価においては,オリゴ核酸原薬とキャリアの両面から検証する必要がある。

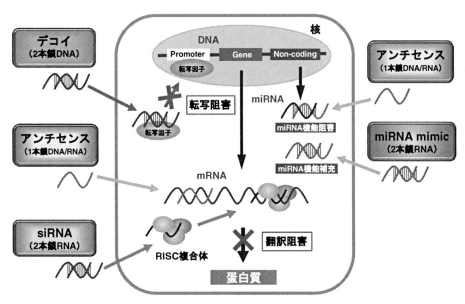

細胞膜を通過し、細胞内で配列特異的な結合により作用

図1 細胞の内側で機能する核酸医薬品

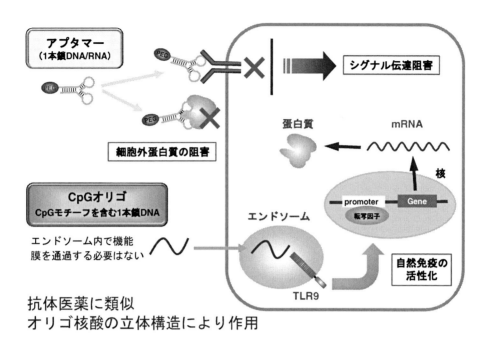

図2 細胞の外側で機能する核酸医薬品

表2 核酸医薬品の分類

	アンチセンス	siRNA	miRNA mimic	デコイ	アプタマー	CpGオリゴ
構造	1本鎖 DNA/RNA	2本鎖 RNA	2本鎖RNA, ヘアピン型1本鎖RNA	2本鎖 DNA	1本鎖 DNA/RNA	1本鎖 DNA
塩基長	12-30	20-25	20-25 > 49	20程度	26-45	20程度
標的	mRNA Pre-mRNA miRNA	mRNA	mRNA	蛋白質 (転写因子)	蛋白質 (細胞外蛋白)	蛋白質 (TLR9)
作用部位	細胞内	細胞内 (細胞質)	細胞内 (細胞質)	細胞内 (核内)	細胞外	細胞"外" (エンドソーム内)
作用機序	mRNA分解 スプライシング阻害 miRNA阻害	mRNA 分解	miRNAの補充	転写阻害	機能阻害	自然免疫の活性化
開発段階	承認2品目 Phase 3	Phase 3	Phase 1	Phase 3	承認1品目 Phase 2	Phase 3
主な開発企業	IONIS (旧Isis), Santaris, Prosensa, Sarepta, Regulus, MiRagen	Alnylam, Quark, Arrowhead	Mirna, MiRagen	Anges-MG, Adynxx	Pfizer, Regado, NOXXON	Pfizer, InDex Dynavax

第1章　核酸医薬のレギュラトリーサイエンス

③　特にアンチセンス医薬品では、ヌクレアーゼ耐性を付与するために、リン酸ジエステル部がホスホロチオエート化（S化）されているケースが多い。これによりリン原子上に不斉点が発生し、合成されたオリゴ核酸は立体異性体が混在した化合物となる。例えば、11塩基長のオリゴ核酸を考えた場合、核酸の連結部（＝不斉点）は10箇所存在するため、$2^{10}=1,024$個の異性体の混合物となる。現在の技術では、これらの異性体を完全分離することができないため、一般には「リン原子の立体化学に起因する異性体はいずれも有効成分」という前提で開発が進められている。実際、アメリカ食品医薬品局で承認されているアンチセンス医薬品であるVitravene®およびKynamro®（表1）は、いずれもキラルが制御されていない異性体の混合物である。また、核酸医薬品ではリン酸ジエステル部のみならず、塩基部や糖部が修飾されていることも多い。これは医薬品を構成するモノマーが生体成分そのもの（天然型アミノ酸）である抗体医薬品とは明確に異なる点である。したがって、オリゴ核酸の代謝物やモノマーの安全性に関しても留意する必要がある。

④　核酸医薬品の薬効本体であるオリゴ核酸は通常3'末端から1塩基ずつ連結していく合成法により製造される。このため、N塩基長のオリゴ核酸を合成する場合、途中で塩基が抜けたN-1、N-2などの不純物が含まれうる。また、オリゴ核酸の構成成分であるヌクレオチドにおいて、塩基部の欠落、糖部修飾の欠落、S化の欠落等が見られる場合がある。このような類縁物質に関しては、目的物質の持つ有効性を部分的に保持している可能性があり、また、N-1等の不純物では完全相補する新しい標的RNAが生じる可能性がある。したがって、これらの不純物に関しては、低分子医薬品に含まれる不純物に適用される評価は必ずしも適切ではないと考えられる。なお、オリゴ核酸に含まれる上記の不純物は、その技術的な限界から、低分子医薬品に含まれる不純物と比べて含有率が高くなると考えられる。

⑤　核酸医薬品はToll様受容体（TLR）に代表されるパターン認識受容体を介して自然免疫系を活性化する場合がある（図3、③の経路）。研究の進展に伴い、受容体に認識されるオリゴ核酸の配列法則性が明らかにされてきており、また、化学修飾により自然免疫の活性化を回避する技術が開発されている。

⑥　アンチセンスやsiRNAは標的RNAと相補的に結合することにより有効性を発揮する。これらの核酸医薬品では、標的RNA以外のRNAと結合することによりその機能を抑制する「ハイブリダイゼーション依存的オフターゲット効果（狭義のオフターゲット効果：図3、②の経路）」のリスクが危惧される。ヒトと非臨床試験で用いられる動物ではゲノム配列が異なるため、ハイブリダイゼーション依存的オフターゲット効果は動物試験では評価できない。したがって、現状では*in silico*解析によるオフターゲット効果の予測とヒト細胞を用いた実験的検証、特にマイクロアレイ等による網羅的解析が必要であると考えられている。同様の理由

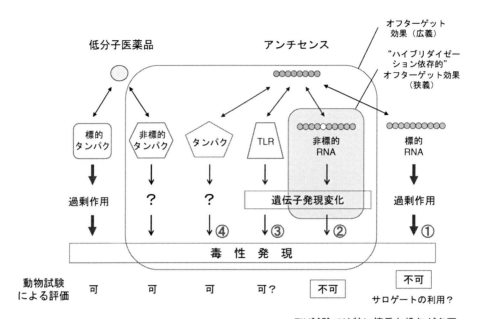

図3　RNAを標的とする核酸医薬品の毒性発現機序の分類

で，ヒトRNA配列に特化した核酸医薬品ではオンターゲット効果に起因する有効性や毒性発現を動物で評価することはできない（図3，①の経路）。この点は，ヒト遺伝子を導入したトランスジェニック動物や動物配列に最適化したサロゲートを利用することで評価可能とする議論がある（ただし，得られるデータの解釈については慎重な考察が必要である）。

⑦　核酸医薬品をマウス，ラット，サルに投与して観察される共通の毒性として，血液凝固時間の延長，補体の活性化，肝毒性，腎毒性，血小板減少などが知られる（広義のオフターゲット効果：図3，④の経路）。これらの毒性の発現は，配列によって強弱があり，オリゴ核酸の物理化学的性状に依存すると考えられているが，発症機構は不明である。ケーススタディも不足しているため，ヒトへの外挿性に関しては慎重を要する。

以上に示したような核酸医薬に特有の性質を考慮して，核酸医薬の品質・安全性評価を行っていく必要があるが，現状ではその評価方法について統一的な見解が得られているとは言い難い。また，核酸医薬品の種類，投与方法，対象疾患等の違いにより，ケースバイケースで考えるべき点が多いのも事実である。したがって，本稿では核酸医薬の品質・安全性評価の方向性を提案することは差し控え，関連した議論がどのようなグループで行われているか，その情報はどこで入手できるかに焦点を絞り，以降で紹介したい。

第 1 章　核酸医薬のレギュラトリーサイエンス

4　核酸医薬のレギュラトリーサイエンスに関連する動き

　ここ数年，複数のグループで核酸医薬のレギュラトリーサイエンスが議論されるようになり，産官学で品質・安全性評価に関する情報を共有する動きが生まれている。具体的には以下のグループが挙げられる。

・革新的医薬品・医療機器・再生医療製品実用化促進事業（以下，阪大グループ）

　本事業は，「最先端の技術研究を行っている大学・研究機関等が，独立行政法人医薬品医療機器総合機構（PMDA）や国立医薬品食品衛生研究所（国立衛研）との間で人材交流を行い，革新的医薬品等の開発を通して，レギュラトリーサイエンス研究を推進すること」を目的に立ち上げられた厚生労働省の研究事業であり，核酸医薬への取り組みとしては，「核酸医薬の臨床有効性，安全性の評価方法」の実施機関として，大阪大学大学院薬学研究科が選定されている。本事業の実施機関は平成24〜28年度の5年間である。小比賀聡先生を中心とする阪大グループでは，これまでにPMDA，国立衛研，製薬企業等と核酸医薬品の品質管理および非臨床安全性評価に関する議論を重ね，その中間報告書として，「核酸医薬の開発における留意点と課題について」をPMDAのホームページに公開している（http://www.pmda.go.jp/files/000206317.pdf）。当事業は最終的な研究成果として，ガイドライン案を提示することが期待されており，今後，産官学での議論を重ねながらブラッシュアップされるものと思われる。

・医薬品等規制調和・評価研究事業（以下，ICH-S6対応研究班）

　本事業は，平成27年度より厚生労働省から日本医療研究開発機構（AMED）に移管されたレギュラトリーサイエンス研究に特化した研究事業である。この事業の中に，「医薬品の安全性および品質確保のための医薬品規制に係る国際調和の推進に関する研究」の課題があり，その分担研究である「S6：バイオ/核酸医薬品の安全性に関する研究」の中で，核酸医薬品の安全性評価に関する議論が行われている（分担研究者：国立衛研・平林容子先生）。平林先生を中心とするICH-S6対応研究班では，これまでの調査研究および議論の結果を総説としてとりまとめており，医薬品医療機器レギュラトリーサイエンス誌に隔月で9回の連載を予定している（シリーズタイトル「核酸医薬の非臨床安全性を考える」）。既に，2015年5月号，6月号，8月号，10月号，12月号にそれぞれ「連載の開始にあたって」，「サロゲートを用いた毒性試験」，「核酸医薬品に由来する代謝物の評価」，「オフターゲット作用の評価」，「核酸医薬品のクラスエフェクトの評価」のタイトルで総説が発表されている[3〜7]。今後は，動物種選択，遺伝毒性，生殖発生毒性などのテーマが取り上げられる予定である。

・日本製薬工業協会 医薬品評価委員会 基礎研究部会（以下，製薬協グループ）

　製薬協グループでは，核酸医薬品の非臨床安全性評価に関する調査，欧米専門家との意見交換

をいち早くスタートさせており，2010年に非臨床安全性評価に関する考え方を医薬品医療機器レギュラトリーサイエンス誌に発表している[8]。また，米国において核酸医薬品の非臨床安全性評価を議論している Oligo Safety Working Group（OSWG）と連携し，国際学会 AsiaTIDES においてジョイントセッションを行っている（2012, 2013年）。OSWG が発表しているホワイトペーパー（吸入型オリゴ核酸，オフターゲット効果，過剰薬理作用，安全性薬理，生殖発生毒性）は海外における議論の動向を知る上で重要である[9〜13]。

・核酸医薬レギュラトリーサイエンス勉強会

　上記の3つのグループが非公開で議論を行っていることから，産官学が一堂に会し，オープンに議論する機会を求める声が聞かれるようになった。これを受け，国立衛研が中心となり，2014年に「核酸医薬レギュラトリーサイエンス勉強会」が立ち上げられた。本勉強会は PMDA の協力のもと，1年に数回のペースで行われており，これまでに上記の3つのグループの研究成果をテーマに議論が行われている。最近では，30社を超える参加があり，また，各省庁ならびに PMDA からの参加もあることから，核酸医薬のレギュラトリーサイエンスを発信/共有する場として役割が期待される。本勉強会の情報は国立衛研・遺伝子医薬部第2室（核酸医薬室）のホームページに掲載されている（http://www.nihs.go.jp/mtgt/section2.html）。

・日本核酸医薬学会（Nucleic Acids Therapeutics Society of Japan）

　日本核酸医薬学会は，「アンチセンス DNA/RNA 研究会の事業を承継し，核酸医薬に関する研究・教育を推進するとともに，産官学が一体となり日本における核酸医薬の創出に寄与すること」を目的として2015年4月に創設された学会である。本学会では化学，生物，DDS，医学（臨床）に加え，レギュラトリーサイエンスの部門が設置されたのが特色の一つである。日本核酸医薬学会第1回年会（2015年12月開催）のレギュラトリーサイエンスのセッションでは，阪大グループが作成した上述の中間報告書に対して企業から寄せられたコメントを基にパネルディスカッションが行われた。レギュラトリーサイエンスになじみのない大学等の基礎研究者が，企業や PMDA をはじめとする規制関係者と共に議論する機会はこれまでになく，本学会はレギュラトリーサイエンスを広く周知する場としても重要である。

・その他

　日本薬剤学会における核酸・遺伝子医薬フォーカスグループにおいても，製剤，体内動態，分析等の観点から核酸医薬のレギュラトリーサイエンスが議論されている。また，ヒューマンサイエンス振興財団 規制動向調査ワーキンググループの平成25年度のテーマが核酸医薬品であり，その報告書に規制の現状と動向が詳細に記載されている（http://www.jhsf.or.jp/paper/report/report_no82.pdf）。現状では，レギュラトリーサイエンスの観点から核酸医薬品の動向を多角的に調査したものは本報告書のみであり，規制動向を包括的に収集する手段として有用で

第1章 核酸医薬のレギュラトリーサイエンス

ある。また，核酸医薬品の規制動向に関する優れた総説として，文献14が挙げられる。

5 おわりに

　レギュラトリーサイエンスは一般に医薬品開発の出口に近い科学と捉えられており，基礎研究の対極にあると思われがちである。しかし，核酸医薬品のような経験の少ない先端的医薬品においては，分析法の開発，毒性発現のメカニズム解析，安全性評価法の開発，体内動態の評価法の開発，各種試験で得られたデータの解釈などの場面において，基礎研究そのもの，あるいは基礎研究の経験に基づく考察が非常に重要である。上述のように，核酸医薬のレギュラトリーサイエンスを議論する場は整ってきたが，品質・安全性評価に関する科学的データ（Wet研究によるデータ）が欠如した状態では，仮定に基づく机上の空論にならざるを得ず，核酸医薬品の開発は品質・安全性の評価の段階で大きく遅れることになる。今後は基礎研究者，臨床研究者，規制関係者が密に議論することで，「核酸医薬品を創出するために真に必要なレギュラトリーサイエンス研究」を精査し，その研究案を日本核酸医薬学会として提示し，産官学で実行していくことが重要と考える。

文　　献

1) 井上貴雄, 医薬品医療機器レギュラトリーサイエンス, **45**(4), 288 (2014)
2) D. Capaldi *et al.*, *Drug Inf. J.*, **46**, 611 (2012)
3) ICH S6対応研究班, 医薬品医療機器レギュラトリーサイエンス, **46**(5), 286 (2015)
4) ICH S6対応研究班, 医薬品医療機器レギュラトリーサイエンス, **46**(6), 374 (2015)
5) ICH S6対応研究班, 医薬品医療機器レギュラトリーサイエンス, **46**(8), 523 (2015)
6) ICH S6対応研究班, 医薬品医療機器レギュラトリーサイエンス, **46**(10), 681 (2015)
7) ICH S6対応研究班, 医薬品医療機器レギュラトリーサイエンス, **46**(12), in press (2015)
8) 大谷章雄ほか, 医薬品医療機器レギュラトリーサイエンス, **41**(2), 156 (2010)
9) E. W. Alton *et al.*, *Nucleic Acid Ther.*, **22**(4), 246 (2012)
10) M. Lindow *et al.*, *Nat. Biotechnol.*, **30**(10), 920 (2012)
11) D. Kornbrust *et al.*, *Nucleic Acid Ther.*, **23**(1), 21 (2013)
12) C. L. Berman *et al.*, *Nucleic Acid Ther.*, **24**(4), 291 (2014)
13) J. Cavagnaro *et al.*, *Nucleic Acid Ther.*, **24**(5), 313 (2014)
14) 荒戸照世, *PHARM TECH JAPAN*, **29**(13), 2637 (2013)

第2章　核酸医薬の非臨床・臨床研究開発上の課題点

玄番岳践[*]

1　はじめに

　現在，上市されている医薬品の多くは低分子化合物および抗体医薬に代表されるバイオ医薬である。これらの医薬品は，標的となる疾患に関連する分子の20％程度しかカバーできないと言われている（図1）。それに対して，核酸医薬は，遺伝子に直接作用させることが可能であり，これまで創薬の対象にできなかった"undruggable"な疾患に関連する遺伝子/分子を標的にできる可能性があることから，次世代医薬品として期待されている。しかしながら，これまでに上市された核酸医薬は3品目にとどまっている。本章では，核酸医薬の非臨床・臨床開発上の課題および留意すべき点について述べる。

2　核酸医薬概論

　核酸医薬は，DNAやRNA等のヌクレオチドを構成成分とする高分子核酸ポリマー（オリゴ核酸）であり，分子構造上の違いや作用様式に応じて様々なタイプに分類されている（表1）。

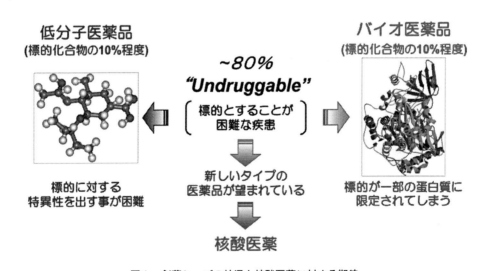

図1　創薬シーズの枯渇と核酸医薬に対する期待

---

　*　Takefumi Gemba　㈱ Integrated Development Associates　医薬開発本部　執行役員／医薬開発本部長

第2章　核酸医薬の非臨床・臨床研究開発上の課題点

表1　核酸医薬の分類

分　類	基本構造，作用
デコイ核酸	疾患遺伝子等の転写因子結合部位と同一の配列をもつ短い2本鎖DNA。転写因子に結合し，標的遺伝子の発現を抑制する。
siRNA	標的遺伝子のmRNA配列に相補的配列を有する2本鎖RNA。細胞内で1本鎖RNAとなりRISCと複合体を形成し，標的遺伝子のmRNAを切断することにより遺伝子の発現を抑制する。
アンチセンス	標的遺伝子のmRNAあるいはmiRNA配列に相補的配列を有する1本鎖DNA。標的mRNAあるいはmiRNAと結合し2本鎖を形成することにより，内因性RNaseHを誘導し，標的mRNAを切断する。
CpGオリゴ	CpGモチーフをもつ1本鎖DNA。TLR9に作用し自然免疫を活性化する。
アプタマー	標的タンパク質と特異的に結合する1本鎖RNA。抗体に比べ合成が簡単で，抗体を上回る結合力をもつ場合がある。

　核酸医薬は作用メカニズムにより大きく，①標的遺伝子の発現を調節する：アンチセンス，siRNA，miRNAおよびデコイ核酸，②抗体医薬と同様に標的タンパク質に結合することにより機能を阻害する：アプタマー，そして③内因性トル様受容体（TLR）に結合することにより免疫反応を誘導する：CpGオリゴの3つのタイプに分類される。このように，核酸医薬と言っても，非常に多様でありそれぞれの化合物の特性を理解して，それに応じた前臨床試験を検討する必要がある。さらに，オリゴ核酸は，細胞膜透過性が低く，内因性の核酸分解酵素により容易に分解されるため，生体内での安定性や生物活性の向上を目的として，化学修飾が施された非天然核酸が用いられることが多い。したがって，天然型のみからなるオリゴ核酸か，化学修飾された非天然核酸を含むオリゴ核酸かによって必要な試験は異なるため注意が必要である。

3　非臨床開発において留意すべき核酸医薬のCMC特性

　核酸医薬は，DNAやRNAといった構成する核酸ヌクレオチドモノマーを原料として化学合成によって製造されることから低分子医薬と同様，化学合成品に分類される。一方，核酸医薬の作用機序の観点から考えると，生体のRNA干渉（RNAi）作用を近似するsiRNAやmiRNA，あるいは抗体医薬に類似の作用を示すアプタマー等バイオ医薬と同様に考えるべき部分もある。本節では，核酸医薬の非臨床安全性試験を検討する際，理解しておいた方がいいと思われる核酸医薬のCMC特性について紹介する。

　核酸医薬は目的とする塩基配列の順に核酸ホスホロアミダイトモノマーを結合伸長することにより製造される。したがって，副生成物として目的とする配列より短い（n−1，n−2 etc.）あるいは長い（n+1，n+2 etc.）配列のオリゴ核酸あるいは目的の配列ではないオリゴ核酸が生じる。これらは目的物質と構造・物性が近似しており類縁不純物に分類される。イオン交換クロマト等で単離精製する方法が一般的であるが，これらの類縁不純物を完全に除去することは困難であり，最終製品には必ず類縁不純物が含まれている。他の医薬と異なり，アンチセンスや

siRNAなどの遺伝子発現抑制作用を発現する核酸医薬の場合，類縁不純物に特に注意を払う必要がある。なぜならば，n−1体あるいはn+1体等の類縁不純物は，目的物質と同じ配列を有しているため，標的mRNAへの結合活性をもつ場合，遺伝子発現抑制作用を示すことになるからである。もし，原薬に短鎖あるいは長鎖類縁不純物が含まれる場合は，これらが生物活性を有するかどうかの検討も考慮すべきである。

さらに，核酸医薬の種類によっては，品質試験項目として生物活性試験を要求される場合がある。例えば，siRNAおよびアンチセンスの場合は，*in vitro*における遺伝子発現抑制作用を力価として規定すべきとの意見もある。また，アプタマーの場合は，抗体医薬と同様に標的タンパク質に結合することにより薬理作用を発現する。すなわち，アプタマーは立体構造が維持されているかどうかが非常に重要である。したがって，品質試験項目に標的タンパク質との結合能（力価）を加えるべきとの意見もある。ただ，本邦で承認されたアプタマー医薬であるマクジェンの品質試験項目として力価は設定されなかった。アプタマーを開発する場合，規制当局と相談することを勧める。

4　核酸医薬の非臨床安全性試験

核酸医薬の安全性評価においては，①配列に依存し，標的分子に作用することに起因するOn-target効果に基づく毒性，②配列に依存し，標的分子以外に作用することに起因するOff-target効果に基づく毒性，③非特異的タンパク質結合等の配列に依存しない毒性および④非天然修飾型核酸およびその代謝分解物の毒性について考慮する必要がある。以下，核酸医薬に起因する毒性の発現機序およびその対処法に関して説明する。

4.1　配列依存的毒性

アンチセンスやsiRNA等の核酸医薬はヒトの標的遺伝子配列に対して相補的な配列になるように設計されている。したがって，ヒトの標的遺伝子配列との相同性を有する動物種を選択することにより，On-target効果に基づく毒性を評価することが可能である。しかしながら，試験に用いる動物種の標的分子内にヒト標的配列と相同な部分配列が存在しない場合は，On-target効果による毒性変化をどのように評価するのかが課題となる。この対処法としては，用いる動物種の標的分子に特異的な配列をデザインして評価に用いることが考えられるが，本手法では，臨床試験で用いる核酸医薬そのものを評価している訳ではない点に留意する必要がある。一方，標的分子以外に相同配列が存在する場合，標的遺伝子以外の遺伝子に作用するOff-target作用については注意を払う必要がある。つまり，動物における毒性評価で問題がなかったとしても，ヒトで予期せぬ副作用につながる可能性があるということである。

近年，Locked nucleic acid（LNA）あるいはBridged nucleic acid（BNA）のような，相補配列に対する結合親和性を著しく向上させる修飾型核酸を含むアンチセンス医薬が臨床段階に進

第2章　核酸医薬の非臨床・臨床研究開発上の課題点

んできた。これまでのアンチセンス核酸の多くは20塩基程度の鎖長であったが、LNAおよびBNAを含むタイプは、15塩基のアンチセンスで効果のあることが報告されている。さらに、結合親和性が高いということは、標的配列と1塩基あるいは2塩基程度のミスマッチがある配列に対しても結合し得ることを意味する。ゲノムDNAはATGCの4つの塩基の組み合わせで構成されている。したがって、10塩基の場合、計算上約100万種類の組み合わせ（$4^{10} = 1,048,576$）が存在する。ヒトのゲノムは約30億塩基対であることを考えると、15塩基以内の配列では標的配列と同じ配列が他のゲノム上にも存在する可能性がある（4^{15} ＝約10億通りの組み合わせ）。さらに、ミスマッチを1ないし2ヵ所許容した場合、そのアンチセンスが結合し得る配列はさらに増加する。すなわち、遺伝子相同性検索等のバイオインフォマティック的手法を用いた標的以外に結合し得る配列が存在する可能性を予め検討すること、さらに、ヒト細胞/組織を用いてマイクロアレイ解析等による対象外遺伝子の探索等の手法を併用することは、ヒトにおける作用を予測する上で非常に有用である。

4.2　配列非依存的毒性

ヒトの血液中には核酸分解酵素（ヌクレアーゼ）が存在するため、天然のオリゴ核酸は通常短時間で分解される。それを防ぐために化学修飾を行うと、安定性は向上するが、化学修飾に起因する毒性の生じる可能性がある。現在ほとんどの核酸医薬はリン酸エステル（phosphodiester）結合部位がリン酸チオエステル（phosphorothioate：PS）結合に置換されている。以下、PS結合をもつ核酸医薬（PSオリゴ）で留意すべき毒性について記す。天然のオリゴ核酸はほとんどタンパク質結合性を示さないが、PSオリゴでは、非特異的タンパク質結合性が高まる。本作用自体が毒性につながるわけではないが、生体内半減期の延長や組織分布等薬物動態学的特性が変化するため留意が必要である。PSオリゴで必ず見られる毒性学的変化は、血液凝固異常（APTTの延長）と補体の活性化およびそれに伴う急性期炎症反応である。特に、臨床で観察される補体の活性化は霊長類でしか認められないため、非げっ歯類の動物種の選択においてはサルが推奨されている。また、核酸医薬の基本構造が天然には存在しない化学修飾されたオリゴヌクレオチドの場合、その代謝分解物が宿主のDNA/RNAに取り込まれる可能性や代謝拮抗作用を有する可能性を考慮に入れた評価が必要である。

4.3　一般毒性試験

通常、一般毒性試験は2種類の動物種（げっ歯類および非げっ歯類）を用いて検討されるが、核酸医薬の毒性試験における非げっ歯類動物種はサルが推奨されている。核酸医薬の一般毒性試験においては、肝臓および腎臓において炎症性変化の見られることが多く、急性炎症反応を予測するために、サイトカイン、補体、SAAおよびCRPの測定を試験に組み込むことは有用である。また、臨床投与経路として、皮下注射あるいは筋肉内注射を想定している場合は、局所忍容性にも留意する必要がある。表2に核酸医薬の一般毒性試験において認められることが多い毒性

表2　一般毒性試験で認められる核酸医薬の毒性所見（PSオリゴの場合）

げっ歯類（ラット）	炎症性変化	顕著に認められる
	病理所見	肝臓，腎臓および脾臓：リンパ球浸潤
		肝臓クッパー細胞および腎臓近位尿細管：好塩基球の侵潤
		リンパ節：過形成（肥大）
	肝機能	AST，ALTの軽度上昇
	NOAEL	10〜80 mg/kg/day
非げっ歯類（サル）	炎症性変化	ほとんど認められない
	病理所見	投与部位炎症（局所刺激性試験）
		腎臓近位尿細管：空胞化，壊死
	血液凝固系	一過性のAPTT延長
	NOAEL	5〜35 mg/kg/day

所見の概要を示す。また，アンチセンスやsiRNAのように遺伝子発現を制御する作用を有する医薬品の場合，その反応は最終的な標的タンパク質の産生抑制までにはある程度の時間を要するため，タンパク質産生までの過程で増幅的な作用が現れる可能性も否定できない。したがって，投与期間のみならず，遅発毒性を考慮した回復期間を設定することが望ましい。さらに，前項で述べたように，非天然の修飾型核酸を含む場合，または不純物として，n−1体，n−2体，n+1体またはn+2体が含まれる場合，代謝物や類縁不純物の毒性試験の実施も考慮すべきである。

また，siRNAの場合，生体内安定性および細胞内への導入を目的としてリポソームあるいは高分子ポリマー等のdrug delivery system (DDS) 製剤を用いている場合，核酸医薬の組織選択性あるいは毒性プロファイルが異なる可能性もあり，核酸医薬だけでなくDDS単独の毒性評価も必要となるケースもあるであろう。なお，核酸医薬DDS製剤として開発する場合は，できる限り臨床試験で用いられる投与経路・剤形を用いることが望ましい。

4.4　安全性薬理試験

安全性薬理コアバッテリー（中枢神経系，心血管系，呼吸器系）は必要である。核酸医薬の安全性薬理試験を行う場合，一般毒性試験と同様，遅発的作用に留意して評価を行う必要がある。また，反復投与による評価が必要となる場合には，反復投与毒性試験に組み込んで実施することも検討すべきである。

4.5　遺伝毒性試験

核酸医薬は細胞へ取り込まれにくいため，*in vitro*遺伝毒性試験を実施する場合は，導入試薬等を用いて十分量の核酸医薬を細胞内に取り込ませた後に，遺伝子への影響を検討する方がいいだろう。もし，DDS製剤として開発を検討している場合は，当該製剤で試験を実施する方が妥当である。また，評価対象の核酸医薬が，ヒト遺伝子に特異的な配列を有する場合は，ヒト以外の生物種由来の細胞を用いた*in vitro*遺伝毒性試験法では適切な評価ができない可能性がある。

第2章 核酸医薬の非臨床・臨床研究開発上の課題点

その場合，TK6 あるいは WTK-1 などのヒト細胞株が有用となるかもしれない。*In vivo* 遺伝毒性試験においても *in vitro* 試験と同様に種差に関する問題は考慮すべきである。現時点では，適切な動物種における反復投与毒性試験に組み入れて実施するコメット試験や小核試験による評価が現実的な対応として考えられる。

4.6 がん原性試験

一般的には生体成分である DNA および RNA ががん原性を有することは考えにくいが，例えば，標的遺伝子が発がんや細胞増殖に影響する可能性は否定できないため原則的にはがん原性試験の実施を検討する必要はあるだろう。特に，化合物内に非天然の核酸が用いられている場合は，その代謝物あるいは分解物が細胞内に取り込まれて核酸代謝に影響する可能性について検討しておく必要があると考えられる。これまで承認された核酸医薬において，局所投与（硝子体内投与）剤である pegaptanib はがん原性試験を実施していないが，全身投与（皮下投与）剤である mipomersen はがん原性試験を実施している。したがって，全身性に投与される核酸医薬の場合，がん原性試験が要求させる可能性が高いことに留意する必要がある。

4.7 生殖発生毒性試験

生殖発生毒性試験を実施する際には，生殖細胞および受精卵への影響，特に生殖細胞への意図しない移行のリスクについて検討すべきである。核酸医薬の標的遺伝子の発現変動が生殖に影響する可能性，あるいは非天然の核酸代謝物が，生殖細胞の増殖あるいは代謝に影響する可能性を検討する必要がある。生殖細胞への組み込みの可能性を検討するには，薬物動態試験において精巣および卵巣への分布の程度を確認することで，参考になる情報が得られるであろう。

4.8 免疫毒性試験

ICH の M3 ガイドラインにおいて，免疫毒性試験は第Ⅲ相試験までに実施すればいいとされているが，核酸医薬の場合は早期に免疫毒性の可能性について検討しておく方がいいと思われる。特に，配列中に cytidine-guanine（CpG）配列を含む DNA オリゴ核酸あるいは特定の配列を有する RNA オリゴ核酸の場合，トル様受容体（TLR）を活性化する可能性がある。現在，ヒト TLR は 10 種のサブタイプが知られており，TLR3 は 2 本鎖 RNA，TLR7 および 8 は 1 本鎖 RNA，TLR9 は 1 本鎖 DNA を認識する。正式な免疫毒性試験を実施する前に，核酸医薬が TLR を介した免疫誘導作用を有するか否かを確認するために，ヒト末梢血単核球（PBMC）における IFN-α，IL-6 および TNF-α 等のサイトカイン誘導作用を確認しておくことは有用である。また，単回投与毒性試験の高用量群において血清中サイトカイン測定を追加することも検討すべきである。核酸医薬の免疫誘導作用は，動物種によって感受性が異なることが知られており，一般毒性試験に免疫毒性評価を組み込む場合，げっ歯類および非げっ歯類（サル）の両方で確認しておく必要がある。

5　核酸医薬の臨床試験における留意点

現時点で，核酸医薬の臨床試験に関するガイドラインは出されていない。本節では，最近米国で承認されたアンチセンス医薬である mipomersen の臨床開発戦略を参考に核酸医薬の臨床試験を実施する際に参考となる点について紹介する。

Mipomersen の非臨床毒性試験において認められた所見は，免疫・炎症反応および血液凝固異常とこれまでの核酸医薬で報告された所見と大きな相違はなかった。サル 12 ヵ月毒性試験における NOAEL は 30 mg/kg/week（ヒトにおける相当量は 200 mg/week）から，健常人に対する第 I 相試験の初回投与用量は，50 mg（約 0.8 mg/60 kg）と決定された。すなわち，この投与量における安全係数は約 38 倍となり，first in human（FIH）試験の用量設定は妥当だと言える。また，家族性高コレステロール血症患者を対象とした第Ⅲ相試験は 200 mg/week の皮下投与で実施された。本試験において認められた重要な有害事象は，肝毒性（ALT 上昇，脂肪肝），血液毒性（血小板減少）および免疫原性であった。実際，本剤は米国では承認されたものの，欧州では肝毒性が原因で承認されなかった。臨床で生じる有害事象を全て非臨床毒性試験で予見することは不可能であるが，これまでの知見から核酸医薬は肝臓に集積しやすいこと，血液凝固系に影響を与えること，免疫毒性の生じる可能性のあることは推測可能ではないだろうか。今後，核酸医薬の臨床開発を行っていく場合，ここで述べた肝臓，血液および免疫系に対する影響について注意していく必要があると考える。

6　おわりに

核酸医薬は，低分子医薬と比較すると，標的分子に対する選択性が高く，また毒性も軽微だと言える。現在までに 200 以上の品目が臨床試験に入っており，以前に比べると非臨床毒性試験や臨床試験に関する知見が蓄積されている。また，まだ ICH では議論されていないが，日米欧の規制当局が核酸医薬に関するガイダンスを発行あるいは公表準備中と聞いている。当初期待された siRNA の開発がうまくいかず，核酸医薬の期待度が下がった時期もあったが，最近，エクソンスキッピングやヘテロ核酸等の新規のアンチセンスの開発が始まり，改めて核酸医薬が見直されている。本稿が，核酸医薬開発の一助になることを願っている。

第3章 デュシェンヌ型筋ジストロフィーに対するアンチセンス核酸医薬の臨床試験

齊藤　崇[*1]，武田伸一[*2]

1　アンチセンス医薬品について

　核酸医薬品はその作用点・作用機序において，アンチセンス，siRNA，アプタマーなどに分類されるが，このうちアンチセンスはRNAとの相補的な結合を通して作用するものと定義され，さらに①RNase H，②RNAi，③micro RNAおよび④選択的スプライシングのいずれかを作用機序とするものに分類される。これまでに承認されているアンチセンスとしては，Isis Pharmaceuticals社の2製品がある。一つ目はAIDS患者のサイトメガロウイルス（CMV）網膜炎に対する抗ウイルス薬として，米国・欧州で承認されたfomivirsenである[1]。Fomivirsenは21-merのPS DNA（Phosphorothioate DNA）であり，眼球内に局所投与され，CMVの複製に必要なimmediate early 2領域に結合することにより，標的タンパク質の発現を抑制する（なお市場の縮小から2004年には販売を終了している）。二つ目は2013年にホモ接合型家族性高コレステロール血症に対するアンチセンス薬として米国で承認されたmipomersenである[2]。皮下投与される20-merの2'-MOE（2'-O-methoxyethyl-phosphorothioate）であり，高コレステロール血症の原因となる超低比重リポ蛋白の構成成分アポリポプロテインB-100のmRNAに結合することで，RNase Hによる分解を誘導する。以上のように承認済みアンチセンス医薬品の作用機序は，これまでのところ目的遺伝子の発現抑制を機序とするものであるが，本稿で解説するデュシェンヌ型筋ジストロフィー（Duchenne muscular dystrophy：DMD）に対するアンチセンス核酸医薬品の作用機序は遺伝子の発現抑制を誘導するものではなく，pre-mRNAの立体構造に影響する作用（steric-blocking）を利用してスプライシングに干渉し，任意の配列で構成されたmature mRNAに誘導することで，遺伝子発現の抑制ではなくmRNAレベルで遺伝子発現の促進を誘導するものである。

[*1]　Takashi Saito　国立精神・神経医療研究センター　神経研究所　遺伝子疾患治療研究部　研究員

[*2]　Shin'ichi Takeda　国立精神・神経医療研究センター　神経研究所　所長

2　DMDについて

　DMDは男児3,500人に一人が発症し，ジストロフィン遺伝子（DMD遺伝子）の異常によりジストロフィンが欠損する。ジストロフィンは筋細胞膜の安定化に関与し，その欠損は筋線維の変性・壊死をきたすため，進行性の全身の筋力低下により呼吸不全・心不全をきたす。ステロイドや人工呼吸器の普及により予後は改善してきたものの，それでも平均寿命は30〜40歳台とされている[3,4]。DMD遺伝子は79のエクソンから構成されるが，変異形式はエクソン欠失が60〜70％を占め，フレームシフト変異ではジストロフィンが欠損するのに対し，インフレーム欠失では一部が欠けるものの短縮したジストロフィンが発現する。もともとジストロフィンは中間部に繰り返し構造（spectrin repeat）を有するため，この短縮型ジストロフィンは正常に機能する場合が多い。そのため患者の表現型は一般的に，フレームシフト変異は重症で，インフレーム欠失では軽症である。例としてエクソン52欠失のmRNAでは，エクソン51と53が接続してフレームシフト変異となるが，エクソン51と52が欠失した場合はエクソン50と53が接続してインフレーム欠失となる。そのためフレームシフト変異が生じているエクソン欠失領域に隣接したエクソンを人為的に欠失させ，インフレーム欠失に誘導することができれば欠損しているジストロフィンの発現を促すことができる。一方アンチセンス医薬品は次のような機序でスプライシングに干渉する。一般的にスプライシングにおいては，U2 auxiliary factor（U2AF），Alternative splicing factor（ASF），U1/U2 small nuclear ribonucleoprotein（U1/U2 snRNP）などのスプライソソームと呼ばれる複合体が関与する。これらの複合体はpre-mRNAに存在するスプライス部位に特有の塩基配列より，エクソン・イントロンの境界部を認識する。スプライス部位に近接した領域にはExonic/Intronic Splicing Enhancer（ESE/ISE）と呼ばれる配列が存在し，ここにSR proteinと呼ばれるRNA結合タンパク質が結合してU1/U2 snRNPを誘導することで，スプライシングを促進すると考えられている。そのためこれらのRNA結合タンパク質やスプライソソームのpre-mRNAとの結合箇所に相補的なアンチセンスを投与し，pre-mRNAとの二重鎖を形成させれば人為的に特定部位のスプライシングを阻害することが可能となり，結果として標的とするエクソンをmRNAから取り除き，フレームシフト変異をインフレーム欠失に誘導して目的タンパク質を発現させることができる。このような手法はエクソン・スキップ（exon skipping）またはsplice switchingとも呼ばれており，DMDに対するアンチセンス核酸医薬品はエクソン・スキップ薬とも呼ばれる。DMDに対するエクソン・スキップ研究は，1990年代後半からヒトリンパ芽球細胞やマウス筋細胞を用いた概念実証研究を経て，DMD患者の筋細胞でもジストロフィンの回復が示された[5,6]。In vivoではモデルマウス（mdxマウス：エクソン23にナンセンス変異を有する）に対するエクソン23スキップが精力的に検討され，2'-OMe（2'-O-methyl-phosphorothioate）製剤とPMO（phosphorodiamidate morpholino oligomer）製剤の全身投与による骨格筋でのジストロフィンの回復および筋張力の改善，またイヌモデルでのPMOの有効性などが報告された[7〜9]。いずれの化合物も安全性に大きな問題を認めず，臨床試験への進展が期

第3章　デュシェンヌ型筋ジストロフィーに対するアンチセンス核酸医薬の臨床試験

待されたが，mdx マウスと同じエクソン23スキップの適応となる変異はヒトでは稀で，マウスで有効だった配列を直接ヒトに応用することは現実的ではなかった。ヒトではエクソン45-55に変異集積領域（ホットスポット）が存在し[10]，特にエクソン51スキップはインフレームとなる患者の割合が13％と最多であることから，first-in-human 試験はエクソン51が標的となった。DMD遺伝子のエクソン51スキップによるアンチセンス医薬品の開発は，2015年の時点で米国のBioMarin社が2'-OMe製剤drisapersen，米国のSarepta社がPMO製剤eteplirsenの臨床開発を進めている。以降において両剤の2010年以降の開発状況について解説する。

3　エクソン51スキップ薬 Drisapersen（2'-OMe製剤）

Drisapersen は2006年にオランダのProsensa Therapeutics社が20-merの2'-OMe製剤として創製したPRO051に端を発する。その後Prosensa社はGlaxoSmithKlein（GSK）社との共同開発を進め同剤をdrisapersenと命名し，第1相試験としてDMD患者の前脛骨筋に筋肉内投与してジストロフィン発現の回復を確認し[11]，第2相試験では皮下投与による5週間の用量漸増試験で用量依存性のジストロフィン発現を認めた。引き続く6.0 mg/kg/週で12週にわたる延長投与では，DMDで一般的な運動機能評価項目である6分間歩行テスト（6 minutes walk test：6MWT）において，有意ではないが一部の被験者で歩行距離が延長した[12]。2010年12月に皮下投与による長期投与と無作為化二重盲検比較を目的とした第3相試験（DMD114044，DEMAND III）を開始し，その後Drisapersenは，EU，米国，オーストラリア，日本においてオーファンドラッグ指定を，また2013年6月にはFDAよりBreakthrough Therapy Designationを受けている[13]。第3相試験の結果は2013年9月に公表されたがprimary endpointである48週投与時点での6MWTで有意な改善を示すことができなかった[14]。この時点で以前からの試験参加者に対し延長投与されていたdrisapersenの投与は中止された。また2014年1月にはGSK社とProsensa社は開発に関する一切の権利をGSK社からProsensa社に返還することに合意し，2009年に開始した両者の共同開発が終了することを発表した[15]。しかしDEMAND IIIに関しては，その後以下のようなサブグループ解析による有効性が確認された[16]。

96週延長投与試験の暫定解析結果では，プラセボ48週投与後に実薬48週を投与されたプラセボ/遅延投与群（n = 31）に対して，実薬を96週投与された継続投与群（n = 52）は，6MWTにおいて49 mの歩行距離延長作用を認めた。

被験者の平均年令は実薬群8歳，プラセボ群8.3歳であったところ，先行した第2相試験であるDEMAND IIではそれぞれ7.2歳，6.9歳と，先行試験よりも年齢が上昇していたことが明らかとなった。その結果DEMAND IIIではDEMAND IIと比較してベースライン時の症状が進行しており，一例として6分間歩行距離は実薬群337 m，プラセボ群348 mであったところ，DEMAND IIではそれぞれ428 m，403 mであった。

DEMAND IIIでは19ヵ国，44施設もの施設が参加し，その中にはDMDの治験に初めて参加

する医療機関も含まれており，評価手技の熟練度に差があったことが結果の不均一性をもたらした可能性が指摘されている。

以上のような DEMAND III に関する再評価に加え，プラセボ対照・用量比較試験である DMD114876（DEMAND V）試験の結果が 2014 年 3 月に公表された[17]。本試験では 24 週の実薬またはプラセボ投与に引き続いて全例で 24 週の休薬を行うが，プラセボ群に比較して高用量投与群（6 mg/kg）では，統計的有意差はないものの筋機能と 6 分間歩行距離の安定・改善が 24 週投与終了の時点で認められ，その後 24 週の経過観察期間にもこの改善は維持された。さらに 2014 年 4 月に結果が公表されたオープンラベル延長投与試験 DMD114349（DEMAND IV）では，より若年での投与開始，より長期間の投与が，臨床症状の進行抑制効果をもたらすことが示された[18]。本試験では実薬の継続投与群が，プラセボから途中で実薬に切り替えた遅延投与開始群と比較して 6MWT における歩行距離が延長していたことが確認された。被験者の平均年齢は 8.8 歳，症状出現からの平均経過期間は 80 ヵ月，確定診断からの平均経過期間は 67.1 ヵ月であった。48 週間の延長投与の実施後（先行試験からは 96 週経過後），先行試験からの実薬継続投与群と延長試験からの実薬遅延投与群の間における 6MWT の差は 46.1 m であった。またベースライン時の症状が軽い被験者は約 2 年間の投与により，症状はより緩徐に進行，あるいは改善する例が見られたという。特に 7 歳未満の被験者に限ると，6 分間歩行距離において，全期間を通して実薬を投与された群はベースライン時よりも 8.4 m の延長を認め，一方延長試験開始から実薬を投与された遅延投与群はベースライン時よりも 28.7 m 短縮し，その差は 37.1 m となった。これらの結果を受け，2014 年 6 月に米国食品医薬品局（FDA）は Prosensa 社にガイダンスレターを発出し，既存のデータに基づき，accelerated approval を前提とした新薬承認申請（NDA）が可能であることを明らかにした[19]。この中で FDA は Prosensa 社に求める検証試験として，①ヒストリカル対照を用いたオープンラベル試験，②同社が開発中のエクソン 44 スキップ薬 PRO044 またはエクソン 45 スキップ薬 PRO045 のプラセボ対照比較試験を指定した。この趣旨として①および②に関して以下のような注釈が付されている。

① ヒストリカル対照試験は迅速承認後の臨床的ベネフィットを確認するために有用である可能性がある。ただし，疾患の自然経過歴に基づく知見に照らして合理的に予測されるよりも，drisapersen 治療群における運動機能が明らかに上回っている程度に drisapersen の効果が大きい場合にのみ，ヒストリカル対照試験は解釈可能な有効性のエビデンスを提供できるものであることに留意されたい。

② もし承認が代理エンドポイントに基づく場合，他のエクソンを標的として同様の機序で作用するエクソン・スキップ医薬品についての無作為割付プラセボ対照試験において，ジストロフィン産生と 6 分間歩行などの臨床的有用性の関連を呈示できる場合，これらは drisapersen の臨床的有用性のエビデンスとなりうる。

Prosensa 社はこれに対し，250 名程度を組み入れるヒストリカル対照試験を開始することと，また 2013 年 9 月以降投与が中止された被験者に対し速やかに投与を再開したい意向を明らかに

第3章 デュシェンヌ型筋ジストロフィーに対するアンチセンス核酸医薬の臨床試験

した。これを受けて2014年9月に，まず米国，カナダにおいてDEMAND V，DEMAND Ⅲに参加していた被験者に対し，続いて欧州においてDMD114673（オープンラベル，延長投与試験）に参加していた被験者に対しdrisapersenの投与が再開された[20]。同年10月にはFDAに対するNDA手続きに着手し，段階的審査（rolling review）が開始されることを明らかにした[21]。ここではaccelerated approval regulatory pathwayが念頭におかれており，具体的には代理エンドポイントまたは中間的な臨床的エンドポイントで承認された後に，市販後試験で臨床的有用性を証明することが想定されている。その後Prosensa社は2014年11月にBioMarin Pharmaceutical社に買収されている[22]。BioMarin社は酵素補充療法剤など希少疾患に対する医薬品開発に強みを有しており，drisapersenを始めとした核酸医薬品が同社の製品構成に適合するとの判断のもと，買収の決定に至ったものと推測される。BioMarin社は2015年4月にFDAに対する段階的申請が完了し[23]，また同年6月には欧州医薬品庁（EMA）にconditional approvalを前提としたマーケティング認可申請を行ったことを発表している[24]。FDAはPrescription Drug User Fee Act（PDUFA）により，2015年12月27日までに審査を完了することとなっており[25]，またdirsapersenに関する諮問委員会（Advisory committee）を同年11月に開催することを表明していることから[26]，2015年内には最終的な審査結果が明らかになるものと見られている。

4　エクソン51スキップ薬Eteplirsen（PMO製剤）

Eteplirsenは米国のAVI BioPharma社が2007年に30-merのPMO製剤として創製したAVI-4658に端を発する。同製剤はその後eteplirsenと命名され，第1相として患者の長趾伸筋に筋肉内投与してジストロフィンの発現を確認し[27]，第2相では最大20 mg/kg/週で12週にわたり経静脈投与を行い用量依存性のジストロフィン発現を認めた[28]。その後，30 mg/kg/週投与群（4例），50 mg/kg/週　投与群（4例），およびプラセボ・遅延投与群（24週間のプラセボ投与終了後にeteplirsen投与に移行：4例）間における24週間の無作為化二重盲検試験を実施し，終了後，全例がオープンラベルでの長期安全性・有効性観察試験に移行するというデザインで第2b相試験（201/202試験）を実施した。この長期投与試験は本稿執筆時において進行中であるが，48週時点での結果は2013年7月に公表された[29]。その結果，投与期間が長期にわたるほどジストロフィンの発現は増加し（30および50 mg/kg投与群で，筋線維中のジストロフィン陽性率はそれぞれ52％および43％），6MWTにおいては有意な改善が認められた（両群の平均値の差67.3 m，$p≤0.001$）。重篤な有害事象は認められなかった。AVI BioPharma社は2013年にSarepta Therapeutics社に社名変更するとともに，この48週時点の結果に基づくNDAの可能性を2013年11月にFDAに打診した。しかし症例数の少なさ，代理エンドポイントとしてのジストロフィン定量方法についての不備，自然経過歴を踏まえた有効性解釈の困難さ等から，FDAはこの時期のNDAについては時期尚早との判断を下している[30]。しかし2014年4月にSarepta社はNDAを行うにあたっての条件についてFDAと合意に至り，新たなガイダ

ンスレターを受領した[31]。具体的には次のような試験の追加を表明している。①ヒストリカルコントロールを用いたオープンラベルでの検証的試験，②7～16歳の歩行可能患者を対象とした試験，③7歳未満の患者，および歩行不能など病状の進行した患者に対する安全性とバイオマーカーの探索試験。さらにFDAは，エクソン51以外の53，45などを標的とする同社の他のエクソン・スキップ薬（follow-on DMD drugs；具体的にはそれぞれエクソン45または53を標的としたPMO製剤SRP-4045，SRP-4053）について二重盲検プラセボ対照試験を実施した場合，それらの結果はeteplirsenの有効性を確認するための重要なデータとして考慮することも明らかにした。Sarepta社はこれらに対応するため，目標症例数160例（実薬群80例，対照群80例）というオープンラベルの第3相試験を計画した。特に対照群はエクソン51スキップが適応とならないDMD患者をヒストリカルコントロールとするものである。本試験が開始された直後の2014年10月に，Sarepta社はFDAより追加のガイダンスレターを受領した[32]。この内容は当初2014年内と予定していたNDAにはまだ不足するデータがあることから，FDAが追加試験の実施を求めるものであった。具体的には，ジストロフィン免疫染色画像の個別解析結果，202試験における168週投与の臨床データ，新たに投与が開始された被験者の投与開始後の安全性データ，入手可能な個々の被験者レベルでの疾患自然歴およびMRI画像などを含んでいた。特にジストロフィン免疫染色に対しては「2014年5月に実施した201/202試験の実地査察の結果，免疫組織染色手法についての著しい不一致とデータの再現性に係る懸念が明らかとなった。信頼性のあるジストロフィン測定が査察において確認できなかったことから，NDAでは201/202試験におけるジストロフィン陽性線維と168週投与の有効性データについて個別の考察が求められる」と述べており，代理エンドポイントとしてのジストロフィン定量方法について重視している姿勢が伺える。なおSarepta社は前述した実地査察の結果を受けて，2014年8月にデジタル病理画像解析を専門とするFlagship Biosciences社と提携し，ジストロフィン画像解析の自動化・定量化に向けた技術開発を強化していくことを発表している[33]。以上のようにSarepta社のNDAについては度重なる当局からの指摘を受け，周囲の予測よりは遅いペースで進捗しているものの，2014年11月には上記の検証的試験における第1例への投与を開始したことを発表している[34]。また継続投与が続いている202試験については168週のデータが公表された[35]。144週時点と比較すると全例で6WMTにおける歩行距離が短縮したものの，継続投与群はプラセボ/遅延投与群に対して＋65.4mの歩行距離延長効果を維持し，また呼吸機能においても維持されているとしている。このような経緯を経て，2015年5月にFDAに対する段階的申請を開始し，6月に完了したことを発表している[36]。PDUFAによるFDAの審査完了期限は2016年2月26日とされていることから，eteplirsenについても諮問委員会が2016年1月に開催されることが発表されており[37]，drisapersenと並んで2015年末から2016年初頭にかけて，DMDに対するアンチセンス核酸医薬品2剤の審査結果が相次いでFDAから公表される予定となっている。

第3章 デュシェンヌ型筋ジストロフィーに対するアンチセンス核酸医薬の臨床試験

5 エクソン51に続く薬剤の開発

　DMDは多様な変異形式で発症し，患者毎にスキップの標的となるエクソンは異なるため，エクソン51スキップが対象とならない患者にも適用を拡大する動きも広がりつつある。先述したホットスポット領域内のエクソンがまず対象となり，現在BioMarin社は2'-OMe製剤のエクソン44，45および53スキップ薬を，並びにSarepta社はPMO製剤のエクソン45および53スキップ薬の開発を進めている。この中ではBioMarin社の開発が先行しており，エクソン44を標的とするPRO044（BMN044）は第1/2相試験を完了し，現在延長投与試験を実施中である[38, 39]。エクソン45標的薬PRO045（BMN045）およびエクソン53標的薬PRO053（BMN053）はそれぞれ第1/2相試験が開始された段階である[40, 41]。PRO044については第1/2相試験の結果概要が公表されており，18名の被験者に対して週1回5週間の皮下投与（0.5, 1.5, 5, 8, 12 mg/kg）を行い，その後うち9名については異なる用量で週1回5週間の静脈内追加投与（1.5, 5, 12 mg/kg）を行った。その結果，臨床効果に関しては明らかな反応は確認できなかったものの，安全性プロファイルに関してはこれまでに2'-OMeで確認されたものと同様の結果が得られており，また筋組織のジストロフィン免疫染色ではジストロフィンの発現も確認されたとしている[42]。Sarepta社は2014年にエクソン53を標的とするSRP-4053の第1/2相試験，また2015年にはエクソン45を標的とするSRP-4045の第1/2相試験を開始しており，両剤については2015年後半からプラセボ対照二重盲検試験（ESSENCE：第3相試験）の被験者組入を開始するとしている[43～45]。一方わが国でも，国立研究開発法人国立精神・神経医療研究センターと日本新薬株式会社が共同で，PMO製剤によるエクソン53スキップ薬（NS-065/NCNP-01）の開発に着手し，2013年に医師主導型の早期探索的臨床試験（第1相）を開始した。本試験はNS-065/NCNP-01を週1回12週間にわたって静脈内投与し，用量は1.25, 5, 20 mg/kgの3段階で行われた。主要評価項目は安全性と忍容性であり，副次評価項目として薬物動態とジストロフィンの発現を評価した。2015年3月までに予定された全ての投与を完了し暫定的な解析結果が公表されており，安全性に関しては治験薬に由来する重篤な有害事象は認めず投与中止例もなかった。一般的な有害事象としては軽度の貧血と腎機能への影響が示唆された。有効性に関してはすべてのコホートでエクソン53がスキップしたジストロフィンmRNAが検出されるとともに，20 mg/kg投与群の一例ではジストロフィンタンパク質が確認されている[46, 47]。厚生労働省は作用機序の新規性や対象疾患の重篤性を考慮して，薬事承認に係る相談・審査の優先的取扱いを行う『先駆け審査指定制度』の試行的運用を2015年より開始したところであるが，NS-065/NCNP-01は同年10月に公表された同制度初の対象品目の一つとして指定を受けている[48]。また2013年には第一三共株式会社と産業革新機構が出資するOrphan Disease Treatment Instituteが神戸学院大学および兵庫医科大学と共同で，架橋型核酸ENA（2'-O, 4'-C-Ethylene-bridged Nucleic Acids）によるエクソン・スキップ薬の開発を表明している[49, 50]。

6 おわりに

　DMDに対するアンチセンス核酸医薬の開発状況について主に2010年以降の動きについて概観したが，2014年〜2015年にかけてはエクソン・スキップ医薬品の承認に向けた動きが具体化した時期であった。特にdrisapersenに関してはaccelerated approvalを前提としたスケジュールが当局より提示されたことで，2015年内に審査結果が明らかになる見込みである。第3相試験で主要エンドポイントを達成できなかったdrisapersenについて，詳細なサブグループ解析による有効性が示唆されたことは，DMDのような疾患に対してはプラセボ対照を用いて被験者数を増やすだけの試験デザインでは，正しい有効性を評価できない可能性を示している。組み入れ被験者の特性や，臨床機能評価を行う医療機関の診療レベルなどを考慮した緻密な試験計画が重要と考えられた。またeteplirsenについては，2013年，2014年の2年に渡って新薬承認申請の見直しを求められており，その要因としては代理エンドポイントであるジストロフィン発現解析，およびDMD患者の自然経過歴を踏まえた被験者の評価という点について，さらに詳細な検討が求められていることにあると考えられた。このようにDMD治療薬の臨床開発においては，希少疾患であり対象患者が限定されること，また運動機能評価による有効性評価，および組み入れ基準の設定などの試験デザインに困難さを伴うことなどが課題としてあげられる。またスプライシングへの介入を作用機序とするアンチセンス医薬品は，核酸医薬品の応用例としては少数派に属するものであり，これまでに実用化された製剤も存在しない。対象疾患の希少性と作用機序の新規性ゆえにDMDに対するアンチセンス核酸医薬の開発には多くの課題が存在するが，これまで根本的な治療法がないとされてきた疾患だけに，その開発の成否には多くの注目が寄せられている。

文　　献

1) S. T. Crooke, *Antisense Nucleic Acid Drug Dev.*, **8**, vii (1998)
2) J. J. Kastelein *et al.*, *Circulation*, **114**, 1729 (2006)
3) K. Bushby *et al.*, *Lancet Neurol.*, **9**, 177 (2010)
4) F. Muntoni *et al.*, *Lancet Neurol.*, **2**, 731 (2003)
5) Y. Takeshima *et al.*, *J. Clin. Invest.*, **95**, 515 (1995)
6) J. C. van Deutekom *et al.*, *Hum. Mol. Genet.*, **10**, 1547 (2001)
7) Q. L. Lu *et al.*, *Nat. Med.*, **9**, 1009 (2003)
8) Q. L. Lu *et al.*, *Proc. Natl. Acad. Sci. USA*, **102**, 198 (2005)
9) T. Yokota *et al.*, *Ann. Neurol.*, **65**, 667 (2009)
10) A. Aartsma-Rus *et al.*, *Hum. Mutat.*, **30**, 293 (2009)
11) J. C. van Deutekom, *N. Engl. J. Med.*, **357**, 2677 (2007)

12) N. M. Goemans *et al.*, *N. Engl. J. Med.*, **364**, 1513 (2011)
13) GlaxoSmithKline, GlaxoSmithKline's drisapersen (previously GSK2402968/PRO051) to receive Food and Drug Administration Breakthrough Therapy designation for potential treatment of patients with Duchenne Muscular Dystrophy, June 27, 2013; http://www.gsk.com/en-gb/media/press-releases/2013/glaxosmithkline-s-drisapersen-previously-gsk2402968pro051-to-receive-food-and-drug-administration-breakthrough-therapy-designation/
14) グラクソ・スミスクライン株式会社, GSK と Prosensa 社, デュシェンヌ型筋ジストロフィー患者を対象にした drisapersen のフェーズⅢ臨床試験が主要評価項目を達成しなかったことを発表, 2013 年 10 月 4 日 ; http://glaxosmithkline.co.jp/press/press/2013_07/P1000809.html
15) Prosensa Therapeutics, Prosensa to Provide Corporate Update to Key Stakeholders, Janurary 13, 2014; http://investors.bmrn.com/releasedetail.cfm?ReleaseID=908912
16) Prosensa Therapeutics, Prosensa Reports Initial Findings from the Further Clinical Data Analyses of Drisapersen for the Treatment of Duchenne Muscular Dystrophy, Janurary 16, 2014; http://investors.bmrn.com/releasedetail.cfm?ReleaseID=908913
17) Prosensa Therapeutics, Prosensa Announces 48-Week Data from a U.S. Phase II Placebo-Controlled Study of Drisapersen in 51 DMD Boys, March 17, 2014; http://investors.bmrn.com/releasedetail.cfm?ReleaseID=911100
18) Prosensa Therapeutics, Prosensa Provides Update on Drisapersen, May 1, 2014; http://investors.bmrn.com/releasedetail.cfm?releaseid=908924
19) Prosensa Therapeutics, Prosensa Announces Regulatory Path Forward for Drisapersen as a Potential Treatment for DMD, June 3, 2014; http://investors.bmrn.com/releasedetail.cfm?ReleaseID=908929
20) Prosensa Therapeutics, Prosensa announces commencement of re-dosing of drisapersen in North America in patients with Duchenne muscular dystrophy, September 17, 2014; http://investors.bmrn.com/releasedetail.cfm?ReleaseID=908948
21) Prosensa Therapeutics, Prosensa begins NDA submission to the FDA for exon-skipping drug drisapersen to treat Duchenne muscular dystrophy, October 10, 2014; http://investors.bmrn.com/releasedetail.cfm?releaseid=908952
22) Prosensa Therapeutics, BioMarin and Prosensa Holding N.V. Reach Agreement on Intended Public Offer for 100% of Prosensa's Outstanding Stock; Will Add Duchenne Muscular Dystrophy Products to Rare-Disease Portfolio, November 24, 2014; http://investors.bmrn.com/releasedetail.cfm?ReleaseID=884456
23) BioMarin Pharmaceutical Inc., BioMarin Completes Rolling NDA Submission to FDA for Drisapersen for Treatment of Duchenne Muscular Dystrophy Amenable to Exon 51 Skipping, April 27, 2015; http://investors.bmrn.com/releasedetail.cfm?ReleaseID=908731
24) BioMarin Pharmaceutical Inc., BioMarin Announces EMA Validates MAA for Drisapersen for Treatment of Duchenne Muscular Dystrophy Amenable to Exon 51 Skipping, June 25, 2015; http://investors.bmrn.com/releasedetail.cfm?ReleaseID=919556
25) BioMarin Pharmaceutical Inc., BioMarin Announces FDA Accepts Drisapersen NDA for Treatment of Duchenne Muscular Dystrophy Amenable to Exon 51 Skipping, June 29, 2015; http://investors.bmrn.com/releasedetail.cfm?ReleaseID=919809
26) Center for Drug Evaluation and Research, November 24, 2015: Meeting of the Peripheral and Central Nervous System Drugs Advisory Committee Meeting Announcement, October 15, 2015; http://www.fda.gov/AdvisoryCommittees/Calendar/ucm467180.htm

27) M. Kinali *et al.*, *Lancet Neurol.*, **8**, 918 (2009)
28) S. Cirak *et al.*, *Lancet*, **378**, 595 (2011)
29) J. R. Mendell *et al.*, *Ann. Neurol.*, **74**, 637 (2013)
30) Sarepta Therapeutics Inc., Sarepta Therapeutics Announces FDA Considers NDA Filing for Eteplirsen Premature in Light of Recent Competitive Drug Failure and Recent DMD Natural History Data, November 12, 2013; http://investorrelations.sarepta.com/phoenix.zhtml?c=64231&p=irol-newsArticle&ID=1875187
31) Sarepta Therapeutics Inc., Sarepta Therapeutics Announces Plans to Submit New Drug Application to FDA for Eteplirsen for the Treatment of Duchenne Muscular Dystrophy by Year End 2014, April 21, 2014; http://investorrelations.sarepta.com/phoenix.zhtml?c=64231&p=irol-newsArticle&ID=1920025
32) Sarepta Therapeutics Inc., Therapeutics Announces Regulatory Update on Eteplirsen, October 27, 2014; http://investorrelations.sarepta.com/phoenix.zhtml?c=64231&p=irol-newsArticle&ID=1981569
33) Sarepta Therapeutics Inc., Sarepta Enters into Partnership with Flagship Biosciences to Digitally Automate the Measurement of Dystrophin, a Key Therapeutic Efficacy Marker for Muscular Dystrophy, August 21, 2014; http://investorrelations.sarepta.com/phoenix.zhtml?c=64231&p=irol-newsArticle&ID=1960128
34) Sarepta Therapeutics Inc., Sarepta Therapeutics Announces First Patient Dosed in Confirmatory Study of Eteplirsen in Ambulant Patients with Duchenne Muscular Dystrophy, November 18, 2014; http://investorrelations.sarepta.com/phoenix.zhtml?c=64231&p=irol-newsArticle&ID=1990698
35) Sarepta Therapeutics Inc., Sarepta Therapeutics Reports Long-Term Outcomes through 168 Weeks from Phase IIb Study of Eteplirsen in Duchenne Muscular Dystrophy, January 12, 2015; http://investorrelations.sarepta.com/phoenix.zhtml?c=64231&p=irol-newsArticle&ID=2006709
36) Sarepta Therapeutics Inc., Sarepta Therapeutics Completes NDA Submission to FDA for Eteplirsen for the Treatment of Duchenne Muscular Dystrophy Amenable to Exon 51 Skipping, June 29, 2015; http://investorrelations.sarepta.com/phoenix.zhtml?c=64231&p=irol-newsArticle&ID=2063150
37) Sarepta Therapeutics Inc., Sarepta Therapeutics Announces Tentative FDA Advisory Committee Meeting to Review Eteplirsen as a Treatment for Duchenne Muscular Dystrophy, October 14, 2015; http://investorrelations.sarepta.com/phoenix.zhtml?c=64231&p=irol-newsArticle&ID=2097104
38) BioMarin Pharmaceutical Inc., Phase I/II Study of PRO044 in Duchenne Muscular Dystrophy(DMD)-ClinicalTrials.gov. 2015; https://www.clinicaltrials.gov/ct2/show/NCT01037309?term=PRO044&rank=2
39) BioMarin Pharmaceutical Inc., Open Label, Extension Study of PRO044 in Duchenne Muscular Dystrophy(DMD)-ClinicalTrials.gov. 2015; https://www.clinicaltrials.gov/ct2/show?term=PRO044&rank=1
40) BioMarin Pharmaceutical Inc., Phase IIb Study of PRO045 in Subjects With Duchenne Muscular Dystrophy-ClinicalTrials.gov. 2015; https://www.clinicaltrials.gov/ct2/show/NCT01826474?term=PRO+045&rank=1
41) BioMarin Pharmaceutical Inc., A Phase I/II Study of PRO053 in Subjects With Duchenne Muscular Dystrophy(DMD)-ClinicalTrials.gov. 2015; https://www.

clinicaltrials.gov/ct2/show/NCT01957059?term=PRO053&rank=1
42) A. Ferlini *et al.*, *Neuromuscular Disorders*, **23**, 847 (2013)
43) Sarepta Therapeutics Inc., Phase I/II Study of SRP-4053 in DMD Patients-ClinicalTrials.gov. 2015; https://clinicaltrials.gov/ct2/show/NCT02310906?term=SRP4053&rank=2
44) Sarepta Therapeutics Inc., Study of SRP-4045 and SRP-4053 in DMD Patients-ClinicalTrials.gov. 2015; https://clinicaltrials.gov/ct2/show/NCT02500381?term=SRP4053&rank=1
45) Sarepta Therapeutics Inc., Dose-Titration and Open-label Extension Study of SRP-4045 in Advanced Stage Duchenne Muscular Dystrophy(DMD)Patients-ClinicalTrials.gov. 2015; https://clinicaltrials.gov/ct2/show/NCT02530905?term=SRP-4045&rank=2
46) 国立精神・神経医療研究センター, デュシェンヌ型筋ジストロフィー治療剤NS-065/NCNP-01の早期探索的臨床試験の終了のお知らせ, 2015年3月23日; http://www.ncnp.go.jp/tmc/pressrelease_03.html
47) 国立精神・神経医療研究センター, NS-065/NCNP-01の早期探索的臨床, 2013年6月17日; https://upload.umin.ac.jp/cgi-open-bin/ctr/ctr.cgi?function=brows&action=brows&recptno=R000012799&type=summary
48) 厚生労働省,「先駆け審査指定制度」の対象品目を初めて指定しました, 2015年10月27日; http://www.mhlw.go.jp/stf/houdou/0000102009.html
49) 株式会社産業革新機構, 株式会社産業革新機構, 第一三共株式会社, 三菱UFJキャピタル株式会社とともに, 神戸大学などの研究グループ発シーズを用いたデュシェンヌ型筋ジストロフィー症治療薬開発会社への出資を決定, 2013年2月14日; http://www.incj.co.jp/investment/deal_039.html
50) 第一三共株式会社, 独自技術を用いたデュシェンヌ型筋ジストロフィー核酸医薬の開発について, 2013年2月14日; http://www.daiichisankyo.co.jp/news/detail/005165.html

第4章　NF-κBデコイオリゴを用いた
アトピー性皮膚炎治療薬の臨床試験

森下竜一[*]

1　はじめに

アンチセンス，デコイ，siRNA，アプタマー等の核酸医薬品は，標的分子への結合によって作用を発揮するよう人工的に化学合成された核酸分子であり，遺伝子の転写・翻訳過程における制御・タンパク質の機能阻害により薬効を有する。その構造はアンチセンスのように1本鎖のもの，デコイやsiRNAのように2本鎖のものがあり，その機序・作用部位も異なっている（図1）。アプタマーは抗体医薬品同様，細胞外のタンパク質標的分子に直接結合してその作用を抑制するが，アンチセンス，デコイ，およびsiRNAは細胞内に取り込まれてから，細胞が元来備え持つメカニズムを利用して細胞質内の分子に直接作用する。また，標的部位から考えると，デコイのみが転写因子を直接的にターゲットにしている。現在，医薬品として承認されている核酸医薬は，AIDS患者におけるサイトメガロウィルス（CMV）性網膜炎に対するアンチセンス，Vitravene（fomivirsen）と血管新生型（滲出型）加齢性黄斑変性症（AMD）に対するアプタマー，Macugen（pegaptanib）があり，最近FDAより家族性高脂血症治療薬としてアポリポ

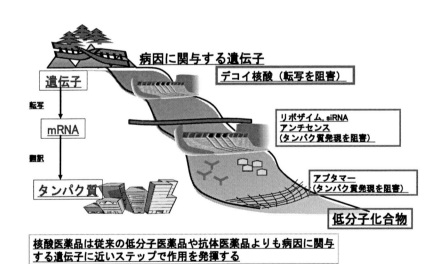

図1　核酸医薬のターゲット

---

[*] Ryuichi Morishita　大阪大学大学院　医学系研究科　臨床遺伝子治療学　教授；
アンジェスMG㈱　創業者／科学顧問

第4章　NF-κBデコイオリゴを用いたアトピー性皮膚炎治療薬の臨床試験

プロテインBに対するアンチセンス医薬（KYNAMRO；mipomersen sodium）が認可された。

デコイにおいては，後述するようにアトピー性皮膚炎に対する治療薬として第Ⅲ相試験を実施している他，NF-κBデコイ流出バルーンカテーテルに関しては既に臨床治験が終了しており，2016年の承認申請を予定している。本稿において，NF-κBデコイオリゴの医薬品開発の現状について紹介する。

2　NF-κBデコイオリゴ

2.1　NF-κBとは

NF-κBは，1986年にDavid Baltimoreらによって同定された転写因子である。NF-κBファミリーとして，p65/RelA，p50，c-Rel，RelBおよびp52の5つのメンバーが報告されており，二量体形成，核内移行，DNAへの結合，阻害タンパク質IκBとの結合等を担うrel homology domainを持つ。NF-κBの活性化は，通常抑制因子であるIκBに制御されている。NF-κBは種々の細胞外刺激により，IκBが分解を受けることで開放され，核内に移行し，NF-κB結合配列（5'-GGGRNYYYCC-3'）に結合することで，特異的な遺伝子発現を誘導する（図2）。NF-κBは免疫・炎症性細胞を中心とした様々な細胞に存在し，免疫および炎症反応を制御する種々のサイトカインや接着分子の転写発現を制御している。NF-κBにより転写活性化される炎症性サイトカインおよびケモカインとして，TNF-α，IL-1β，IL-6およびIL-8などが報告されている。また，免疫を制御している受容体であるIL-2受容体，MHC class Iおよび

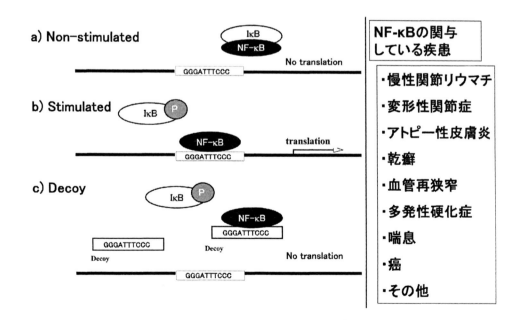

図2　NF-κBの遺伝子発現メカニズム

MHC class II，抗原提示に関与する共刺激分子である CD80 および CD86，接着分子である ICAM-1 および VCAM-1，Prostaglandin 合成酵素である COX-2，Matrix metalloprotease である Collagenase I などの発現を活性化している。

2.2 NF-κB デコイオリゴの作用機序

デコイオリゴ（おとり型核酸医薬）は，転写因子をブロックすることで，活性化される遺伝子群の発現を調節する方法である。転写因子の結合部位を含むオリゴヌクレオチドを合成し，2本鎖核酸とし，ターゲット細胞の核内に導入すると，デコイが転写因子と結合することで DNA 上への転写因子の結合を阻害してプロモーター活性が低下，本来発現する遺伝子群がコントロールされる[1]（図2）。デコイは，細胞周期や炎症などターゲットとなる現象に関与する複数の遺伝子を同時に制御することが可能であり，アンチセンス法より高い効果を得ることができる。NF-κB デコイオリゴは，NF-κB が制御している免疫および炎症反応を担うサイトカインや接着分子の転写発現を抑制することによりその作用を発揮し，炎症性疾患の治療薬として期待が寄せられている。

2.3 NF-κB デコイオリゴのアトピー性皮膚炎治療薬としての開発

アトピー性皮膚炎は表皮，特に角層の異常に起因する皮膚の乾燥とバリア機能異常という皮膚の生理学的異常を伴い，多彩な非特異的刺激反応および特異的アレルギー反応が関与して生じる慢性炎症と瘙痒をその病態とし，臨床症状は，皮疹の症状（乾燥，紅斑，丘疹，痒疹結節，鱗屑，痂皮，水疱，膿疱，びらん，潰瘍，掻破痕，色素沈着，色素脱失など）である。本邦のアトピー性皮膚炎の治療ガイドライン（以下，本邦ガイドライン）においては，第一選択としてステロイド外用剤を用いた薬物治療が推奨され，それに準ずる治療薬として，免疫抑制作用を有するタクロリムス軟膏も推奨されている。一般にアトピー性皮膚炎患者の皮膚病変は，健康な皮膚と比較して皮膚バリア機能が低下しており，既存薬にみられる皮膚刺激性や血中移行に伴う副作用を完全に回避することは難しい。これらのことより，アトピー性皮膚炎の治療現場では，より皮膚刺激性および局所的な副作用が少なく，全身循環に移行しないか，移行したとしても安全性の高い薬剤が，新たな治療薬の選択肢として求められている。

ステロイドの抗炎症作用は，IκB の発現を増強し，NF-κB の活性化を抑制することが作用機序の一つとされており，NF-κB デコイオリゴの作用点と重複していると考えられる。ただし，ステロイドは，IκB への作用以外にも多岐にわたる作用を有し，その多様な作用が副作用発現の要因と考えられる（図3）。したがって，より特異的な NF-κB 活性化阻害はステロイドと同等の薬効を有する一方，高い安全性を示すと考えられる。まさに，NF-κB デコイオリゴは，NF-κB への特異的な抑制作用により，ステロイドと同等の抗炎症作用とステロイドに勝る高い安全性を有することが分かってきた。また，免疫抑制作用を有するタクロリムス軟膏は刺激性があり，強い免疫抑制作用による有害事象など患者へのリスクが指摘されている。NF-κB

第4章　NF-κBデコイオリゴを用いたアトピー性皮膚炎治療薬の臨床試験

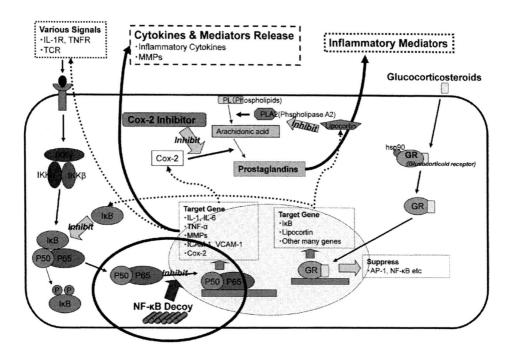

図3　NF-κBデコイの作用点

デコイオリゴ軟膏は刺激性もなく，NF-κBの活性化時にのみ作用するという機序から，より安全なアトピー性皮膚炎治療薬として位置付けられる。

2.4　NF-κBデコイオリゴの有効性

アトピー性皮膚炎を誘発するアレルギー反応としては，Ⅰ型（即時型）およびⅣ型（遅延型）が関与しており，T細胞，肥満細胞および好酸球等の種々の炎症性細胞の関与するアレルギー反応が複雑にからみ合って発症原因になっていると考えられている。NF-κBデコイオリゴは，培養細胞を用いた検討で，NF-κBに依存したレポーター遺伝子の転写活性化を抑制することが確認されている。動物実験において，経皮投与により遅延型アレルギー反応を抑制し，その効果はストロングクラスのステロイド外用剤と同程度であった[2]。また，遅延型アレルギー反応に伴う好酸球数の増加を抑制することも確認している。NF-κBデコイオリゴは，遅延型アレルギー反応の抑制およびそれに伴う好酸球数の抑制を示すことから，アトピー性皮膚炎病態に対する抗炎症作用を有すると考えられる。

我々は，最初にNF-κBデコイオリゴの軟膏製剤を用いた探索的な臨床研究を，弘前大学医学部附属病院で実施した[3]。本臨床研究では，20歳以上65歳未満の重症アトピー性皮膚炎患者10例を対象として，2%軟膏を1日1回1週間連日塗布した後，2週目は休薬（白色ワセリンのみ）し，3週目は朝・夕1日2回連日塗布，4週目を再び白色ワセリンのみとして臨床効果および安全性の観察が行われた。その結果，局所の刺激性や重篤な全身性の副作用は認められな

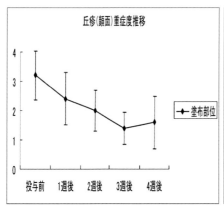 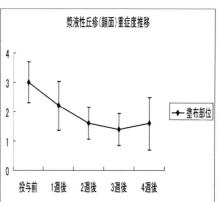

図4　顔面（丘疹，漿液性丘疹）への有効性

かった．また，有効性については顔面への投与例7例のうち6例にて有効性が示された（図4）が，体幹・四肢などの顔面以外の病変では，有効性は弱まっていたことが報告されている．

弘前大学での臨床研究を元にして，アンジェスMG㈱で，NF-κBデコイオリゴのアトピー性皮膚炎の臨床試験が進められている．経皮投与による安全性の確認を目的とした第I相臨床試験では，約40人の健常人を対象として，皮膚刺激性試験と連続投与試験が実施され，安全性上問題がないことが確認された．その後，第II相臨床試験では，顔面に中等症以上の病変を有するアトピー性皮膚炎患者を対象とし，NF-κBデコイオリゴ軟膏の3用量群（低用量群，中用量群，高用量群）とプラセボ群を比較した二重盲検比較試験で実施された．治験薬は，1日2回，4週間（28日間）にわたり，被験者の顔面の皮疹部位に塗布され，有効性については162症例を，安全性については165症例を対象として評価した．解析の結果，有効性については，「皮膚症状スコア」において，NF-κBデコイオリゴ軟膏の中用量群は，プラセボ群と比較して改善が認められた．また，副次的評価項目である「全般改善度」において，NF-κBデコイオリゴ軟膏の中用量群は，プラセボ群との間に統計学的に有意な差をもって改善がみられた．一方，安全性については，副作用の発生頻度でプラセボ群と差はみられず，また問題となるような副作用も認められなかった．これらの結果を踏まえ，中用量群とプラセボとの二重盲検比較第III相臨床試験を現在実施している．

3　デコイオリゴの開発薬理

3.1　核酸医薬の開発薬理の考え方

アンチセンス核酸，デコイ核酸，siRNA，アプタマーなどの核酸医薬品は，標的分子への結合によって作用を発揮するように人工的に化学合成されたオリゴ核酸であり，ヌクレオチド（DNAやRNA）を基本骨格としている点でアミノ酸から構成されるタンパク質・ペプチド製

第 4 章　NF-κB デコイオリゴを用いたアトピー性皮膚炎治療薬の臨床試験

剤・抗体医薬品を含むバイオ医薬品や従来の低分子医薬品とは異なっている。また，作用機序に関しても，デコイ核酸は細胞内に取り込まれた後，mRNA や転写因子に直接作用して効果を発揮する点でバイオ医薬品や低分子医薬品とは異なる。したがって，核酸医薬品においては，このような分子構造上の違いや作用機序の差異を考慮した医薬品開発が必要とされる。

3.2　毒性試験／安全性薬理試験

　安全性評価は，通常 2 種の適切な動物種を用いて計画される必要があるが，標的分子内にヒト標的配列と相同な部分配列の存在が 1 種類の動物種でしか確認されていない場合などでは，バイオ医薬品と同様に，1 種類の適切な動物を用いた試験のみで十分と思われる。オリゴ核酸では，血漿中半減期は短い（長くて数時間程度）一方で，組織半減期は比較的長い（一般的に 20 ～ 120 時間）ため，オリゴ核酸に関連する毒性は，基本的には腎臓や肝臓などの排泄器官への蓄積と，脾臓，リンパ節および骨髄への少量の蓄積に起因して反復投与後により顕著となる。

3.3　NF-κB デコイオリゴの安全性

　核酸医薬品の安全性評価には，分子構造や作用様式を考慮した対応が必要であり，以下の毒性について留意しなければならない。

① 核酸医薬品の配列に依存し，標的分子に作用することに起因する On-target 効果に基づく毒性
② 配列に依存し，標的分子外に作用することに起因する Off-target 効果に基づく毒性
③ 配列に依存しない毒性（非特異的タンパク質結合等）
④ 修飾型オリゴヌクレオチドの代謝分解物の毒性

米国で上市済み，もしくは開発中の Phosphorothioate 型のアンチセンス医薬で報告されている主な副作用は，配列非依存的な毒性によるものである。それらは，Phosphorothioate の非特異的タンパク質結合，核酸受容体への結合に起因すると考えられており，主な副作用および毒性所見は以下の通りである。これらの現象は，いずれも血漿中濃度もしくは全身曝露量に依存的でかつ可逆性であり，重篤なものではない。

① 凝固系の遅延（APTT 延長）
② 補体の活性化

　腎臓・肝臓への可逆性の毒性も考慮する必要がある。開発中の NF-κB デコイオリゴ製剤（ワセリン軟膏製剤）の安全性については，これまでに実施した臨床試験において副作用の発生頻度でプラセボ群と差はみられず，また問題となるような副作用も認められていない。

3.4　薬物動態試験

　デコイ核酸は，細胞内の標的分子に作用して初めて有効であり，その開発における最大の課題として，標的組織の細胞内へのデリバリー方法の確立がある。現在開発中の核酸医薬品では，生

体内での安定性や標的組織特異性の向上を目的として，核酸の化学修飾や薬物送達システム（DDS）が適用されている。核酸医薬品の血漿中濃度推移および排泄については，低分子医薬品と同様に，放射性標識体を用いた血漿中放射能濃度や排泄量の測定が行われている。核酸医薬品の未変化体の測定法としては，レーザー検出によるキャピラリーゲル電気泳動（CGE-LIF）法，ハイブリダイゼーションアッセイ，LC-MS/MS法などが用いられる。吸収パターンは，剤型，濃度，投与部位あるいは投与量により影響を受けることがあるので，薬物動態試験には可能な限り毒性試験および臨床で使用される製剤を用い，臨床試験で想定される投与経路で実施する必要がある。分布については，放射性標識体を用いたオートラジオグラフィー，あるいは蛍光標識体を用いる組織・細胞内分布の評価などが標的組織における局所動態の推定に役立つ。また，血漿中での主な代謝分解経路としては，エンドヌクレアーゼによりオリゴ核酸の3'末端から1塩基ずつ切断される。低分子化合物が肝臓のシトクロムP450により代謝されるのに対して，核酸医薬品はヌクレアーゼによって代謝されることから，薬物相互作用の発現の可能性は低い。

4 デコイ流出バルーンカテーテルの開発：デバイスとの結合

NF-κBデコイをバルーンカテーテルに付加したデコイ流出型バルーンカテーテル（DEBカテーテル）も，開発されている。現在既に，デコイを付加されていない対照バルーンカテーテルとの比較臨床治験が終了しており，現在解析中である。血管狭窄に対しインターベンション治療法が広く普及しているが，その一つにPTA（Percutaneous Transluminal Angioplasty：経皮的血管形成術）バルーンカテーテルにより狭窄部位を拡張し血流を確保する治療法がある。しかし，血管拡張後に高確率で再狭窄を起こし，再度のPTA，ステント留置もしくは外科的バイパス術を施行するなどの治療を必要とするケースが多い。再狭窄の原因としては，動脈硬化の進行に加えて血管内治療による内皮障害やマクロファージ浸潤など炎症反応が起因となり，中膜平滑筋細胞の内膜への遊走・増殖そして細胞外器質の沈着による新生内膜増生により病態が形成されると考えられている。NF-κBデコイオリゴは，内膜肥厚の病態形成の初期から広範にわたって関与する炎症に関連する遺伝子の発現を強く抑制するため，障害部位にNF-κBデコイオリゴを暴露することで血管再狭窄を軽減できることが期待される。NF-κBデコイオリゴの有用性は，ラット，ウサギ，ブタ，イヌの血管障害病態モデルの薬効評価試験において，抗炎症作用に基づく狭窄抑制効果が実証されている[4~7]。さらに，我々の実施した臨床研究においてステントを用いた冠動脈形成術後の再狭窄予防にNF-κBデコイオリゴを導入し，その抗炎症作用に基づく再狭窄予防の有用性が示されている[8,9]。本臨床研究では，REMEDYと呼ばれる薬剤投与用カテーテルを用いて行われたが，十分血管内に高濃度のデコイを投与することはできないことが分かり，デコイとバルーンカテーテルの一体化が不可避と考えられた。

しかし，デコイは水溶性であり，バルーン表面への付着は困難であった。我々は，ホソカワミクロン㈱の保有する生体適合性・生体内分解性を有する乳酸・グリコール酸共重合体（PLGA）

第4章　NF-κBデコイオリゴを用いたアトピー性皮膚炎治療薬の臨床試験

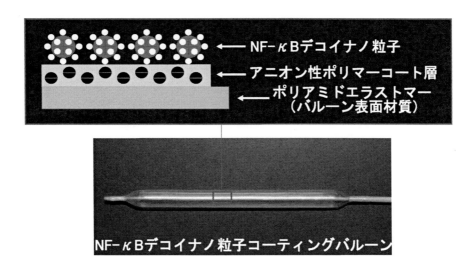

図5　デコイ含有PLGA粒子コーティングバルーン（DEB）カテーテルの開発
（阪大・アンジェス・ホソカワミクロン・メディキット）

による粒子に注目した。PLGAは，既にDDS製剤，医療機器，機能性化粧品の開発に応用され，高い安全性が担保されている。このPLGAを粒子化し，内部に薬物を担持・封入させ，体内の必要な臓器（患部）へ送達し，そこでPLGA自体の加水分解に伴う持続的な薬物放出により治療効果を高めるDDS技術を応用した。生体吸収性のキトサン修飾型PLGA粒子へ物理化学的な手法によりデコイを封入し，カチオニック電着法でバルーン部表面に積層・固定化させたDDS型医療機器（NF-κBデコイオリゴ含有PLGAナノ粒子塗布型PTAバルーンカテーテル）を開発することに成功した[10]（図5：メディキットとの共同研究）。NF-κBデコイオリゴを封入したPLGAナノ粒子は，バルーン拡張時に剥がれ，内包されたNF-κBデコイオリゴの急性期および慢性期炎症反応抑制効果により，再狭窄が抑制できることを明らかにした。現在，透析患者のシャント後再狭窄予防に対して医療機器としての臨床治験が終了しており，2016年の承認申請を目指している。

5　今後のデコイ核酸

5.1　デコイ含有PLGA粒子製剤による静脈投与および経口製剤の開発

DEBカテーテルに使用したデコイ含有PLGAナノ粒子は，他のDDSと比べ，①基材が薬添規に収載されていて安全性実績があり，②コロイド系ナノテクDDS（リポソーム等）と異なり保形性を有する固体ポリマー粒子のため，長期保存・安定性確保に好適な粉末化ができる。PLGAによる粒子化によって，マイクロ粒子よりやや小さいナノサイズになるため，標的指向性や細胞・粘膜への付着・吸収・浸透性が高く，粒子表面を粘膜親和性の高いキトサンでさらに修飾することによって，胃（強酸）や小腸（生体内酵素：DNase I）環境下でのデコイの分解

を抑制しつつ，炎症粘膜へのナノ粒子の吸着を高め，標的細胞への導入率が向上することが分かってきた。そこで，キトサン修飾デコイ含有PLGAナノ粒子の潰瘍性大腸炎モデルラットへの経口投与を行った結果，経口投与法の課題であった胃および小腸環境下でのデコイの分解抑制に成功し，デコイ単独では得ることのできなかった高い有効性が確認できた[11]。この結果は，核酸医薬の経口投与では世界初の成功例と言え，今後，本PLGA粒子を用いた経口投与型核酸医薬製剤を開発・実用化していくことを目指している。

5.2 DDSによるNF-κBデコイオリゴの抗炎症療法の進展

nakedデコイオリゴでは，その臨床応用が局所投与で有効な疾患に限られていた。全身投与を可能にするためには，血中安定性，標的臓器・細胞へのデリバリー，生体内安全性などの課題を克服しなければならない。多様な臓器・細胞を標的とする核酸DDS技術により全身投与が可能になれば，様々な炎症性疾患への適応拡大の可能性が高まる。

NF-κBデコイオリゴの標的細胞に，炎症および疾患時NF-κBの過剰活性化によりサイトカインを産生するマクロファージや樹状細胞があることから，それらの免疫担当細胞へのターゲティングを利用したDDSが開発されている。マクロファージや樹状細胞には，比較的厳密な基質認識性を有するマンノースレセプターが存在し，マンノース修飾カチオン性リポソームはその糖鎖認識機構を利用した細胞選択的ターゲティングシステムである。マンノース修飾カチオン性リポソームによるDDSを利用したNF-κBデコイオリゴの抗炎症療法は，エンドトキシン誘発性肝障害マウス病態モデルにおいてその効果が検証されている。これらのDDS製剤開発が実用化されれば，NF-κBデコイオリゴの抗炎症療法が多くの病態に応用できることが期待される。

5.3 キメラデコイの開発

1つの転写因子をブロックしても別のシグナル伝達経路が活性化することで標的因子の機能を補完し，結果として治療効果が得られないかもしれない。したがって，複数の転写因子を同時に阻害することは，より大きな治療効果をもたらす可能性が高い。炎症の場合はNF-κBが中心的な役割を果たしているが，他にもAP-1，Erb-1，CREBなどの転写因子も炎症への関与が報告されている。また癌や動脈硬化では炎症に加えて，E2Fなどの細胞増殖性の転写因子の活性が増加している。これらの転写因子は相互にネットワークを形成して，全体の病態を維持していると考えられる。

複雑な転写因子ネットワークの制御法として同じ核酸配列の上に複数の転写因子を同時にコントロールするデコイ技術（キメラデコイ）の開発を行った（図6）[12〜16]。これは，1つの核酸医薬で同時に複数の転写因子を制御する方法で，2種類の核酸医薬を混合する合剤ではなく，単一の医薬として複数の分子標的を行う新規の分子標的治療薬になる。動脈瘤モデルでは，炎症に関連する転写因子NF-κBとEtsを同時にブロックするキメラデコイを作製し，それぞれの単独の転写因子抑制より同時に2つの転写因子抑制が動脈瘤の縮小をもたらすことを認め，複数の転

第4章　NF-κBデコイオリゴを用いたアトピー性皮膚炎治療薬の臨床試験

NF-κB＋Etsキメラデコイ：炎症＋マトリックス分解

NF-κB；MMP-1, MMP-2, MMP-3
Ets-1 ；MMP-1, MMP-3, MMP-9

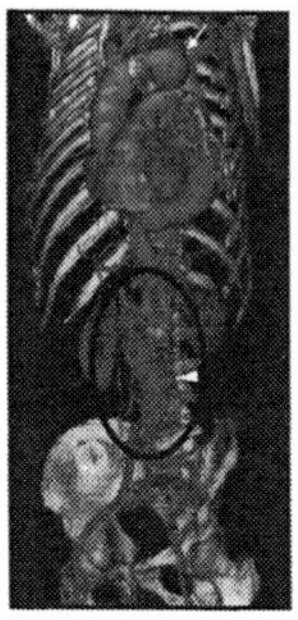

NF-κBデコイ
　　5'-CCT-TGA-AGG-GAT-TTC-CCT-CC-3'
　　5'-GGA-GGG-AAA-TCC-CTT-CAA-GG-3'
Ets-1デコイ
　　5'-AAT-TCA-CCG-GAA-GTA-TTC-GA-3'
　　5'-TCG-AAT-ACT-TCC-GGT-GAA-TT-3'
キメラデコイ
　　5'-ACC-GGA-AGT-AGA-AGG-GAT-TTC-CCT-CC-3'
　　5'-TGG-CCT-TCA-TCT-TCC-CTA-AAG-GGA-GG-3'

Nakashima H et al. Circulation 2004;109:132-138, Shiraya S et al. Hypertension 2006;48:628-636, Miyake T et al. Gene Therapy 2006;13:695-704

図6　大動脈瘤（AAA）に対するキメラデコイ戦略

写因子をコントロールすることの有効性を示した[14]。同様の結果は，癌の転移抑制モデルでも確認されている[15]。また血管再狭窄モデルでは，NF-κBとE2Fの同時抑制により新生内膜が単独のデコイよりもより抑制されることを確認している。

5.4　デコイの構造修飾

　核酸医薬は，3'末端よりエキソヌクレアーゼによって急速に分解されるため，生体内での安定性に問題があり，医薬品としての開発のためには安定性の問題を克服し得る次世代型核酸医薬の開発が急務である。そこで，㈱ジーンデザインと共同で，リボン型デコイ，SMAP（スマップ）デコイの開発に成功した[16,17]。現在，もっとも期待されているのは，SMAPデコイの2本鎖核酸の連結部分を核酸分子の代わりに新素材を用いた生体適合性分子からなる構造に変えたハイブリッドSMAPデコイである。ハイブリッドSMAPデコイは，柔軟性のある生体適合性分子の利用により連結反応を行わずとも2本鎖構造を安定に維持できるようになり，課題であった連結反応の効率向上と精製工程の収率改善およびスケールアップが達成でき，単位量あたりの製造コストの大幅な削減に成功している（図7）。

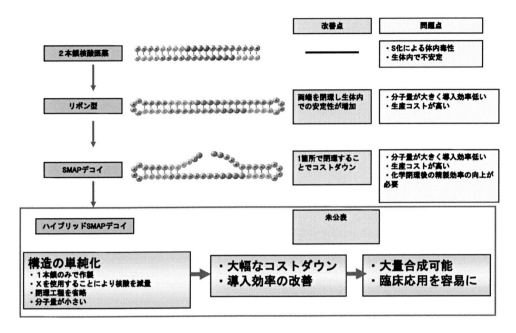

図7 NF-κBデコイ開発過程

6 結語

デコイ型核酸医薬は,筆者が米国留学中に開発した技術であるが,転写因子制御法として幅広く使用されてきた。NF-κBに対するデコイオリゴは,デコイ流出カテーテルでは臨床治験が終了し,2016年の承認申請の予定である。また,アトピー性皮膚炎の治療薬としては第Ⅲ相試験を行っており,2016年にも承認申請される予定であり,国内で開発された核酸医薬として実用化まであと一歩のところに来ている。近年の研究開発により,DDSや構造修飾などのイノベーションも進んでおり,今後核酸医薬の中心を担うと考えられる。

文 献

1) R. Morishita *et al.*, *Curr. Opin. Pharmacol.*, **4**, 139 (2004)
2) H. Nakamura *et al.*, *Gene Ther.*, **9**, 1221 (2002)
3) 玉井克人ほか,アレルギー・免疫, **10**, 89 (2003)
4) S. Yoshimura *et al.*, *Gene Ther.*, **8**, 1635 (2001)
5) K. Yamasaki *et al.*, *Gene Ther.*, **10**, 356 (2003)
6) T. Miyake *et al.*, *J. Mol. Cell. Cardiol.*, **41**, 431 (2006)
7) K. Ohtani *et al.*, *Circulation*, **114**, 2773 (2006)

8) J. Suzuki *et al.*, *Circ. J.*, **68**, 270 (2004)
9) K. Egashira *et al.*, *J. Gene Med.*, **10**, 805 (2008)
10) T. Miyake *et al.*, *Circ. Cardiovasc. Interv.*, **7**, 787 (2014)
11) Y. Tsukada *et al.*, *Int. J. Pharm.*, **307**, 196 (2009)
12) H. Nakashima *et al.*, *Circulation*, **109**, 132 (2004)
13) T. Miyake *et al.*, *Gene Ther.*, **13**, 695 (2006)
14) T. Miyake *et al.*, *Circ. Res.*, **101**, 1175 (2007)
15) H. Taniguchi *et al.*, *Int. J. Cancer*, **121**, 1609 (2007)
16) Y. Kunugiza *et al.*, *Arthritis Res. Ther.*, **8**, R103 (2006)
17) M. K. Osako, *J. Gene Med.*, **9**, 812 (2007)

第 5 章　高コレステロール血症に対する核酸医薬の開発

和田郁人[*1]，山本剛史[*2]，斯波真理子[*3]

1　はじめに

　近年，食の欧米化や運動不足などといった生活習慣に伴うメタボリックシンドロームは本邦で深刻な問題となっており，平成20年度から国をあげて対策を講じている[1]。メタボリックシンドロームは内臓脂肪型肥満に高血糖・高血圧・脂質異常症を併せ持った状態のことを指すが，これらの症状は様々な重篤な疾患の原因となる動脈硬化症の発症に強く関与することから，高齢者のみならず比較的若年の世代に対してもこれらの注意を喚起している。

　動脈硬化が原因となる心疾患や脳血管疾患は，「厚生労働省 平成24年人口動態統計月報年計」によると，本邦の死因としては悪性新生物に続いて多いとされている。心疾患のベースとなる動脈硬化症の大きなリスクとして，血液中の悪玉コレステロールである低比重リポタンパク質（LDL）コレステロール（LDL-C）が高値で，酸化されたLDLが動脈壁のマクロファージに取り込まれ，沈着すること，さらに慢性炎症を引き起こすなど，複雑なプロセスにより発生・進展する。動脈硬化症の予防においては，高コレステロール血症をはじめとする脂質異常症，高血圧，糖尿病など，動脈硬化症のリスクをコントロールすることが鍵となる。脂質異常症の中でも高コレステロール血症は特に動脈硬化症と密接に関与するため，血中コレステロール値を低下させることが動脈硬化症のリスクを除去する手段として最も効果が望める[2]。

　現在，コレステロール低下薬の第一選択薬として使用されているスタチンは，1976年に遠藤らによって初めて同定され，山本らによりFirst in Man Studyが行われた[3,4]。スタチンはコレステロール合成系を阻害するHMG-CoA還元酵素阻害剤で，LDL受容体活性を上昇させることで血中LDL-C値を低下させる。スタチンは天然物から同定されたリード化合物の最適化を重ね，近年ではストロングスタチンが登場したことにより，症状が重度の家族性高コレステロール血症（FH）においても有意にLDL-C値を低下させることが可能になった。しかしながら，臨床においてスタチン不耐性を示す例は5～10%に上り，これらの患者に対する治療は未だに確立されていないこと，また，FHがスタチンの使用によっても治療目標値であるLDL-C値100 mg/dLを達成できない例も少なくはないことも事実である[5]。したがって，このようなアン

---

*1　Fumito Wada　国立循環器病研究センター研究所　病態代謝部　流動研究員；
　　　　　　大阪大学大学院　薬学研究科　生物有機化学分野
*2　Tsuyoshi Yamamoto　大阪大学大学院　薬学研究科　生物有機化学分野　助教
*3　Mariko Harada-Shiba　国立循環器病研究センター研究所　病態代謝部　部長

第 5 章　高コレステロール血症に対する核酸医薬の開発

メット・メディカル・ニーズを満たす新たなタイプのコレステロール低下薬の開発が，本疾患の治療において喫緊の課題である．

このような状況下で，近年，核酸医薬や抗体医薬などの研究開発が進み，高コレステロール血症の治療分野においても良好な結果を出しつつある．本稿では，高コレステロール血症をターゲットにした核酸医薬について，承認薬である APOB を標的とした KYNAMRO® を初めとした臨床応用化の進んでいる核酸医薬について最新の情報をまとめるとともに，抗 PCSK9 アンチセンスの研究開発において我々の得てきた知見について論じる．

2　高コレステロール血症に対する核酸治験薬

高コレステロール血症に対する核酸医薬としては，2013 年に，apolipoprotein B-100 を標的とした脂質低下薬としては初のアンチセンス医薬 mipomersen（KYNAMRO®）が米国食品医薬品局（FDA）により承認され，一方で欧州医薬品庁（EMA）においては承認されなかった．コレステロールの生合成や代謝は主に肝臓が担っており，ホスホロチオエート結合の開発により肝指向性を獲得したアンチセンス医薬は[6]，コレステロールの合成系および代謝系を制御する上で標的臓器として適していると言える．したがって，実用化レベルに達してから間もないアンチセンス医薬ではあるが，米 ISIS 社（2015 年 12 月 18 日，Ionis 社に社名を変更）を筆頭に高コレステロール血症に対するアンチセンス医薬の開発は盛んに行われ，mipomersen をはじめ，表 1 に示すようにいくつかのシーズが臨床試験を行っている．他方で，siRNA の領域では米 Alnylam 社が N-アセチルガラクトサミン（GalNAc）を siRNA に修飾したことが功を奏し，肝臓を標的とする siRNA の臨床応用化に勢いをつけた[7]．その例として，現在，大手製薬会社がこぞって抗体医薬の標的としている proprotein convertase subtilisin/kexin type 9（PCSK9）に対する siRNA で良好な結果を得ている（後述）．

表 1　高コレステロール血症に対する核酸医薬の臨床応用状況

商品名，開発名	標的	種類	Phase I	Phase II	Phase III	承認
KYNAMRO®（mipomersen）	APOB	2'-MOE アンチセンス				
SPC5001	PCSK9	LNA アンチセンス				
ALN-PCSsc	PCSK9	GalNAc-conjugated siRNA				
ISIS-APO(a)$_{Rx}$	APO(a)	2'-MOE アンチセンス				

3 高コレステロール血症に対する初めての成功例，mipomersen の現状

3.1 FH と apolipoprotein B

　Apolipoprotein B（APOB）の機能欠失型変異は，FH の原因となる遺伝子変異として 1980 年代に明らかとなった。Grundy らは，APOB 機能欠失型変異患者において LDL 受容体のターンオーバー能が低下していることを報告し，Innerarity らによって，LDL と LDL 受容体の結合親和性が低下していることが示された[8]。この後，LDL を構成する大きなタンパク質である APOB のミスセンス突然変異が LDL-LDL 受容体相互作用に影響していることが明らかになり[9]，LDL 受容体に続き 2 番目の FH の原因遺伝子変異として認知されるようになった。

3.2 Mipomersen の現状

　Mipomersen は，高コレステロール血症の治療薬として初めて FDA により承認されたアンチセンス医薬である。Mipomersen が標的とする APOB は，前述のように LDL-LDL 受容体相互作用に重要なタンパク質である一方で，肝臓における LDL の前駆体となる超程比重リポタンパク質（VLDL）の産生を司る[10]。したがって，APOB の産生を阻害することにより，肝臓からのコレステロール産生を抑制することができる。これまでに，ホモ FH およびヘテロ FH を対象とした数多のプラセボ対照二重盲検無作為化比較試験が実施されてきたが，スタチン含めコレステロール低下薬を服用した状態で mipomersen を承認用量の 200 mg/week で併用することで LDL-C 値が 20～30％低下することが示されている[11, 12]。また，継続中の試験として長期安全性および薬効確認試験の 2 年間の結果が，2015 年 3 月に Santos らによって報告されている。脂質低下薬を服用中のホモおよびヘテロ FH 患者に対して 200 mg/week の用量で 104 週間の経過を観察している[13]。26，52，76，104 週における LDL-C 値はベースラインと比較し，それぞれ 28，27，27，28％の減少と安定した薬効を示した。また，第三相試験で mipomersen を投与した患者において ALT 値の上昇を認めたが，本長期試験においては正常値よりも 3 倍以上の ALT 値上昇を認めた患者が一時的に 13％に上ったものの，この値がさらに上昇することはなかった。同様に，第三相試験で確認された肝臓への脂質蓄積も，長期に渡ってさらに重症度が進行することはなかった。しかしながら，注射部位反応およびインフルエンザ様症状を理由に試験を中断した患者は 55％に上るなど，強い副作用を有するため，FDA の承認は FH ホモ接合体に限られ，EMA では承認されないという結果になった。また，臨床試験の結果から腎機能障害を有する患者への適用は推奨されておらず，肝機能に障害のある患者には禁忌とされている。しかしながら，FH ホモ接合体に対して，LDL-C 値を有意に低下させたことは，FH 治療の革命とも言えよう。肝臓を標的としアンチセンス医薬として mipomersen は初めての承認薬であるが，このような情報は，今後，新たなアンチセンス医薬が臨床応用される際に重要な指標となってくるだろう。

4 PCSK9を標的とする核酸医薬

4.1 FHとPCSK9

1999年,VarretはLDLR,APOBとは異なる常染色体優性高コレステロール血症(autosomal dominant hypercholesterolemia:ADH)を発見しFH3と命名した。その後2003年に,Abifadelらによって第三の原因遺伝子として前駆タンパク質転換酵素であるPCSK9が同定された[14]。FH3の主たる原因はPCSK9のミスセンス変異による「機能獲得型」変異(gain-of-function)であることが示され,既に100を越える変異が報告されている。ヒトPCSK9は,22 kb,692アミノ酸からなるセリンプロテアーゼで,LDL受容体を分解へと誘導することで肝臓におけるLDL-C代謝を阻害する(図1)。したがって,PCSK9の「機能獲得型」変異の保有者においては,PCSK9が高いLDL受容体分解活性を有するため,血中LDL-C値が上昇する。一方,PCSK9の「機能欠失型」変異においては,健常人と比べてLDL-C値で28%,心血管イベントのリスクで88%低いことがthe ARIC studyで示され[15],薬剤標的分子として適切であると考えられている。

4.2 高コレステロール血症治療におけるスタチンの限界とPCSK9

細胞内コレステロールのホメオスタシスは,転写因子であるsterol regulatory element-binding protein(SREBP)によって維持されており,細胞内コレステロールが枯渇することで活性化し,LDL受容体の発現を上昇させる。つまり,コレステロール合成系を阻害するスタチンは,このSREBPの系に沿ってLDL受容体による血中LDL-Cの回収を加速している。しかしながら,スタチンが活性化するSREBP2の標的遺伝子としてはPCSK9も含まれており,LDL受容体と同時にPCSK9の発現を上昇させる[16]。前述のように,ストロングスタチンの登場により,重度のFHに対しても有意にコレステロールを低下させることが可能になったが,治療目標値であるLDL-C < 100 mg/dLを達成できない理由は以上のようなスタチンの作用機序に

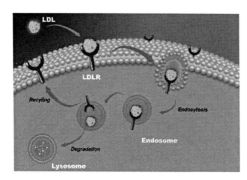 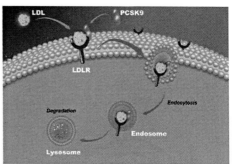

図1 LDL代謝とPCSK9
LDL:low density lipoprotein,LDLR:LDL receptor

起因するものと推察される。実際に，PCSK9欠損マウスでは野生型マウスよりもスタチンのLDL-C低下作用が顕著に現れることが報告されており[17]，上記の仮説を裏付けている。

4.3 PCSK9阻害薬

LDL-C値を低下させる戦略としてPCSK9阻害薬はスタチンとの併用ないしは単剤でも大きな効果が期待された。実際に，PCSK9阻害薬として先行している抗体医薬Plaruent™（alirocumab）は2015年7月に，Repatha™（evolocumab）は同年8月に，アメリカ食品医薬品局（FDA）によって，遺伝性高コレステロール血症や動脈硬化性疾患を有し，スタチンに加えてさらにLDL-C値低下を必要とする例に対して承認されている。一方，欧州医薬品庁（EMA）は，Repatha™（evolocumab）に対して2015年7月に，高コレステロール血症でスタチンにより十分な効果が得られない例およびスタチン不耐性例に対して承認した。我が国においてはいずれも承認申請中である。

現在，PCSK9を標的とする核酸医薬としては，Santaris社（現在はRoche社）の2',4'-BNA/LNA修飾型アンチセンス医薬（SPC5001）が臨床試験に進んでいたが，第一相試験で開発を中止しているため，Alnylam社のsiRNA（ALN-PCSsc）と我々が進めているAmNA修飾型アンチセンス医薬（図2）[18]の2種である。ここでは，ALN-PCSscおよびSPC5001の第一相試験の結果と，我々がPCSK9標的型アンチセンスの開発を推し進める上で得てきた知見について紹介する。

4.3.1 PCSK9標的型siRNA

RNAを基盤とするsiRNAは生体内安定性が非常に低く，近年まで実用化が困難とされてきた。現在では，様々な化学修飾や肝臓への送達技術の進歩により，臨床においても優れた効果が示されつつある。その革新的術でsiRNAの研究開発においてリードしているAlnylam社は，PCSK9を標的とするsiRNA（ALN-PCSsc）の臨床第一相試験を終え，すでに結果を報告している[19]。ALN-PCSscはenhanced stabilization chemistry（ESC）かつ肝指向性を付与するGalNAcを有するsiRNAであり，従来型のsiRNAと比較すると10倍以上の活性の向上に成功している。本薬剤の第一相試験の結果は2015年9月16日にプレスリリースとしてAlnylam社

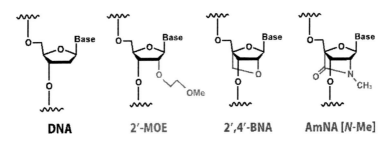

図2　DNAおよび各種人工核酸の構造
2'-MOE：2'-O-methoxyethyl，LNA：locked nucleic acid

第 5 章　高コレステロール血症に対する核酸医薬の開発

ホームページに掲載している[20]。健常人に対する 25, 100, 300, 500, 800 mg の単回投与試験では，PCSK9 および LDL‐C 値の平均最大低下率がそれぞれ 82％，58％であり，抗体医薬の薬効と同等の結果となった。また，注視すべき点はその活性の持続性である。300, 500, 800 mg の用量ではおよそ 140 日間という長期にわたって，PCSK9 および LDL‐C 値の低下を確認しており，抗体医薬が 2 週間もしくは 1 ヵ月に一度の投与間隔であることを鑑みると，さらなる患者の QOL 向上が期待される。

4.3.2　PCSK9 標的型アンチセンス医薬

　アンチセンス医薬は生体内安定性の低い核酸を基盤とするため，その概念が提唱されてから実用可能なレベルにまで到達するのに長い年月を要した。生体内安定性を強化するホスホロチオエートリンカーの開発や標的 RNA への結合親和性を補強する糖部架橋の構造の開発により現在では，SPC5001 をはじめとして臨床応用例も少なくはない。

　Santaris 社の PCSK9 標的型アンチセンス SPC5001 は，2',4'‐BNA/LNA 搭載 RNase H 誘導型アンチセンスとして初の臨床応用例である。臨床第一相試験では健常人を対象とし，0.5，1.5，5 mg/kg/week の用量でそれぞれ 3 回の投与を実施している[21]。なお，投与量は非ヒト霊長類の試験結果から算出された推奨最大用量（2 mg/kg/week）の 4 分の 1 量をヒト初回投与量として設定している。結果は，5 mg/kg の用量で血中 PCSK9 タンパク質濃度としてはベースラインと比較して 50％，血中 LDL‐C 値としては 25％の低下に留まっている。これは，非ヒト霊長類に対する薬効からも予測できたが，5 mg/kg の用量において腎尿細管壊死によるクレアチンの上昇が認められたため用量をあげることができなかったためである。一方，カニクイザルの薬効確認試験においては 20 mg/kg（ヒトでは 5 mg/kg，4 週で対応）の用量で血中 PCSK9 タンパク質および LDL‐C 値は 85％，50％の低下を確認し，腎障害も認められていない。このような腎障害は同じ化学修飾 2',4'‐BNA/LNA を用いた microRNA 標的型核酸では確認されていないことから，化学修飾による影響の可能性は低く，また，承認薬である mipomersen の臨床データからもアンチセンス医薬自体が及ぼす副作用ということも考え難い[13, 22]。しかしながら，今回，PCSK9 標的型アンチセンスのヒトに対する薬理効果の立証を達成したこと，実験動物においては優れた効果を発揮していることを考慮すると，ヒトへの応用に配慮したさらなる最適化を図ることで抗体および siRNA に匹敵する PCSK9 阻害薬の開発が可能になるだろう。

　我々は，2',4'‐BNA/LNA 搭載アンチセンスを用いてモデル動物レベルで proof‐of‐concept の実証を行ってきた[23]。表 2 に示すような種々の化学修飾を施した PCSK9 mRNA に対するアンチセンスを設計し，マウスおよびヒト肝癌由来細胞株への導入実験を行った。コントロール配列である CR01S や CR01SL では PCSK9 mRNA の遺伝子発現抑制活性は認められない一方で，ホスホロチオエート（PS）修飾型や 2',4'‐BNA/LNA，2',4'‐BNA^{NC} の修飾を有するアンチセンス（P900S, P900SL, P901S, P901SL, P901SNC）は優れたノックダウン活性を示した。また，アンチセンス医薬のうち第一世代である PS 修飾型と比較しても，大阪大学 今西，小比賀グループのオリジナル修飾 2',4'‐BNA/LNA や 2',4'‐BNA^{NC} はアンチセンスの活性を飛躍的に向

核酸医薬の創製と応用展開

表2 PCSK9を標的とするアンチセンス各種（文献21より引用）

Sequence ID	Sequence[a]	T_m	IC$_{50}$ (nmol/L)	
			NMuLi	HepG2
CR01S	5'-ccttccctgaaggttcctcc-3'	─	N.D.	─
CR01SL	5'-cctTCCctgaagGTTCcTCc-3'	─	N.D.	─
P900S	5'-gggctcatagcacattatcc-3'	37.0	23	─
P900SL	5'-GggCTCatagcaCaTTaTCc-3'	72.1	1.8	─
P901S	5'-ccaggcctatgagggtgccg-3'	49.6	─	100
P901SL	5'-CCaggCCTaTgagggTgCCg-3'	83.2	1.0	1.8
P901SNC	5'-CCaggCCTaTgagggTgCCg-3'	86.0	3.0	11.6

Abbreviations: BNA, bridged nucleic acid; IC$_{50}$, half-maximal inhibitory concentration.
[a]Oligonucleotides with 2',4'-BNA (upper case), 2',4'-BNA^{nc} (capital italic), and DNA (lower case letters). All internucleotide linkages are phosphorothioated. Melting temperature (T_m) of CR01S and CR01SL were not measured because no target site on transcripts, marked "─". Non-detectable IC$_{50}$ values, due to low potency, marked N.D. IC$_{50}$ values were partly not determined, marked "─".

上させる結果となった。これらのアンチセンスのマウスに対する単回投与実験では，PS修飾型アンチセンス（P900S）投与群では肝臓内PCSK9 mRNAの低下は認められなかったものの，2',4'-BNA/LNA搭載アンチセンス（P900SL）投与群においては有意な抑制を確認した（図3）。さらに，PCSK9の発現を阻害したことにより，実際に肝臓内LDL受容体が増加していることや，LDL-C値の低下を認めにくいとされるマウスにおいても血中LDL-C値の有意な低下を認めたことから，生体内安定性を獲得した第一世代PS修飾型よりも，高いRNA補足能を獲得した第二世代2',4'-BNA/LNA搭載アンチセンスの開発がいかに重要な意味を成しているのかが伺える。

SPC5001は腎障害を理由に開発を中止してしまったが，PCSK9を標的としたアンチセンス医

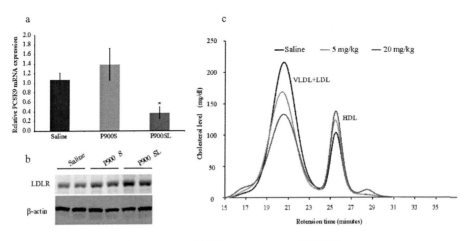

図3 PCSK9標的型アンチセンスの薬理効果
a）肝臓におけるPCSK9 mRNA抑制効果，b）肝臓におけるLDLRのwestern botting，c）HPLCによるリポタンパク質分画の解析（文献22より引用）

第5章 高コレステロール血症に対する核酸医薬の開発

薬として初めてヒトにおける薬理効果を立証した。現在，我々は第三世代の糖架橋型人工核酸である AmNA を用いて PCSK9 標的型アンチセンスの非臨床試験を推し進めている。SPC5001 の臨床における知見をもとに腎障害については細心の注意を払い，安全かつ有効な薬剤の開発を目指したい。

5 おわりに

本稿で紹介してきたように，核酸医薬は高コレステロール血症の治療分野において，スタチンでは除去しきれない残存リスクを解消できる可能性を秘めている。その理由として，これまで PCSK9 のような標的として優れた分子である一方で小分子薬では活性を阻害することが困難であった例に対して，核酸医薬では比較的容易に阻害剤の設計を行うことが可能であるからである。脂質異常症の治療を目的とした領域では，今回紹介した APOB や PCSK9 の他にも様々な分子を標的としたアンチセンス医薬の臨床試験が走っており，順調に phase を進めているため，近い将来，循環器疾患の治療領域においてブレイクスルーとなるような核酸医薬が誕生することが期待される。

文　　献

1) メタボリックシンドロームを予防しよう（厚生労働省ホームページより），http://www.mhlw.go.jp/bunya/kenkou/metabo02/
2) Cholesterol Treatment Trialists'（CTT）Collaboration *et al.*, *Lancet*, **376**, 1670（2010）
3) A. Endo *et al.*, *J. Antibiot.*（*Tokyo*），**29**, 1346（1976）
4) A. Yamamoto *et al.*, *Atherosclerosis*, **35**, 259（1980）
5) M. Harada-Shiba *et al.*, *J. Atheroscler. Thromb.*, **19**, 1043（2012）
6) T. Yamamoto *et al.*, *Future Med. Chem.*, **3**, 339（2011）
7) J. K. Nair *et al.*, *J. Am. Chem. Soc.*, **136**, 16958（2014）
8) G. L. Vega & S. M. Grundy, *J. Clin. Invest.*, **78**, 1410（1986）
9) T. L. Innerarity *et al.*, *Proc. Natl. Acad. Sci. USA*, **84**, 6919（1987）
10) G. S. Thomas *et al.*, *J. Am. Coll. Cardiol.*, **62**, 2178（2013）
11) F. J. Raal *et al.*, *Lancet*, **375**, 998（2010）
12) B. Sjouke *et al.*, *Curr. Opin. Lipidol.*, **24**, 301（2013）
13) R. D. Santos *et al.*, *Eur. Heart J.*, **36**, 566（2015）
14) M. Varret *et al.*, *Am. J. Hum. Genet.*, **64**, 1378（1999）
15) J. C. Cohen *et al.*, *N. Engl. J. Med.*, **354**, 1264（2006）
16) G. Dubuc *et al.*, *Arterioscler. Thromb. Vasc. Biol.*, **24**, 1454（2004）
17) S. Rashid *et al.*, *Proc. Natl. Acad. Sci. USA*, **102**, 5374（2005）
18) T. Yamamoto *et al.*, *Org. Biomol. Chem.*, **13**, 3757（2015）

19) K. Fitzgerald *et al.*, *Lancet*, **383**, 60 (2014)
20) A. Pharmaceuticals, http://www.alnylam.com/product-pipeline/hypercholesterolemia/
21) E. P. van Poelgeest *et al.*, *Br. J. Clin. Pharmacol.*, Epub ahead of print (2015)
22) H. L. Janssen *et al.*, *N. Engl. J. Med.*, **368**, 1685 (2013)
23) T. Yamamoto *et al.*, *Mol. Ther. Nucleic Acids*, **1**, e22 (2012)

核酸医薬の創製と応用展開

2016年2月19日　第1刷発行

　　監　修　　和田　猛　　　　　　　　　　　　　　（T0991）
　　発行者　　辻　賢司
　　発行所　　株式会社シーエムシー出版
　　　　　　　東京都千代田区神田錦町1－17－1
　　　　　　　電話 03 (3293) 7066
　　　　　　　大阪市中央区内平野町1－3－12
　　　　　　　電話 06 (4794) 8234
　　　　　　　http://www.cmcbooks.co.jp/
　　編集担当　　渡邊　翔／廣澤　文

〔印刷　株式会社ニッケイ印刷〕　　　　　　　　　Ⓒ T. Wada, 2016

落丁・乱丁本はお取替えいたします。

本書の内容の一部あるいは全部を無断で複写（コピー）することは，法律で認められた場合を除き，著作者および出版社の権利の侵害になります。

ISBN978-4-7813-1138-8　C3047　¥68000E